Alexandra Schek

Ernährung im Top-Sport

Aktuelle Richtlinien für Bestleistungen

Aus der Fachbuchreihe der

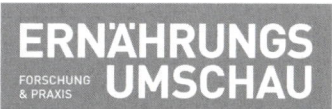

Autorenkontakt über den Verlag

Wichtiger Hinweis:
Die ernährungswissenschaftliche und -medizinische Wissenschaft sind einem ständigen Wandel unterworfen. Die in diesem Buch gemachten Angaben zu Studienlagen, Dosis und Anwendung entsprechen nach sorgfältiger Prüfung durch die Verfasser dem derzeitigen Wissensstand. Dennoch sollte jeder Benutzer anhand der Beipackzettel evtl. verwendeter Präparate prüfen, ob die dort gemachten Angaben von denen des vorliegenden Buches abweichen. Verlag und Autoren haften nicht für Fehler, die trotz sorgfältiger Bearbeitung möglich sind.

® ™ Geschützte Warennamen wurden nicht besonders kenntlich gemacht. Aus dem Fehlen eines solchen Hinweises kann nicht geschlossen werden, dass es sich um einen freien Warennamen handelt.

© 2013 UMSCHAU ZEITSCHRIFTENVERLAG
Marktplatz 13 • 65183 Wiesbaden
Postfach 5709 • 65047 Wiesbaden

www.uzv.de

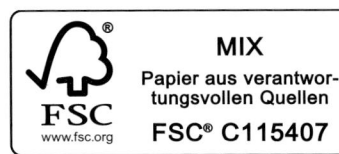

Ein Titeldatensatz für diese Publikation ist bei der Deutschen Bibliothek erhältlich:
http://dnb.ddb.de

Dieses Werk ist urheberrechtlich geschützt. Alle Rechte der Verbreitung, insbesondere durch Übersetzung, Vortrag, Entnahme von Abbildungen und Tabellen, Vervielfältigung durch fotomechanische, digitale oder andere Verfahren sowie die Einspeisung und Rückgewinnung in Datenverarbeitungsanlagen jeder Art, sind vorbehalten. Eine Vervielfältigung des Werkes oder von Auszügen daraus ist nur mit ausdrücklicher schriftlicher Genehmigung des Verlags im Rahmen des Urheberrechtsgesetzes der Bundesrepublik Deutschland zulässig und grundsätzlich vergütungspflichtig.

Umschlaggestaltung, Lektorat,
Projektmanagement + Producing: mpm Fachmedien und Verlagsdienstleistungen, Pohlheim

Datenkonvertierung und Satz: mpm Fachmedien und Verlagsdienstleistungen, Pohlheim

Druck und buchbinderische Verarbeitung: Druckerei Chmielorz. GmbH, Wiesbaden

Printed in Germany, November 2013

UMSCHAU ZEITSCHRIFTENVERLAG GmbH
und Druckerei Chmielorz. GmbH sind Unternehmen der

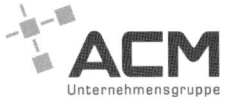

ISBN-13: 978-3-930007-35-6

Inhalt

Vorbemerkungen 5
Abkürzungen 6

1 Grundlegende Ernährungsempfehlungen

Nährstoffbedarf und -zufuhrempfehlungen 8
Quantitative Aspekte der Nahrungsaufnahme 12
Qualitative Aspekte der Nahrungsaufnahme 18
Praktische Umsetzung von Ernährungsrichtlinien 19

2 Ernährungsbedürfnisse im Trainingsalltag

Energie – die Lebensessenz 27
Wasser – die Lebensgrundlage 35
Kohlenhydrate – die wichtigsten Energielieferanten 48
Fette – die zusätzlichen Energielieferanten 59
Proteine – die Aufbaustoffe 67
Mikronährstoffe – die Regulatoren 78
Ergogene Hilfen – die Leistungsverbesserer? 91

3 Ernährungsrichtlinien für die Wettkampf-Saison

10 grundlegende Tipps 108
Kohlenhydrat-Superkompensation & Co. 110
„Gewichtmachen" und Diäten 116

4 Gestörtes Essverhalten und Essstörungen

Abnormes Verhalten vs. Krankheit 122
Anorexia athletica 127
Anorexia nervosa 128
Bulimia nervosa 131

Glossar 134
Literatur 146
Sachregister 161

Vorbemerkungen

„Sports nutrition is a constantly evolving field with hundreds of research papers published annually"
(Kreider et al., 2010)

Seit Veröffentlichung der 2. Auflage von „Top-Leistung im Sport durch bedürfnisgerechte Ernährung" (Band 36 der DSB-Trainerbibiliothek, Philippka-Sportverlag, Münster, 2005) sind acht Jahre vergangen. Die Anzahl der wissenschaftlichen Publikationen auf dem Gebiet der Sportlerernährung hat sich, wie bei anderen Fachrichtungen auch, exponentiell erhöht. Es wurde versucht, die Spreu vom Weizen zu trennen und den derzeitigen Kenntnisstand in einem wissenschaftlichen und gleichzeitig verständlich-kompakten Stil fortzuschreiben.

Dass es mit der Ernährung im Sport nicht zum Besten steht, verdeutlicht die Veröffentlichung mit dem Titel „Ernährungsverhalten von Ultraläufern bei einem Mehretappenlauf – Isarrun 2006" von Knechtle et al. (2006). In den Schlussfolgerungen heißt es: „Die Ultraläufer am Isarrun 2006 hielten keine kohlenhydratreiche Ernährung vor dem Rennen ein, bevorzugten aber während und nach den Etappen kohlenhydratreiche Nahrungsmittel. Reines Wasser war das am häufigsten verwendete Getränk während und nach den Etappen, gefolgt von Apfelschorle, Coca Cola® und Bier. Verschiedene ergogene Supplemente wurden vor, während und nach dem Rennen eingenommen."

Die Ernährungsempfehlungen in diesem Buch verfolgen im Wesentlichen das Ziel, über leistungsmindernde Ernährungsfehler aufzuklären. Sie richten sich an **Leistungssportler und wettkampforientierte Breitensportler**. Diese beiden Personengruppen benötigen mehr Energie für ihre sportlichen Aktivitäten als Freizeitsportler, aber weniger als Extremsportler wie z. B. Tour-de-France-Fahrer. Angesprochen werden im Wesentlichen Personen, die (fast) täglich zwischen einer und drei Stunden Sport treiben und auch (gelegentlich) an Wettkämpfen teilnehmen.

Die Empfehlungen gelten in aller Regel sowohl für Erwachsene als auch für **Jugendliche und Kinder**. Diese haben durch das Wachstum zwar einen erhöhten Nährstoffbedarf, aber die Referenzwerte für die Nährstoffzufuhr beziehen sich auf den Energieumsatz, der gleichermaßen erhöht ist. Außer Energie benötigen Kinder und Jugendliche auch mehr Flüssigkeit pro Kilogramm Körpergewicht als Erwachsene.

Auf eine Differenzierung der Richtlinien nach einzelnen Sportdisziplinen wird weitestgehend verzichtet, weil die Ernährungsbedürfnisse nicht so unterschiedlich sind, wie angenommen wird. Nennenswerte Unterschiede bestehen lediglich zwischen **ausdauer- und kraft-(schnelligkeits-)betonten Sportarten**, wobei die Übergänge fließend sind. Wenn Ausdauer- und Kraftkomponenten sich die Waage halten (z. B. im Mannschaftssport), sollte den Empfehlungen für Ausdauersportler der Vorzug gegeben werden.

Die einzelnen Kapitel bzw. Abschnitte dieses Buches sind so gegliedert, dass einführend die **theoretischen Grundlagen** erläutert werden und anschließend auf die **praktische Umsetzung** eingegangen wird.

Im Vordergrund der Betrachtungen stehen die physischen Funktionen der Ernährung. Daneben spielen aber auch die **psychischen und sozialen Funktionen** eine Rolle. Lust und Genuss gehören ebenso zum Essen und Trinken wie Menschen, mit denen man die Mahlzeiten teilen kann. Im Folgenden wird eine Ernährungsweise vorgestellt, die dem Bedürfnis des Sportlers nach leistungsverbessernden Maßnahmen nachkommt, ohne dass die geschmackliche Akzeptanz aus den Augen verloren wird.

Dr. Alexandra Schek
im Oktober 2013

Abkürzungen

ACE	Provitamin A (β-Carotin), Vitamin C und Vitamin E
ALA	α-Linolensäure
ATP	Adenosintriphosphat
BCAA	Verzweigtkettige Aminosäuren *(branched chain amino acids)*
BMI	Körpermassenindex *(body mass index)*
CLA	Konjugierte Linolsäuren *(conjugated linoleic acids)*
DGE	Deutsche Gesellschaft für Ernährung
DHA	Docosahexaensäure
DOSB	Deutscher Olympischer Sportbund
DSM-IV	Diagnostisches und Statistisches Manual Psychischer Störungen *(Diagnostic and Statistical Manual of Mental Disorders, 4th edition)*
EDNOS	Nicht Näher Bezeichnete Essstörung *(eating disorder not otherwise specified)*
EFSA	Europäische Behörde für Lebensmittelsicherheit *(European Food Safety Authority; seit 2002)*
En%	Energieprozent
EPA	Eicosapentaensäure
Gew.%	Gewichtsprozent
GI	Glykämischer Index
GL	Glykämische Last
HDL	Lipoproteine mit hoher Dichte *(high density lipoproteins)*
HMB	β-Hydroxy-β-Methylbutyrat
ICD-10	Internationale statistische Klassifikation der Krankheiten und verwandter Gesundheitsprobleme *(International Statitistical Classification of Diseases and Related Health Problems; 10th revision)*
IMTG	Intramuskuläre Triglyceride
IOC	Internationales Olympisches Komitee *(International Olympic Committee)*
LBM	Fettfreie Körpermasse, Magermasse *(lean body mass)*
LDL	Lipoproteine mit geringer Dichte *(low density lipoproteins)*
MCT	Mittelkettige Triglyceride *(middle chain triglycerides)*
N	Stickstoff
NEM	Nahrungsergänzungsmittel
NVS II	Nationale Verzehrsstudie II
PAL	Körperliches Aktivitätsniveau *(physical activity level)*
RQ	Respiratorischer Quotient
SCF	Scientific Committee on Food of the European Commission (1974 bis 1997)
VLDL	Lipoproteine mit sehr geringer Dichte *(very low density lipoproteins)*
VO$_{2(max)}$	(Maximale) Sauerstoffaufnahme
WADA	Welt-Antidoping-Agentur *(World Anti-Doping Agency)*
WHO	Weltgesundheitsorganisation *(World Health Organization)*

1 Grundlegende Ernährungsempfehlungen

Nährstoffbedarf und -zufuhrempfehlungen

Nähr- und Wirkstoffe in der Nahrung
Die Nährstoffe, die wir neben Wasser zur Erhaltung aller Körperfunktionen benötigen, werden in energieliefernde und nicht-energieliefernde Nährstoffe unterteilt (■ Tab. 1). **Energie** liefern die **Makronährstoffe**. Hierzu gehören neben den sogenannten Hauptnährstoffen – Kohlenhydrate (4 kcal/g), Fette (9 kcal/g) und Proteine (4 kcal/g) – auch Alkohol (7 kcal/g) und Ballaststoffe (2 kcal/g). Die nicht-energieliefernden Nährstoffe werden auch **Mikronährstoffe** genannt. Hierzu zählen die Mineralstoffe – Mengen-, Spuren- und Ultraspurenelemente – sowie die Vitamine.

In neuerer Zeit gewinnen die **sekundären Pflanzenstoffe** an Bedeutung. Die Pflanzenwelt bildet schätzungsweise 400 000 solcher Stoffe (rund 100 000 sind bekannt) zur Abwehr gegen Schädlinge und Krankheiten, als Wachstumsregulatoren sowie als Farb-, Aroma- und Duftstoffe. Einige dieser Wirkstoffe sollen die Gesundheit des Menschen fördern im Sinne einer Vorbeugung vor Herz-Kreislauf-Erkrankungen und Krebs. Die wichtigsten Gruppen sekundärer Pflanzenstoffe sind Polyphenole, Carotinoide, Sulfide, Phytoöstrogene, Protease-Inhibitoren, Saponine, Glucosinolate, Phytoste-

Energieliefernde Nährstoffe (Makronährstoffe):		
Organisch	Kohlenhydrate [1] (4 kcal/g)	v. a. Einfachzucker (Trauben-/Fruchtzucker), Zweifachzucker (Haushaltszucker) und Mehrfachzucker (Maltodextrine, Stärke, Glycogen)
	Fette [1] (9 kcal/g)	v. a. Neutralfette (aus Fettsäuren und Glycerol) und Cholesterin
	Proteine [1] (4 kcal/g)	v. a. Stütz-, Gerüst- und Blutproteine (aus Aminosäuren)
	Alkohol (7 kcal/g)	v. a. Ethanol
	Ballaststoffe (2 kcal/g)	v. a. unverdauliche Mehrfachzucker und Nicht-Kohlenhydrat-Nahrungsfasern
Nicht-energieliefernde Nährstoffe (Mikronährstoffe):		
Anorganisch	Vitamine	fettlösliche (A, D, E, K) und wasserlösliche (C, B-Komplex) Vitamine
	Mengenelemente [2] (Elektrolyte)	Natrium, Chlorid, Kalium, Calcium, Phosphat, Magnesium, Sulfat
	Spurenelemente [2]	Eisen, Jod, Fluorid, Zink, Selen, Kupfer, Mangan, Chrom, Molybdän, Kobalt
	Ultraspurenelemente [2]	Nickel, Aluminium, Vanadium, Silicium, Thallium u. a.
	Wasser	

Tab. 1: Zusammensetzung der Nahrung und Energiegehalt der Makronährstoffe

[1] Hauptnährstoffe
[2] Mineralstoffe

rine, Monoterpene, Lektine, Phytinsäure und Resveratrol. Hierauf wird an anderer Stelle (Schek, 2002b, 2013c) detailliert eingegangen. In Bezug auf hochintensive und langdauernde Belastungen wird ein positiver Einfluss eines gezielten Einsatzes sekundärer Pflanzenstoffe auf das Infektionsrisiko diskutiert (König et al., 2000).

Für den Menschen **essenziell** (unentbehrlich) sind Wasser, einige Amino- und Fettsäuren, die meisten Vitamine und alle Mengen- und Spurenelemente. Weil der menschliche Organismus zur Synthese dieser Stoffe nicht in der Lage ist, müssen sie unbedingt mit der Nahrung aufgenommen werden. Es besteht ein Bedarf.

Definition des Nährstoffbedarfs

Unter **Nährstoffbedarf** versteht man diejenige Menge eines Nährstoffs, die mit der Nahrung zugeführt werden muss, damit die Konzentration dieses Nährstoffs im Organismus ein Niveau erreicht, das genügt, um die Erfüllung aller Funktionen sicherzustellen. Der Nährstoffbedarf ist eine **individuelle Größe**, die überdies tägliche Schwankungen aufweist, denn er wird von verschiedenen Faktoren beeinflusst, wie z. B. Alter, Geschlecht, Gesundheitszustand, Ernährungsstatus, Hormonstatus, Arbeitsschweregrad, besondere Leistungen (z. B. Sport), Klima usw. Weil die Bestimmung experimentell sehr aufwändig ist, gibt es keinen Menschen, dem bekannt ist, welchen Bedarf an den einzelnen Nährstoffen er zu einem gegebenen Zeitpunkt tatsächlich hat.

Definition der Nährstoffzufuhrempfehlungen

Unter **Nährstoffzufuhrempfehlungen** werden Nährstoffmengen verstanden, von denen angenommen wird, dass eine Zufuhr mit der Nahrung in dieser Höhe ausreicht, um die **Bevölkerung vor Gesundheitsstörungen zu schützen**, die aus einer Nährstoffunterversorgung resultieren könnten. Diese Empfehlungen werden auf der Basis von Bedarfsbestimmungen an homogenen Personengruppen erarbeitet.

Ableitung der Nährstoffzufuhrempfehlungen vom Bedarf

Der **durchschnittliche Nährstoffbedarf**, der bei einer homogenen Personengruppe bestimmt wurde, entspricht dem geschätzten mittleren Bedarf an diesem Nährstoff für denjenigen Teil der Bevölkerung, der der definierten Personengruppe hinsichtlich Alter und Geschlecht ähnlich ist (■ Abb. 1). Eine Nähr-

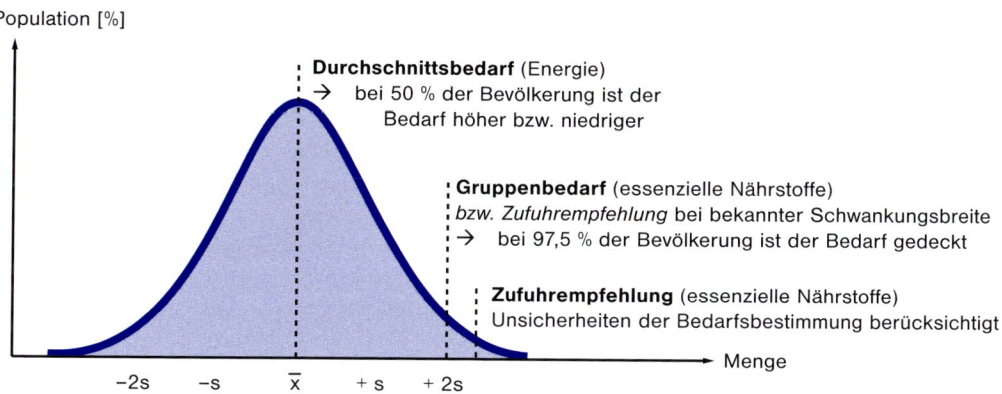

Abb. 1:
Ableitung der Nährstoffzufuhrempfehlungen vom Bedarf (Schek, 2013c)
$\bar{x}$ = arithmetischer Mittelwert, s = Standardabweichung

1 Grundlegende Ernährungsempfehlungen

stoffzufuhr in Höhe dieses Durchschnittsbedarfs deckt den geschätzten Bedarf von 50 % der entsprechenden Bevölkerungsgruppe. Durch Addition von zwei Standardabweichungen erhält man den **Gruppenbedarf**. Eine Nährstoffzufuhr in dieser Höhe würde den Nährstoffbedarf von 97,5 % der Bevölkerungsgruppe decken. Die **Nährstoffzufuhrempfehlungen** basieren ebenfalls auf dem Durchschnittsbedarf. Die Ableitung hiervon erfolgt durch einen Sicherheitszuschlag, der in seiner Höhe eine hypothetische doppelte Standardabweichung übersteigt. Diese Vorgehensweise trägt der Tatsache Rechnung, dass für die meisten Nährstoffe keine statistische Normalverteilung (Gaus'sche Glockenkurve, ■ Abb. 1) des Bedarfs vorliegt.

Referenzwerte für die Nährstoffzufuhr

Referenzwerte ist der übergeordnete Begriff für Empfehlungen, Schätz- und Richtwerte für die Nährstoffzufuhr.

Empfehlungen werden immer dann ausgesprochen, wenn der Durchschnittsbedarf der entsprechenden Nährstoffe bekannt ist und wenn der Sicherheitszuschlag mit großer Wahrscheinlichkeit allen physiologischen individuellen Schwankungen gerecht wird und ausreichende Nährstoffreserven im Körper sicherstellt. Empfehlungen gibt es für die essenziellen Fettsäuren, Proteine, acht Vitamine (Vitamin A, Vitamin C, Thiamin, Riboflavin, Pyridoxin, Niacin, Folsäure, Cobalamin) und die Mineralstoffe Calcium, Magnesium, Phosphor, Eisen, Jod und Zink.

Schätzwerte werden festgesetzt, wenn der Durchschnittsbedarf noch nicht mit der wünschenswerten Genauigkeit bestimmt worden ist. Die Werte sind zwar experimentell gestützt, aber noch nicht genügend abgesichert. Schätzwerte gibt es für die beiden sehr langkettigen ω3-Fettsäuren Eicosapentaensäure (EPA) und Docosahexaensäure (DHA), für das Provitamin A (β-Carotin), die Vitamine D, E, K, Pantothensäure und Biotin sowie für die Mineralstoffe Natrium, Kalium, Chlorid, Selen, Kupfer, Mangan, Chrom und Molybdän.

Richtwerte stellen Orientierungshilfen dar, die aus ernährungswissenschaftlicher und gesundheitspolitischer Sicht geboten erscheinen, auch wenn sie zum Teil nicht-essenzielle (entbehrliche) Nährstoffe betreffen. Mit ihrer Hilfe soll die Zufuhr innerhalb bestimmter Grenzen geregelt werden. Richtwerte gibt es für Energie, Wasser, Kohlenhydrate, Fette, Cholesterin, Ballaststoffe, Alkohol, Speisesalz und Fluorid. Der Richtwert für die Energiezufuhr entspricht dem Durchschnittsbedarf, d. h. der Menge, die den Energiebedarf von 50 % der Bevölkerung decken würde.

Nährstoffdichte

Die Referenzwerte für die Nährstoffzufuhr können als täglich zu verzehrende Nährstoffmengen oder als Nährstoffdichten angegeben werden. Das Konzept der Nährstoffdichte hat den Vorteil, dass die Werte auch dann gelten, wenn sich der Tagesenergiebedarf bedingt durch starke körperliche Beanspruchung deutlich vom Energiezufuhr-Richtwert für Personen mit überwiegend sitzender Beschäftigung unterscheidet. Definiert ist die Nährstoffdichte als **Quotient aus Nährstoff- und Energiezufuhr**. Im Fall der Referenzwerte werden die als empfohlen erachteten Zufuhrmengen der einzelnen Nährstoffe durch den Richtwert für die Energiezufuhr dividiert (s. u.).

Bei den nicht-energieliefernden Nährstoffen erfolgt die Angabe der Nährstoffdichte offiziell in Milligramm (mg) pro Megajoule (MJ). Weil die Kalorien als energetische Einheit jedoch immer noch gebräuchlicher sind als die Joules, werden die Referenz-Nährstoffdichten der Mikronährstoffe hier in mg/1 000 kcal angegeben.[1] 1 000 kcal entsprechen 4,2 MJ.

---

[1] Es wird vorausgesetzt, dass der tägliche Energiebedarf durch entsprechende Energiezufuhr gedeckt wird, die Energiezufuhr also mindestens in Höhe des

Ernährungsprotokoll

Annahme (männlicher Bodybuilder):
Körpergewicht 87,3 kg, Proteinzufuhr **2,5 g/kg/d**,
Energiegehalt von Proteinen 4 kcal/g*, Energiezufuhr 3 280 kcal/d

- Proteinzufuhr in g/d = Körpergewicht in kg (87,3) × Proteinzufuhr in g/kg/d (2,5) **= 218 g/d**
- Energiezufuhr in kcal/d
  = Proteinzufuhr in g/d (218) × Energiegehalt von Proteinen in kcal/g (4) = 872 kcal/d
- Proteinzufuhr in En%
  = Energielieferung der Proteine in kcal/d (872) : Energiezufuhr in kcal/d (3280) = **27 En%**

Tab. 2:
Umrechnung der Nährstoffzufuhr von Gramm in Energie% (am Beispiel von Protein)

* Der Energiegehalt von Kohlenhydraten beträgt ebenfalls 4 kcal/g, der von Fetten dagegen 9 kcal/g und der von Alkohol 7 kcal/g.

Bei den energieliefernden Nährstoffen wird die Nährstoffdichte in Prozent des Brennwerts, kurz **Energie%** (En%), angegeben. In diesem Fall muss das kalorische Äquivalent der Nährstoffzufuhr berechnet werden, bevor durch die Energiezufuhr dividiert wird. Das kalorische Äquivalent der Zufuhr an Hauptnährstoffen ergibt sich durch Multiplikation der Nährstoffmengen in Gramm mit dem Energiegehalt der jeweiligen Nährstoffe in Kilokalorien pro Gramm (diese für den menschlichen Organismus verfügbare Energie wird wissenschaftlich als „physiologischer Brennwert" bezeichnet). ■ Tab. 2 zeigt ein Rechenbeispiel für Proteine.

Das Konzept der Nährstoffdichte findet außerdem Verwendung bei der Beurteilung einzelner Lebensmittel hinsichtlich ihres Beitrags zur Versorgung mit bestimmten Nährstoffen bzw. zur Beurteilung der Wertigkeit der üblicherweise verzehrten Nahrung. In diesem Fall wird der Quotient aus der mit der Nahrung (einem Lebensmittel) zugeführten Menge eines Nährstoffs und dem Energiegehalt der Nahrung (des Lebensmittels) gebildet, und mit der Referenz-Nährstoffdichte verglichen.

Ernährungsprotokoll
Um die mit der Nahrung zugeführte Menge an Nährstoffen und Energie quantifizieren und daraus die entsprechenden Nährstoffdichten ableiten zu können, bedarf es der Notierung der (auch außer Haus) über den ganzen Tag verteilt **verzehrten Lebensmittelmengen** in haushaltsüblichen Maßen über einen Zeitraum von bis zu sieben aufeinanderfolgenden Tagen. Ist der Erhebungszeitraum kürzer (mindestens jedoch drei Tage), ist darauf zu achten, dass auch an einem Samstag oder Sonntag protokolliert wird. Die Auswertung der Protokolle sollte durch Ernährungsfachkräfte erfolgen. Sie rechnen die Haushaltsmaße mit Hilfe von Normtabellen in Gewichtsmengen um und berechnen aus dem Verzehr an Lebensmitteln anhand von Nährwerttabellen die Zufuhr an Nährstoffen und Energie. Diese Daten wiederum bilden die Grundlage für die Berechnung der Nährstoffdichten in dieser als üblich zu bezeichnenden Kost.

Energiezufuhr-Richtwerts erfolgt oder (je nach körperlicher Aktivität) darüber liegt. In jedem Fall ist die pro Tag zuzuführende Nährstoffmenge umso größer, je höher der Energiebedarf ist. Bei Einhaltung einer Reduktionsdiät ergibt sich die pro Tag mindestens zuzuführende Nährstoffmenge aus dem Energiebedarf und nicht aus der -zufuhr, weil die Energiezufuhr den -bedarf in diesem Fall nicht deckt.

1 Grundlegende Ernährungsempfehlungen

Ernährungsstatus
Der Vergleich der anhand eines Ernährungsprotokolls ermittelten Nährstoffdichten (IST-Zufuhr) mit den Referenz-Nährstoffdichten (SOLL-Zufuhr) kann einen Hinweis auf die **Versorgung einer Person mit Nährstoffen** geben. Während jedes Überschreiten der Referenz-Nährstoffdichten auf eine gute Versorgungslage (z. B. mit Vitaminen) oder auch auf eine Überversorgung (z. B. mit Fett) schließen lässt, ist das Nicht-Erreichen eines vorgegebenen Werts nicht zwangsläufig mit einer Unterversorgung gleichzusetzen. Denn wie eingangs erläutert wurde, liegen die Nährstoffzufuhr-Empfehlungen/-Schätzwerte bedingt durch den Sicherheitszuschlag höher als der durchschnittliche Bedarf.

Eine unzureichende Versorgung mit einem oder mehreren Nährstoffen kann nur mit Hilfe biochemischer Messgrößen zweifelsfrei ermittelt werden. Insofern sollten Nährstoffzufuhren, die die Referenzwerte um mehr als 20 % unterschreiten, Anlass zu entsprechenden Blut- bzw. Urinuntersuchungen geben.

Quantitative Aspekte der Nahrungsaufnahme (Soll-Ist-Vergleich)

Breitensportler
Die Ergebnisse einer Studie aus Österreich (Wasserbacher et al., 2002) – vgl. ■ Tab. 5, S. 16 f. – machen deutlich, dass Breitensportler, die wöchentlich 3–4 Stunden Sport treiben, sich ähnlich ernähren wie der Durchschnitt der bundesdeutschen Bevölkerung[2] (DGE, 2012). Gemessen an den Referenzwerten für

---

2   19- bis 25-jährige Männer (n = 469; Energiezufuhr 2 222–2 360 kcal/d): 45,7–47,0 Energie% Kohlenhydrate, 14,0–14,6 Energie% Proteine, 34,4–35,6 Energie% Fette, 1,4–1,7 Energie% Alkohol. Gleichaltrige Frauen (n = 486; Energiezufuhr 1644–1704 kcal/d): 50,0–51,7 Energie% Kohlenhydrate, 13,4–13,8 Energie% Proteine, 32,8–33,8 Energie% Fette, 0,9–1,1 Energie% Alkohol.

die Nährstoffzufuhr (DGE et al., 2000), die in ■ Abb. 2 grafisch dargestellt sind, liegt der Kohlenhydratverzehr nur 2–3 Energie% unterhalb des Richtwertes. Geringfügig oberhalb der SOLL-Werte liegen dementsprechend die anderen **energieliefernden Nährstoffe**, nämlich Alkohol, Fette und Proteine. In Sachen **Energie**versorgung schneiden die Breitensportler besser ab als der Durchschnitts-Bundesbürger mit überwiegend sitzender Beschäftigung; der regelmäßige Kalorienverbrauch durch körperliche Betätigung trägt sichtlich zur Vermeidung von Übergewicht bei. Die **Flüssigkeit**szufuhr wurde im Rahmen der o. g. Studie nicht explizit untersucht, da von einer ausreichenden Aufnahme auszugehen war. Der Alkoholkonsum lag in einem akzeptablen Bereich. Eine Analyse der Zufuhr an **Mikronährstoffen**, für die ebenfalls Referenzwerte existieren (■ Tab. 4, S. 14), veranlasste die Autoren zu der Schlussfolgerung, besonderes Augenmerk sei auf die Zufuhr von Vitamin D und E, Folsäure, Calcium, Eisen (Frauen) und Jod zu legen. Auch hier decken sich die Untersuchungsergebnisse im Wesentlichen mit den Angaben im Ernährungsbericht 2012 (DGE, 2012).

Es sei angemerkt, dass sich sporttreibende Personen aus ihrem Gesundheitsbewusstsein heraus in der Regel mikronährstoffreicher ernähren als Nichtsportler und „aus Sicherheitsgründen" auch häufiger zu Nahrungsergänzungsmitteln greifen, obwohl dies meist nicht erforderlich wäre (Mensink & Ströbel, 1999).

Leistungssportler
Für Leistungssportler, die täglich mehr als eine Stunde intensiv trainieren, gilt als Richtgröße für die Nährstoffzufuhr ebenfalls ein ausgewogenes Verhältnis von Kohlenhydraten zu Fetten und Proteinen (■ Abb. 2, ■ Tab. 5). Diese Prozentzahlen werden in neuerer Zeit durch Absolutwerte ergänzt (■ Tab. 3), so z. B. im Consensus Statement des International Olympic Committee (Maughan et al.,

Energieliefernde Nährstoffe	Ausdauersportler	Kraftsportler
Kohlenhydrate	< 10 h Sport/Woche: 5–7 g/kg/d > 10 h Sport/Woche: 8–10 g/kg/d	5–7 g/kg/d
Proteine	1,2–1,4 g/kg/d [1]	1,2–1,7 g/kg/d [2]
Fette	30–35 Energie%	30 Energie%

Tab. 3:
Wünschenswerte Zufuhr an energieliefernden Nährstoffen für Ausdauer- und Kraftsportler (nach American College of Sports Medicine, 2009; Burke & Deakin, 2006; Kreider et al., 2010; Maughan et al., 2004)
[1] Frauen benötigen ca. 15 % weniger Eiweiß als Männer.
[2] Anfänger benötigen mehr Protein als langjährig Trainierende.

2004), vom American College of Sports Medicine (2009) oder der International Society of Sports Nutrition (Kreider et al., 2010), weil die tatsächliche Nährstoffzufuhr von der Energieaufnahme abhängt und diese nicht immer ausreichend ist. In Bezug auf die Zufuhr von Mikronährstoffen in absoluten Zahlen wird von DGE et al. (2000) kein Unterschied zwischen Nichtsportlern und Sportler gemacht.

Daher gibt ■ Tab. 4 die entsprechenden Empfehlungen und Schätzwerte nach Umrechnung in Nährstoffdichten (mg oder µg Nährstoff bezogen auf 1 000 kcal) wieder.
Vergleicht man diese SOLL-Werte mit den Resultaten beispielsweise der Studien von van Erp-Baart et al. (1989) an holländischen Spitzensportlerinnen und -sportlern, von Osterkamp-Baerens und Pogan (2003) an deut-

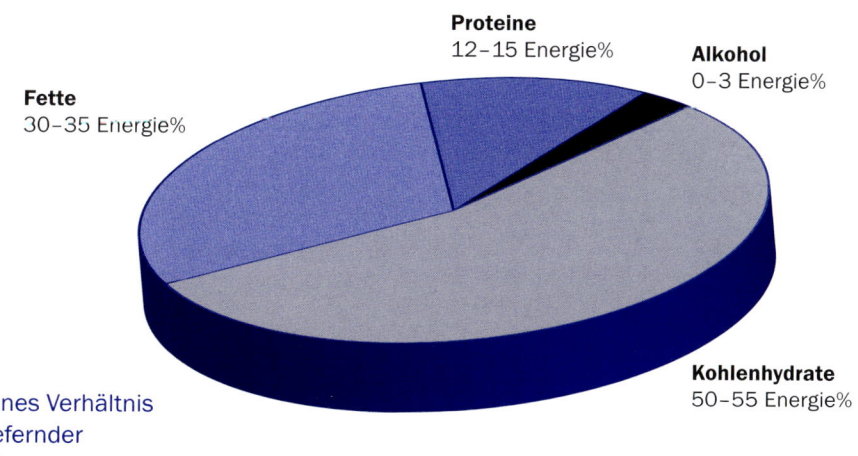

Abb. 2:
Empfohlenes Verhältnis energieliefernder Nährstoffe in der Kost

1 Grundlegende Ernährungsempfehlungen

Mikronährstoff	Referenzwert für die Nährstoffzufuhr pro 1 000 kcal Energieverbrauch (bzw. -aufnahme)	
	Männer	**Frauen**
Vitamin A	0,42 mg RÄ	0,42 mg RÄ
Vitamin D[†]	8,4 µg	10 µg
Vitamin E	5,9 mg TÄ	6,2 mg TÄ
Vitamin K	28 µg	31 µg
Vitamin C	38 mg	50 mg
Thiamin (Vitamin B_1)	0,5 mg	0,5 mg
Riboflavin (Vitamin B_2)	0,6 mg	0,6 mg
Niacin	6,7 mg NÄ	6,7 mg NÄ
Pyridoxin (Vitamin B_6)	0,63 mg	0,63 mg
Folsäure[‡]	0,12 mg FÄ	0,15 mg FÄ
Pantothensäure	2,4 mg	3,1 mg
Biotin	12–24 µg	15–31 µg
Cobalamin (Vitamin B_{12})	1,17 µg	1,55 µg
Natrium	230 mg*	230 mg*
Chlorid	350 mg*	350 mg*
Kalium	840 mg	1 090 mg
Calcium	420 mg	540 mg
Phosphor	290 mg	380 mg
Magnesium	160 mg	160 mg
Eisen	5,4 mg	7,9 mg
Jod	80 µg	105 µg
Fluorid	1,5 mg	1,5 mg
Zink	3,8 mg	3,8 mg
Selen	12–28 µg	15–36 µg
Kupfer	0,4–0,6 mg	0,5–0,8 mg
Mangan	0,8–2,0 mg	1,0–2,6 mg
Chrom	12–40 µg	15–50 µg
Molybdän	20–40 µg	25–50 µg

Tab. 4:
Referenzwerte für die Mikronährstoffzufuhr für Personen zwischen 10 und 50 Jahren (nach DGE et al., 2000)

[†] DGE et al., 2012; [‡] DGE et al., 2013
1 mg RÄ (Retinol-Äquivalente) = 1 mg Retinol = 1,15 mg all-trans-Retinylacetat = 6 mg all-trans-β-Carotin = 3333 I.E. Vitamin A
1 mg TÄ (Tocopherol-Äquivalente) = 1 mg RRR-α-Tocopherol = 1,49 mg all-rac-α-Tocopherylacetat = 1,49 I.E. Vitamin E
1 mg NÄ (Niacin-Äquivalente) = 60 mg Tryptophan
1 mg FÄ (Folat-Äquivalente) = 1 mg Nahrungsfolat = 0,5 mg synthetische Folsäure
* Pro Liter Schweiß können bis zu 0,5 g Natrium und 0,75 g Chlorid verloren gehen.

schen Kaderathletinnen und -athleten und von Faude et al. (2005) an deutschen Olympioniken (■ Tab. 5), gelangt man zu folgenden Einsichten:
- Im Kraftsport weicht das Verhältnis der **energieliefernden Nährstoffe** deutlich von der Empfehlung ab. Die Kohlenhydratzufuhr liegt unterhalb des Optimums. Dafür werden relativ viele Proteine verzehrt. Auffällig sind darüber hinaus der vergleichsweise hohe Alkoholkonsum bei den Männern und die geringe Energiezufuhr bei den Frauen. Letztere wirkt sich auch auf die Mikronährstoffzufuhr ungünstig aus.
- In den kompositorischen bzw. ästhetischen Sportarten fällt die geringe **Energie**zufuhr auf. Sie ist in vielen Fällen mit einer suboptimalen Zufuhr an Kohlenhydraten und Mikronährstoffen assoziiert. Zwei repräsentative Studien an norwegischen Leistungssportlerinnen (Sundgot-Borgen, 1993b, Sundgot-Borgen & Torstveit, 2004, s. S. 122 f.) heben hervor, dass kompositorische sowie Gewichtsklassen- und Ausdauersportarten ein höheres Risiko für eine energetische Unterversorgung bergen als technische, Spiel- und Kraftsportarten.
- Im Teamsport lässt sich eine Verbesserung der Ernährungsgewohnheiten feststellen. Während früher der Fettverzehr auf Kosten der Kohlenhydrate zu hoch ausfiel und überdies zu viel Alkohol konsumiert wurde, lassen sich diese Tendenzen heute nicht mehr in diesem Ausmaß nachweisen, jedenfalls nicht im Training (Papandreou et al., 2006). Bei einem Frauen-Hockey-Turnier wurde jedoch, bedingt durch eine stark reduzierte Energieaufnahme, trotz adäquatem Nährstoffverhältnis eine Unterversorgung mit **Kohlenhydraten** beobachtet (Osterkamp-Baerens & Schrey, 2003). Auffällig war in dieser Wettkampfsituation außerdem die suboptimale Zufuhr an **Flüssigkeit**. Da die Hockey-Damen inzwischen bei Olympischen Spielen erfolgeich waren, ist anzunehmen, dass die Ernährungsfehler aus dem Jahr 1999 behoben wurden.
- Im Ausdauersport imponiert die gute Versorgung mit Hauptnährstoffen und Flüssigkeit. Die Energiezufuhr dagegen kann suboptimal sein, vor allem bei Läuferinnen und Läufern. Engpässe können außerdem bei einigen **Mikronährstoffen** (s. S. 82 f.) bestehen. Sportunspezifische suboptimale Zufuhren ermittelten Faude et al. (2005) für Vitamin D, Folsäure und Jod. Vitamin D kann zwar vom Mensch gebildet werden, aber für ausreichende Mengen ist die hierfür erforderliche Sonneneinstrahlung in unseren Breiten während der Wintermonate zu gering (Schek, 2012b). Die empfohlene Zufuhr für Folsäure erreichen 79 % der deutschen Männer und 86 % der Frauen nicht (Max Rubner-Institut, 2008), was auf einen unzureichenden Verzehr von Gemüse, Obst und Vollkornprodukten zurückzuführen ist. Zudem ist Deutschland ein endemisches Jodmangelgebiet (Karg, 2000; Manz, 2000).

Eine weitere Erkenntnis ist, dass die Datenlage zur IST-Nährstoffzufuhr von Leistungssportlern relativ spärlich ist. Dies wurde bereits 1997 von Grandjean festgestellt.

Extremsportler
Bei den **Ultra-Ausdauersportlern**, wie z. B. den Teilnehmern am Race Across America oder an Ultratriathlon-Meisterschaften, die über zehn Tage nahezu pausenlos aktiv sind, kann das **Verhältnis der energieliefernden Nährstoffe** ebenfalls nur als extrem bezeichnet werden (Schek, 2010; vgl. ■ Tab. 5). Der Fettverzehr wird teilweise auf 10 Energie% eingeschränkt, obwohl sich die Belastungsintensität in Bereichen bewegt, wo mehr Fettsäuren oxidiert

Sportler/-innen (Disziplinen)	Alter [J.]	BMI [kg/m²]	Energie [kcal/d]	Kohlenhydrate [g/kg/d (En%)]
SOLL-Werte	> 15	19–25	> 1800	5–10 (50–58)
Breitensport (3–4 h/Woche)				
92 Männer (Einzel-/Teamsport)	> 15	24,1	2 278	– (46,6)
106 Frauen (Einzel-/Teamsport)	> 15	22,3	1 765	– (48,1)
Kompositorisches Training				
11 Frauen (Kunstturnen)	15	18,8	**1 170**	5,0 (53)
5 Frauen (Trampolin)	21	20,8	1 920	**4,5** (52)
Kraft-Training (1–3 h/d)				
19 Männer (8 Bodybuilding, 7 Gewichtheben, 4 Judo)	18–27	24,6–28,6	2 980–3 280	**3,8–4,0** (40–43)
4 Frauen (Bodybuilding)	25	21,4	**1 470**	**2,8** (42)
Ausdauer-Training (1–3 h/d)				
146 Männer (56 Laufen, 33 Triathlon, 22 Schwimmen, 18 Rudern, 14 Rad, 5 Eislauf)	18–33	21,4–22,9	3 170–4 560	5,8–8,7 (48–58)
24 Männer (17 Rad, 4 Schwimmen, 3 Biathlon)	16–31	22,3–23,6	3 320–3 840	5,3–6,7 (49–50)
19 Männer (Laufen)	41	22,3	2 350	4,7 (54)
1 Mann (Schwimmen)	19	20,4	4 350	7,5 (52)
47 Frauen (18 Laufen, 21 Rad, 8 Rudern)	23–31	18,8–24,6	2 090–3 080	5,1–5,5 (46–55)
25 Frauen (17 Rad, 5 Schwimmen, 3 Biathlon)	16–25	20,6–20,7	2 510–2 560	5,3–5,8 (53)
18 Frauen und 5 Männer (Rudern, Leichtathletik, Triathlon, Schwimmen)	24	21,3	2 850	5,9 (58)
Team-Training (1–3 h/d)				
58 Männer (30 Wasserball, 20 Fußball, 8 Handball)	20–27	22,4–24,0	3 240–3 870	**4,7–5,3** (44–46)
18 Männer (Volleyball)	18	22,4	3 610	5,9 (56)
26 Frauen (9 Hockey, 8 Handball, 9 Volleyball)	22–24	21,6–22,9	2 150–2 270	3,7–4,1 (44–48)
18 Frauen (Hockey)	26	20,6	2 820	6,8 (58)
Team-Turnier (2 Wochen)				
18 Frauen (Hockey)	26	20,6	**1 740**	**4,3** (59)
Profi-Radrundfahrten (3 Wochen)				
19 Männer (10 Vuelta a España, 5 Tour de France, 4 Tour de l'Avenir)	24–28	20,9–22,9	5 500–5 900	11,2–12,9 (60–62)
Extremausdauer-Events (10 Tage)				
2 Männer (1 Ultratriathlon, 1 Race across America)	36–39	22,1–25,9	7 810–8 430	**16,2–20,8** (67–78)
1 Mann (Race across America)	–	23,8	9 440	**26,8** (75)
1 Frau (Race across America)	31	–	7 950	**25,2** (85)

Tab. 5:
Energie-, Nährstoff- und Flüssigkeitszufuhr im Leistungssport

Proteine [g/kg/d (En%)]	Fette [En%]	Alkohol [g/d]	Wasser [ml/kg/d]	Literatur
1,2–1,7 (12–15)	30–35	0*	35–40	Am. Coll. Sports Med. (2009)
– (16,7)	33,3	10,9	–	Wasserbacher et al. (2002)
– (15,9)	34,3	4,4	–	Wasserbacher et al. (2002)
1,4 (15)	32	0	–	van Erp-Baart et al. (1989)
1,4 (16)	32	–	50	Osterkamp & Pogan (2003)
1,4–2,5 (14–27)	32–38	**17,2**	–	van Erp-Baart et al. (1989)
2,0 (30)	28	2,0	–	van Erp-Baart et al. (1989)
1,4–1,9 (11–13)	31–37	10,9	–	van Erp-Baart et al. (1989)
1,6–1,8 (13–16)	34–38	–	40–49	Osterkamp & Pogan (2003)
1,6 (18)	28	–	–	Machefer et al. (2007)
2,1 (14)	34	–	–	Carlsohn et al. (2011)
1,3–1,5 (14–15)	29–35	2,9	–	van Erp-Baart et al. (1989)
1,3–1,7 (13–15)	32–34	–	38–63	Osterkamp & Pogan (2003)
1,5 (15)	27	0,6	62	Faude et al. (2005)
1,4–1,9 (14–16)	**35–37**	**19,2**	–	van Erp-Baart et al. (1989)
1,4 (13)	31	–	43	Osterkamp & Pogan (2003)
1,0–1,2 (13–14)	**36–42**	10,0	–	van Erp-Baart et al. (1989)
1,5 (13)	29	–	80	Osterkamp & Schrey (2003)
1,0 (14)	27	–	**32**	Osterkamp & Schrey (2003)
2,8–3,0 (14–15)	**20–23**	–	45–95	van Erp-Baart et al. (1989) Garcia-Roves et al. (1997)
3,5–4,1 (17)	9–16	–	**109–199**	Knechtle & Müller (2002) Lindeman (1991)
4,0 (14)	**11**	–	–**	Konrad (2010)
1,5 (5)	**10**	–	**> 164**	Clark et al. (1992)

* Im Breitensport sind gelegentlich 20 g/d für Männer und 10 g/d für Frauen gestattet.
** 800 ml/h wurden angestrebt; 80 % der Energie wurde in flüssiger Form aufgenommen.
Werte in Fettdruck: s. Text

werden als Glucose. Bei einer bedarfsdeckenden Energiezufuhr von rund 8 000 kcal täglich werden die empfohlenen Mengen an Kohlenhydraten und bei Männern auch von Proteinen um 100 % und mehr überschritten. Da der überwiegende Teil der Energie in flüssiger Form aufgenommen wird, werden außerdem Flüssigkeitszufuhren von bis zu 15 l/d erreicht. Die meisten dieser Extremsportler nehmen überdies Nahrungsergänzungsmittel ein, obwohl die Zufuhr an Mikronährstoffen mit der Nahrung den Bedarf bei Weitem deckt. Es ist anzunehmen, dass die häufig zu beobachtenden Magen-Darm-Beschwerden, wie Übelkeit, Erbrechen, Magenschmerzen, Darmkrämpfe und Durchfall, eine direkte Folge dieser Ernährungspraktiken sind (Schek, 2005). Dabei ist nicht einzusehen, warum neben Glucose-Elektrolyt-Lösungen, Gels, Energieriegeln, Weißbrot mit Honig und Keksen nicht vermehrt Vollkornbrot mit Erdnussbutter, Obst-/Gemüsemus und Joghurt angeboten werden, zumal die Sportler meist mehr feste Nahrung vertragen, als sie vermuten.

Mehrere Studien an **Radrennfahrern** belegen, dass die Versorgung mit Nahrung während einer 3-wöchigen Tour den Bedürfnissen in weiten Teilen gerecht wird. Einzig der empfohlene Richtwert von 30 Energie% **Fett** wird nicht erreicht (vgl. ■ Tab. 5). Es weisen jedoch mehrere Autoren, allen voran Pendergast et al. (2000), darauf hin, dass ein Mangel an Fetten sich negativ auf die Ausdauerleistung und möglicherweise auch auf den Immunstatus auswirken kann (s. S. 64).

Qualtitative Aspekte der Nahrungsaufnahme (Soll-Ist-Vergleich)

Betrachtet man neben den zugeführten Mengen an Kohlenhydraten und Fetten auch deren Art, wird offenkundig, dass es noch weitere Verbesserungsmöglichkeiten in der Ernährung gibt.

Im Vergleich zu den Referenzwerten für die Nährstoffzufuhr (DGE et al., 2000) ist die Aufnahme an gesättigten Fettsäuren zu hoch, die an einfach ungesättigten und mehrfach ungesättigten ω3-Fettsäuren dagegen zu niedrig. Um das **Fettsäuremuster** (s. S. 62 f.) zu optimieren, bietet sich als zentrale Maßnahme eine Verschiebung des Verzehrs von Schlachtfetten und Butter in Richtung pflanzlicher Fette und Öle an. Außerdem sollte mindestens eine Fleischmahlzeit pro Woche durch Fisch ersetzt werden, besonders rotes Fleisch durch fetten Seefisch (z. B. Thunfisch, Makrele, Hering).

Bei den Kohlenhydraten fällt auf, dass der Anteil der niedermolekularen Zucker hoch ist, während zu wenig Ballaststoffe zugeführt werden. Daher sollte der Verzehr von Produkten mit hohem **glykämischen Index** (s. S. 49 f.) zugunsten von Lebensmitteln mit mittlerem und niedrigem glykämischen Index eingeschränkt werden. Abhilfe schafft hier eine Verminderung des Verzehrs hoch verarbeiteter Convenience-Produkte – die gleichzeitig reich an gesättigten und trans-Fettsäuren sein können – in Richtung von Obst, Gemüse und Vollkornprodukten, die überdies viele Vitamine, Mineralstoffe und sekundäre Pflanzenstoffe liefern. Gerade beim Gemüse und Obst, die nachgewiesenermaßen vor Krebs und anderen Erkrankungen schützen (Boeing et al., 2012; DGE, 2012), ist darauf zu achten, pro Tag (inkl. Säften) 650 g zu verzehren, verteilt auf 400 g Gemüse und 250 g Obst. (Gemäß Nationaler Verzehrsstudie II liegen 87 % der Deutschen beim Gemüse und 43 % beim Obst unterhalb dieser Orientierungswerte der Deutschen Gesellschaft für Ernährung [Robert Koch-Institut, 2008].) Extrakte stellen keine Alternative dar, da in aller Regel der wissenschaftliche Nachweis gesundheitsprotektiver Wirkungen ebenso fehlt wie der der gesundheitlichen Unbedenklichkeit; außerdem ist anzunehmen, dass sekundäre Pflanzenstoffe ihre maximale Schutzwirkung im Zusammenspiel mit den in Obst und Gemüse vorhandenen essenziellen Nährstoffen und Ballaststoffen entfalten (DGE, 2004).

Praktische Umsetzung von Ernährungsrichtlinien

Vollwertige Basiskost
Als Basiskost für Sportler eignet sich eine vollwertige Ernährung, wie sie auch Nicht-Sportlern angeraten wird. Sie zeichnet sich durch Ausgewogenheit in der Nährstoffzusammensetzung einerseits und Abwechslungsreichtum in der Lebensmittelauswahl andererseits aus. Als Wegweiser zu einer optimierten Nährstoffaufnahme können die **10 Regeln der DGE** dienen (DGE, 2011), die hier in geringfügig abgewandelter Form wiedergegeben werden, um Widersprüche mit leistungssportspezifischen Aussagen zur Ernährung, wie sie in Kapitel 2 und 3 getroffen werden, zu vermeiden:

1. **Vielseitig essen.** Genießen Sie die Lebensmittelvielfalt. Merkmale einer ausgewogenen Ernährung sind abwechslungsreiche Auswahl, geeignete Kombination und angemessene Menge nährstoffreicher [...] Lebensmittel.
2. **Reichlich Getreideprodukte und Kartoffeln.** Brot, Nudeln, Reis, Getreideflocken – am besten aus Vollkorn – sowie Kartoffeln enthalten kaum Fett, aber reichlich Vitamine, Mengenelemente, Spurenelemente sowie Ballaststoffe und sekundäre Pflanzenstoffe. Verzehren Sie diese Lebensmittel mit möglichst fettarmen Zutaten. Mindestens 30 g Ballaststoffe, vor allem aus Vollkornprodukten, sollten es täglich sein. Eine hohe Zufuhr senkt die Risiken für verschiedene ernährungsmitbedingte Krankheiten.
3. **Gemüse und Obst – Nimm 5 am Tag.** Genießen Sie 5 Portionen Gemüse und Obst am Tag, möglichst frisch, nur kurz gegart oder auch eine Portion als Saft – idealerweise zu jeder Hauptmahlzeit und auch als Zwischenmahlzeit. Damit werden Sie reichlich mit Vitaminen, Mineralstoffen sowie Ballaststoffen und sekundären Pflanzenstoffen (z. B. Carotinoiden, Flavonoiden) versorgt.
4. **Täglich Milch und Milchprodukte, ein- bis zweimal in der Woche Fisch; Fleisch, Wurstwaren sowie Eier in Maßen.** Diese Lebensmittel enthalten wertvolle Nährstoffe, wie z. B. Vitamin B_2 und Calcium in Milch, Jod, Selen und ω3-Fettsäuren in Seefisch. Fleisch ist Lieferant von Mineralstoffen (z. B. Eisen) und Vitaminen (B_1, B_6 und B_{12}). Mehr als 300–600 g Fleisch und Wurstwaren pro Woche sollten es aber nicht sein. Bevorzugen Sie fettarme Produkte, vor allem bei Fleischerzeugnissen und Milchprodukten.
5. **Wenig Fett und fettreiche Lebensmittel.** Fett liefert essenzielle (lebensnotwendige) Fettsäuren, und fetthaltige Lebensmittel enthalten zudem fettlösliche Vitamine. Fett ist besonders energiereich, daher kann zu viel Nahrungsfett Übergewicht fördern. Zu viele gesättigte und trans-Fettsäuren erhöhen das Risiko für Fettstoffwechselstörungen, mit der möglichen Folge von Herz-Kreislauf-Erkrankungen. Bevorzugen Sie pflanzliche Öle und Fette (z. B. Raps- und Sojaöl und daraus hergestellte Streichfette). Achten Sie auf unsichtbares Fett, das in Fleischerzeugnissen, Milchprodukten, Gebäck und Süßwaren sowie in Fast-Food- und Fertigprodukten meist enthalten ist. [...]
6. **Zucker und Salz in Maßen.** Verzehren Sie Zucker und Lebensmittel bzw. Getränke, die mit verschiedenen Zuckerarten (z. B. Glucosesirup) hergestellt wurden, nur gelegentlich. Würzen Sie kreativ mit Kräutern und Gewürzen [...]. Bevorzugen Sie Salz mit Jod und Fluorid.

1 Grundlegende Ernährungsempfehlungen

7. **Reichlich Flüssigkeit.** Wasser ist absolut lebensnotwendig. Trinken Sie mindestens 1,5 Liter Flüssigkeit jeden Tag. Bevorzugen Sie [...] Wasser und Früchte-/Kräutertees. Alkoholische Getränke sollten nur gelegentlich und nur in kleinen Mengen konsumiert werden.
8. **Schmackhaft und schonend zubereiten.** Garen Sie die jeweiligen Speisen bei möglichst niedrigen Temperaturen, soweit es geht kurz, mit wenig Wasser und wenig Fett. Das erhält den natürlichen Geschmack, schont die Nährstoffe und verhindert die Bildung schädlicher Verbindungen.
9. **Sich Zeit nehmen und genießen.** Essen Sie nicht nebenbei! Lassen Sie sich Zeit beim Essen. Das regt an vielseitig zuzugreifen und fördert das Sättigungsempfinden.
10. **Auf das Gewicht achten und in Bewegung bleiben.** Ausgewogene Ernährung, viel körperliche Bewegung und Sport [...] gehören zusammen. Mit dem richtigen Körpergewicht fühlen Sie sich wohl und fördern die Gesundheit.

Zur Veranschaulichung dieser Regeln wurde von der Autorin unter besonderer Berücksichtigung der speziellen Bedürfnisse von Leistungssportlern und des neuesten Stands der Forschung ein **mediterraner Ernährungskreis** (■ Abb. 3; vgl. Schek, 2003a) entwickelt. Als mediterran wird eine Ernährungsweise bezeichnet, die folgende traditionelle Charakteristika aufweist: Reichlich pflanzliche Nahrung (Obst, Gemüse, Hülsenfrüchte, Nüsse und Getreideprodukte, letztere vorzugsweise aus dem vollen Korn), Olivenöl als wichtigste Fettquelle, moderater Verzehr tierischer Lebensmittel (Fisch, Geflügel, Eier, Milcherzeugnisse), wenig Süßigkeiten und täglich bis zu ein Glas Wein zum Essen. Diese Charakteristika, die nachgewiesenermaßen vor Fettstoffwechselstörungen schützen (Estruch et al., 2013), beinhaltet der mediterrane Ernährungskreis ebenso wie das Konzept einer limitierten glykämischen Last, die der Entwicklung von Glucosetoleranzstörungen vorbeugen soll. Gezeigt ist der anteilige tägliche Verzehr von Lebensmitteln aus verschiedenen Lebensmittelgruppen, wobei die pflanzlichen, größtenteils blutzuckerwirksamen im Außen- und die tierischen, kaum blutzuckerwirksamen inkl. Alkohol, im Innenkreis angeordnet sind. Prinzipiell gilt, dass zwischen der Vielzahl an verschiedenen Lebensmitteln in den einzelnen Gruppen häufig abgewechselt werden sollte und die Aufnahme an Flüssigkeit und Energie dem individuellen Bedarf anzupassen ist.

Die im Außenkreis aufgeführten Lebensmittel sollen zwei Drittel der gesamten Nahrungsaufnahme ausmachen. Hierbei haben Obst, Gemüse (roh, gekocht und als Saft) und gelegentlich Hülsenfrüchte dieselbe Priorität wie Getreideprodukte und Kartoffeln, die grundsätzlich in wenig verarbeiteter Form zu verzehren sind. Nüsse und Samen als Snack und Pflanzenöle zu Zubereitungszwecken sind dem Gemüse zugeordnet, weil sie dazu beitragen, die geringere Energiedichte von Gemüse in Relation zu Getreide auszugleichen. Die im Innenkreis als drittes Drittel dargestellten Lebensmittel sollen eher Neben- als Hauptbestandteil einer Mahlzeit sein. Hierbei kommt Milch und Milchprodukten nahezu dieselbe Bedeutung zu wie den anderen tierischen Erzeugnissen. Außer beim Fisch sind die mageren Varianten vorzuziehen, damit sich die Zufuhr an gesättigten Fettsäuren und Cholesterin in Grenzen hält. Mit alkoholischen Getränken aller Art muss bewusst umgegangen werden, gerade in Sportlerkreisen. Mehr als gelegentlich 20 g pro Tag für Männer und 10 g pro Tag für Frauen sind nicht ratsam.

Praxisnäher ausgedrückt in **Portionen**, deren Größe vom Energiebedarf abhängt, aber mindestens einer Handvoll entsprechen sollte, liest

Vollwertige Basiskost

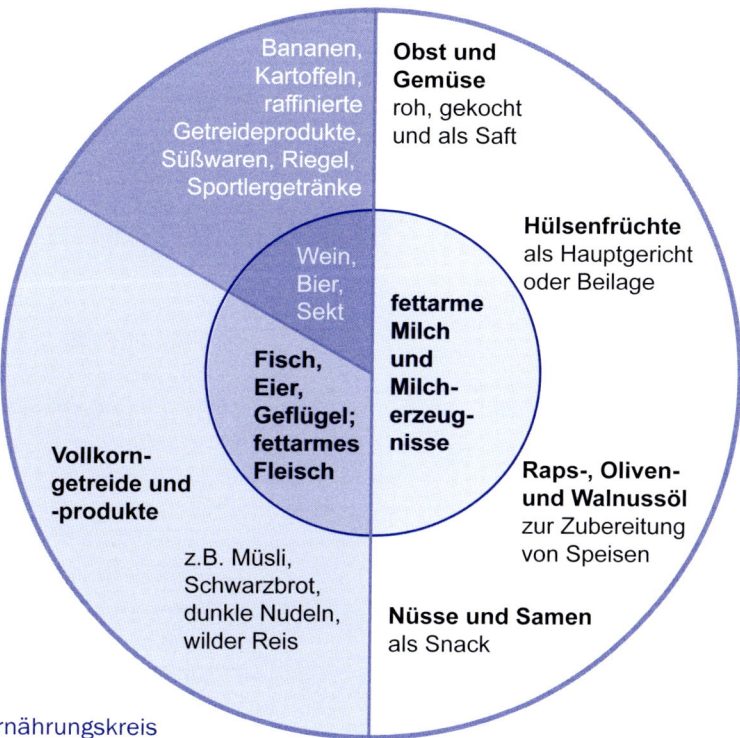

Abb. 3:
Mediterraner Ernährungskreis

sich der Ernährungskreis folgendermaßen: täglich 9 Portionen aus der Kategorie „Obst und Gemüse", wobei zwei Portionen als Saft konsumiert, eine Portion durch Nüsse und eine weitere durch Hülsenfrüchte (z. B. Erbsen, Bohnen, Linsen, Soja) ersetzt werden dürfen, und zur Zubereitung Raps-, Oliven- oder Walnussöl verwendet werden sollen; 6 Portionen aus der Gruppe „Vollkornerzeugnisse", wie z. B. Müsli, Schwarzbrot, Vollkornnudeln oder wilder Reis; 3 Portionen „stark blutzuckerwirksame Produkte" wie Bananen, Spaghetti, Reis, Kartoffeln, Gnocchi, Brot, Kuchen u.ä.; 3 Portionen „fettarme Milch(erzeugnisse)" wie Joghurt, Quark oder Käse; 2 Portionen „sonstige tierische Produkte" wie (mittel)fetter Fisch[3], Eier, Geflügel und mageres Fleisch sowie gelegentlich 1 Portion „alkoholische Getränke", konkret 0,5 l Bier, 0,25 l Sekt, 0,2 l Wein oder 5 cl Schnaps (Männer) bzw. die Hälfte davon (Frauen).

---

[3] Im Zusammenhang mit den sehr langkettigen ω3-Fettsäuren (EPA, DPA) wird zwischen Fettfischen (> 10 Gewichtsprozent [Gew.%] Fett), mittelfetten Fischen (1–10 Gew.% Fett) und Magerfischen (< 1 Gew.% Fett) unterschieden, in Bezug auf den Jodgehalt zwischen See- und Süßwasserfischen. Fette Seefische sind Thunfisch, Makrele und Hering, fette Süßwasserfische Lachs und Aal. Mittelfette Seefische sind Meeräsche, Scholle und Rotbarsch, mittelfette Süßwasserfische Forelle und Karpfen. Zu den Magerfischen gehören Seelachs, Kabeljau, Schellfisch und Flunder (See) sowie Zander, Flussbarsch und Hecht (Süßwasser).

1 Grundlegende Ernährungsempfehlungen

Ersetze ...	durch ...
Kartoffel-/Brotchips	Salzstangen
Karamellen, Bonbons	Trockenobst
Schokolade(nriegel)	Müsliriegel
Milchschnitte	Fruchtschnitte
Kleingebäck, Kekse	Reiswaffeln
Cakes, Torten	Obstkuchen (Hefeteig)
Eiskrem	Fruchtsaft (evtl. gefroren)
Sahnejoghurt	Sojapudding
Nuss-Nougat-Brotaufstrich	Konfitüre, Honig

Tab. 6:
Snacks & Co.: kleine Änderungen mit großer Wirkung

Die **Mahlzeitenhäufigkeit** muss den individuellen Gegebenheiten angepasst werden. Um den Verdauungstrakt nicht übermäßig zu belasten, ist es ratsam, die Energiezufuhr auf etwa 6 Mahlzeiten zu verteilen. Rund 25 % des Brennwerts der Nahrung sollten zum Frühstück verzehrt werden, 30 % zum Mittagessen und 20 % zum Abendessen. Die verbleibenden 25 % können auf zwei Zwischen- und eine spätabendliche Mahlzeit verteilt werden. Die Studie von van Erp-Baart et al. (1989) hat gezeigt, dass Leistungssportlerinnen und -sportler bis zu 30 % der erforderlichen Energie in Form von Zwischenmahlzeiten aufnehmen und süß-fette Produkte besonders beliebt sind. Durch gezielte Änderungen beim Konsum von „Knabberartikeln" kann die Wertigkeit der Nahrung nachhaltig verbessert werden, ohne dass die Verzehrgewohnheiten drastisch verändert werden müssen. ■ Tab. 6 zeigt Beispiele für Snacks, deren Verzehr eher gefördert bzw. eingeschränkt werden sollte.

Zeit-Mengen-Problem
■ Tab. 7 zeigt einen 3 000-kcal-**Speiseplan** für (Ausdauer-)Sportlerinnen in der Trainingsphase, der allen zuvor genannten Richtlinien gerecht wird. Die Auflistung macht deutlich, dass eine vollwertige Ernährung hohe Anforderungen an die Kapazität des Verdauungstrakts stellt, vor allem an die der männlichen Kollegen, die einen täglichen Energiebedarf von 4 500 kcal haben können und entsprechend die 1,5-fache Menge verzehren müssten. Erschwerend kommt hinzu, dass mit steigendem Trainingsaufwand die verbleibende Zeit für das Einnehmen der Mahlzeiten und die „Verdauungspause" abnimmt, besonders wenn noch eine (Hoch-)Schule besucht oder bereits einer Arbeit nachgegangen wird. Daher kann es vorkommen, dass die Zeit nicht ausreicht, um die erforderliche Energie- bzw. Nährstoffmenge zum überwiegenden Teil in Form von Lebensmitteln mit hoher Nährstoffdichte zuzufüh-

Tab. 7 (rechts):
Vollwertiger 3 000-kcal-Speiseplan für die (Ausdauer-)Trainingsphase[*]:
6 Mahlzeiten mit folgender Energieverteilung: Frühstück 25 %, Zwischenmahlzeit 10 %, Mittagessen 30 %, Zwischenmahlzeit 10 %, Abendessen 20 %, Spätmahlzeit 5 % ([*] zzgl. kalorienfreier Flüssigkeit in Höhe der Schweißverluste)

	Energie [kcal]	KH [g]	Fett [g]	Eiweiß [g]
1. Frühstück				
1,5 dl ungezuckerter Kaffee	0	–	–	–
1,5 dl Orangensaft	66	13,8	–	1,0
50 g Müsliflocken	180	31,1	4,1	5,2
150 g Fruchtjoghurt (3,5 %)	106	6,8	5,7	5,9
100 g Banane	92	21,2	0,2	1,2
75 g Weißbrötchen	172	36,7	0,9	5,7
5 g Butter	38	–	4,2	–
30 g Gouda (45 %)	110	–	8,8	7,7
	764	**109,6**	**23,9**	**26,7**
2. Frühstück				
2 dl Mineralwasser	0	–	–	–
200 g Weintrauben	140	31,6	0,6	1,4
25 g Erdnüsse	146	3,1	12,0	6,4
	286	**34,7**	**12,6**	**7,8**
Mittagessen				
3 dl Mineralwasser	0	–	–	–
100 g Hähnchenschenkel	104	–	2,4	20,6
20 ml Pflanzenöl	180	–	19,8	–
200 g Karotten	50	9,5	0,4	2,0
90 g Reis (Trockengewicht)	312	70,9	0,5	6,1
100 g Schokoladenpudding	106	17,9	2,5	2,6
35 g Butterkekse	150	26,4	3,8	2,7
	902	**124,7**	**29,4**	**34,0**
Nachmittagsmahlzeit				
1,5 dl ungezuckerter Tee	0	–	–	–
2 dl Gemüsesaft	34	6,0	0,2	1,6
100 g Aprikosen	44	8,7	0,1	0,9
100 g Hüttenkäse	104	3,4	4,3	12,3
100 g Obstkuchen	102	12,6	5,6	1,7
	284	**30,7**	**10,2**	**16,5**
Abendessen				
2 dl alkoholfreies Bier	56	11,0	–	0,6
150 g Roggenvollkornbrot	300	62,5	1,8	10,4
10 g Butter	76	0,1	8,3	–
50 g Camembert (50 %)	160	0,1	12,7	10,4
150 g Tomaten	28	4,7	0,3	1,5
	620	**78,4**	**23,1**	**22,9**
Spätmahlzeit				
1,5 dl Mineralwasser	0	–	–	–
60 g Feigen	144	31,9	0,8	2,1
	144	**31,9**	**0,8**	**2,1**
Summe	**3000**	**410,0**	**100,0**	**110,0**
		55 Energie%	30 Energie%	15 Energie%

ren. In solchen Fällen ist es unabdingbar, einen bestimmten Prozentsatz des täglichen Energie- und Nährstoffbedarfs mit Hilfe von Konzentraten und Supplementen zu decken. Diese sollten jedoch nicht dazu verleiten, schlechte Ernährungsgewohnheiten beizubehalten. Denn an die Vielfalt an Inhaltsstoffen, die die natürliche Nahrung zu bieten hat, reichen „Pillen und Pülverchen" nicht annähernd heran.

Auch in Wettkampfphasen ist das Zeit-Mengen-Problem relevant. Was in diesen Zeiten (noch) zu beachten ist, wird in Kapitel 3 ausgeführt.

Auswärts-Essen

Beim Restaurant-Besuch stehen Athleten im gewohnten Umfeld gleichermaßen wie in Trainingslagern und bei Wettkämpfen im Ausland vor dem Problem, die richtige Speisenwahl zu treffen, sei es nun, dass sie sich am **Buffet** bedienen oder aus der Karte essen. ■ Tab. 8 soll bei der Entscheidung behilflich sein (internationales Frühstück und Zwischenmahlzeiten, italienische, asiatische und mexikanische Vorspeisen und Hauptgerichte). Weitere Anregungen hierfür gibt das Australian Institute of Sport (2009b), speziell auch für das Essen auf Reisen (2009c).

Verpflegung in Einrichtungen des deutschen Spitzensports

Der Deutsche Olympische Sportbund (DOSB, 2006) hat eine Broschüre herausgegeben, die dem Personenkreis (u. a. Küchenleiter), der für die Ernährung von Kaderathleten, die in Bundesleistungszentren, Sportschulen und Häusern des Sports (Sportinternate, Wohnheime, Unterkunftsbereiche) verpflegt werden, zuständig ist, eine fachlich fundierte Orientierung für eine bedürfnisgerechte Ernährung an die Hand geben soll. Kernstück des Leistungskatalogs sind die **Ampellisten** für kalte und warme Mahlzeiten, wonach besonders hochwertige Produkte innerhalb verschiedener Lebensmittelgruppen grün, akzeptable gelb und ungünstig zusammengesetzte rot codiert sind. Das Erlernen dieses Ampelsystems kann für den Sportler in Situationen, wo er sich außerhalb der Einrichtung des deutschen Spitzensports befindet, von Vorteil sein.

Functional Food[4]

Für „funktionelle Lebensmittel" (Nutraceuticals) gibt es keine rechtsverbindliche Definition. Gemeint sind Lebensmittel oder Lebensmittelbestandteile, denen über die Zufuhr von Nährstoffen hinaus ein **zusätzlicher Nutzen** im Sinn einer Steigerung des Wohlbefindens oder einer Verringerung des Risikos der Krankheitsentstehung zugesprochen wird (Siró et al., 2008). Kann dieser Zusatznutzen wissenschaftlich abgesichert werden, was in vielen Fällen noch nicht gelungen ist, besteht die Möglichkeit gesundheitsbezogener Werbung. Hierfür muss bei der Europäischen Behörde für Lebensmittelsicherheit (European Food Safety Authority, EFSA) die Vergabe eines sogenannten Health Claims beantragt werden.

Die größten Marktsegmente für Functional Food in Deutschland stellen **alkoholfreie Getränke** (z. B. mit antioxidativen Vitaminen [ACE], Folsäure, sekundären Pflanzenstoffen, Pflanzen-/Kräuterextrakten oder Ballaststoffen angereicherte Fruchtsäfte, Sportlergetränke, Energy Drinks, Sauerstoff-Wasser, Kombucha) sowie **probiotische Milcherzeugnisse**

---

[4] Vom Functional Food abzugrenzen sind die Nahrungsergänzungsmittel (s. S. 104 f.) und die neuartigen Lebensmittel (Novel Food). Neuartig sind gemäß gesetzlicher Definition solche Lebensmittel und Lebensmittelzutaten, die vor dem Inkrafttreten der Novel-Food-Verordnung vom 15.05.1997 nicht in nennenswertem Umfang zum Verzehr in den Handel gebracht wurden. Beispielhaft genannt seien Lebensmittel aus anderen Kulturkreisen (z. B. exotische Früchte) sowie Designer-Food (z. B. mit Phytosterolen angereicherte Margarine). Neuartige Lebensmittel bedürfen einer Zulassung. Diese wird erteilt, wenn das Produkt gesundheitlich unbedenklich ist. Ein Beispiel für ein Lebensmittel, das die Zulassung nicht erhalten hat, ist „Indian Essence", ein Heilkräutertee.

	Zu bevorzugen...	Zu meiden...
Frühstück	Vollkornbrot oder -brötchen	Croissants, Donuts, Kekse, Kuchen
	Marmelade, Honig, Erdnussbutter, Hüttenkäse, fettarmer Quark und Käse, fettarmer Aufschnitt (z. B. Geflügel)	Käse und Wurst mit hohem Fettanteil (z. B. Camembert, Brie, Leber-/Blutwurst, Salami, Landjäger)
	Müsli/Haferbrei mit Joghurt und Obst	
	Gemüse- und Fruchtsaft	
	Tee, Kaffee, Kakao mit fettarmer Milch	
Zwischenmahlzeiten	Sandwiches mit Fisch, Shrimps, Tofu, Geflügel, Schinken, Roastbeef	Burger, Nuggets, Pommes frites
	Blatt-/Gemüsesalat mit Samen, Nüssen, dicken Bohnen, Thunfisch und Ei	Kartoffel-/Fleischsalat
	„light"-Dressing, Essig & Öl	Mayonnaise
Italienische Gerichte	Minestrone mit Brot, vegetarische Antipasti	Knoblauchbrot
	Nudeln mit Tomatensauce	Nudeln mit Sahnesauce oder Pesto
	Pizza mit Gemüse und Thunfisch	Pizza mit Salami und Käse
	Gemüseteller (gegrillt/gedünstet)	
Asiatische Gerichte	Hühnersuppe, Rinderbrühe	Frühlingsrollen, Wontons
	Gemüse mit gekochtem Tofu, Huhn, Rind- oder Schweinefleisch	frittierter Fisch oder Ente
	Soja-, süß-saure Sauce	Kokosnuss-, Erdnuss-Sauce
	Reis, Reisnudeln	gebratener Reis und Nudeln
Mexikanische Gerichte	Gazpacho	Tortilla-Chips
	Burritos, Tacos, Fajitas, Enchiladas, Tostados, Quesadillas	Nachos, Taquitos (frittiert)
	Salsa, Guacamole	saure Sahne
	Steak mit spanischem Reis und dicken Bohnen	mit Käse Überbackenes

Tab. 8:
Essen in Hotels und Restaurants

(z. B. Joghurt, fermentierte Milchgetränke oder Käse, denen zusätzlich zu den Probiotika auch Präbiotika wie Oligofructose und Inulin zugesetzt sein können). Hinzu kommen Produkte wie Backwaren mit ω3-Fettsäuren, Frühstückscerealien mit Eisen, Kaugummis mit Calcium etc. Diese und ähnliche Produkte sollten nicht bedenkenlos konsumiert werden, weil die zugesetzten Stoffe teilweise sehr hoch dosiert sein können. In einem Bericht der Bundesforschungsanstalt für Ernährung (Gedrich et al., 2005) wird beispielsweise ein Getränk genannt, das in nur 100 ml bereits 200 % der Tageszufuhrempfehlung für Folsäure enthält.

Neben Sportlergetränken (s. ■ Tab. 24, S. 56) und antioxidativen Vitaminen (s. S. 101) wurden an körperlich aktiven Personen bislang vor allem Trinkjoghurts mit verschiedenen Stämmen probiotischer Milchsäurebakterien (z. B. Lactobacillus rhamnosus, Lactobacillus casei) untersucht. Denn es gibt Hinweise darauf, dass **Probiotika** – das sind lebensfähige Mikroorganismen, die die Darmflora modulieren und dadurch einen Einfluss auf die Funktionen des Darms und des darmassoziierten Immunsystems ausüben können – bei Kindern und älteren Menschen einerseits Durchfallsymptome (auch als Folge von Antibiotikagabe [Johnston et al., 2012]), andererseits Schwere und Dauer von Atemwegsinfekten abzumildern vermögen (West et al., 2009), wovon auch Leistungssportler profitieren würden. Abgesehen davon, dass Uchiyama-Tanaka (2013) anhand genetischer Untersuchungen der Mikrobiota erstmals nachgewiesen hat, dass eine vierwöchige Supplementation mit verschiedenen Lactobacillen in Abhängigkeit von den im Darm vorliegenden Bakterienspezies auch dazu führen kann, dass der Anteil der günstigen Lactobacillen und Bifidobakterien abnimmt (von durchschnittlich 13,7 ± 7,1 auf 4,0 ± 3,5 % bei 3 von 5 Personen), konnten Kekkonen et al. (2007), die 141 Marathonläufer während dreimonatiger Einnahme eines Probiotikums bzw. Placebos begleiteten, keine Unterschiede in der Inzidenz von gastrointestinalen Beschwerden und Infektionen des Respirationstrakts feststellen. Gleeson et al. (2011) fanden bei 84 Ausdauersportlern nach viermonatiger Supplementation mit einem Probiotikum bzw. Placebo eine verminderte Inzidenz von Infektionen der oberen Atemwege von mindestens einer Woche Dauer (66 vs. 90 % der Probanden wurden als „erkältet" identifiziert), während keinerlei positive Effekte auf Magen-Darm-Beschwerden zu verzeichnen waren. Sämtliche immunologischen Blutparameter – diverse Immunglobuline, Leukozyten/Lymphozyten und Zytokine – waren unverändert, einzig die Konzentration an Speichel-IgA war zum Ende der Studie unterschiedlich (bei den Probanden der Probiotikagruppe nicht um ca. 30 % abgesunken). Die EFSA kritisiert an dieser Studie u. a. die Methodik der Krankheitserfassung mittels Symptom-Fragebögen, die fehlende Validierung der Fragebögen sowie die Tatsache, dass nur diejenigen Probanden in die Datenanalyse einbezogen wurden, die bis zum Ende an der Studie teilgenommen hatten (58 %), und verwehrte der Firma, deren Produkt in der Studie verwendet wurde, den angestrebten Health Claim. Sportlern probiotische Milchprodukte zur Verminderung des Risikos von Trainings-/Wettkampfausfällen durch Atemwegsinfekte oder Magen-Darm-Beschwerden zu empfehlen, ist also bestenfalls verfrüht (Schek, 2013d).

Daten zu den Gehalten zahlreicher in Deutschland angebotener Lebensmittel an Energie, Makro- und Mikronährstoffen findet der interessierte Sportler z. B. hier:
www.ernaehrung.de/lebensmittel/

Fazit
Als Basiskost eignet sich eine ausgewogene, vollwertige Mischkost nach mediterranem Vorbild (Stichwort: Oliven-/Rapsöl und Nüsse). Nach Möglichkeit sollte regelmäßig und täglich mindestens einmal warm gegessen werden, auch bei Auslandsaufenthalten. Sportler mit Zeit-Mengen-Problem müssen ggf. auf Konzentrate und Supplemente zurückgreifen. Der Nutzen von Functional Food sollte nicht überbewertet werden.

2 Ernährungsbedürfnisse im Trainingsalltag

Energie – die Lebensessenz

Funktionen

Der Organismus benötigt Energie zur **Verwirklichung der Lebensfunktionen**, z. B. der Ausbildung elektrischer Potenziale, Aufrechterhaltung der Körpertemperatur, Drüsenaktivität und Organtätigkeit (z. B. Atmung, Herzschlag, Muskeltonus), sowie zur **Verrichtung mechanischer Arbeit**. Daher ist er auf ständige Energiezufuhr über die Nahrung angewiesen. Nur vorübergehend kann die Energie auch aus körpereigenen Reserven stammen.

Der unmittelbare Energielieferant für alle energiepflichtigen Vorgänge im Körper, so auch für die Muskelkontraktionen, ist das Adenosintriphosphat (ATP). Die Energie, die zur Resynthese von ATP benötigt wird, entsteht – neben Wärme (ca. 75 %) – beim Abbau der Hauptnährstoffe. Das heißt, in der aktiven Muskelzelle wird **chemische in mechanische und thermische Energie umgewandelt**.

Energiebereitstellung in der Muskelzelle

Die für die Muskelkontraktion erforderliche Energie stammt unmittelbar aus der hydrolytischen Spaltung von **Adenosintriphosphat** (ATP) in Adenosindiphosphat (ADP) und anorganisches Phosphat (P_i). Diese Reaktion wird auch als Dephosphorylierung von ATP bezeichnet. Die Rephosphorylierung von ADP zu ATP erfolgt im Wesentlichen über die drei Substrate Kreatinphosphat, Glucose und Fettsäuren (■ Abb. 4; Schek, 1997a).

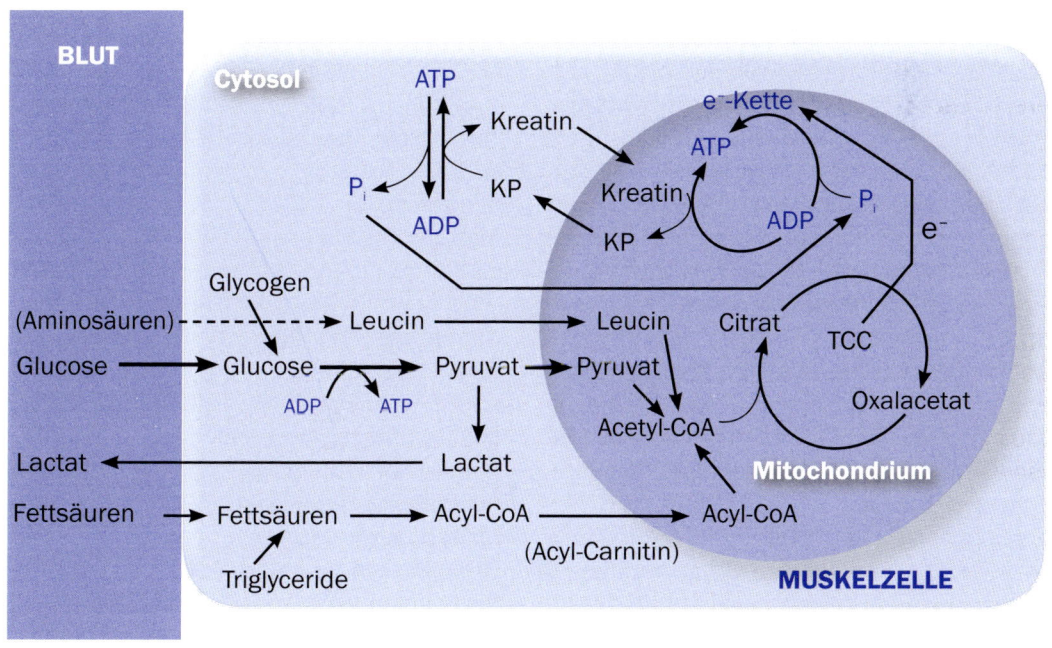

Abb. 4:
De- und Rephosphorylierung von ATP in der Muskelzelle (schematisch)
TCC = Citratzyklus (Tricarbonsäurezyklus), Erläuterung der weiteren Abkürzungen im Text.

2 Ernährungsbedürfnisse im Trainingsalltag

Hauptenergiequelle	Kreatinphosphat	Glucose		Fettsäuren*
Reaktionstyp	anaerob-alactazid (Dephosphoryl.)	anaerob-lactazid (Glycolyse)	aerob (Oxidation)	aerob (Oxidation)
max. ATP-Bildungsrate	58 kcal/min	36–54 kcal/min	18 kcal/min	9 kcal/min
max. ATP-Bildungskapazität	4–5 kcal	50–70 kcal	1 500–1 800 kcal	2 500–2 800 kcal
Belastungsdauer	< 30 Sekunden (Sprint)	< 3 Minuten (Kurz-/Mittelstrecke)	3–90 Minuten (Mittel-/Langstrecke)	3–150 Minuten (Langstrecke)
Belastungsintensität	supramaximal	maximal	submaximal, hoch	submaximal, mittel

Tab. 9:
Charakteristika der drei wichtigsten ATP-liefernden Substrate im Muskel; fließende Übergänge (nach McArdle et al., 2009)

* Es werden immer sowohl Fettsäuren als auch Glucose oxidiert, außerdem in geringem Umfang Aminosäuren (v. a. Leucin).

Kreatinphosphat (KP) ist das Substrat mit der höchsten Geschwindigkeit und der geringsten Kapazität der ATP-Synthese (■ Tab. 9). Im Cytosol der Muskelzelle überträgt KP seine Phosphatgruppe auf ADP, wodurch ATP und Kreatin entstehen (anaerob-alactazide Energiegewinnung). Ein Teil dieses Kreatins wird in die Mitochondrien geschleust, wo es Phosphat von oxidativ gebildetem ATP übernehmen kann, um es auf cytosolisches ADP zu übertragen (Kreatin-Shuttle).

Das bei der kontraktionsbedingten ATP-Spaltung frei werdende P_i aktiviert sowohl den Abbau von Glycogen zu Glucose (Glycogenolyse) als auch den von **Glucose** zu Pyruvat (Glycolyse). Ohne Beteiligung von Sauerstoff entsteht aus dem Pyruvat Lactat (anaerob-lactazide Energiegewinnung), mit Sauerstoff Acetyl-Coenzym A (Acetyl-CoA). Dieses wird im Citratzyklus (Tricarbonsäurecyclus, TCC) vollständig zu Kohlendioxid und Wasser oxidiert und stellt dabei die Elektronen (e^-) bereit, die in der Elektronentransportkette (e^--Kette) die Energie für die mitochondriale Übertragung von P_i auf ADP liefern (aerobe Energiegewinnung). Der vollständige Abbau von 1 mol Glucose liefert 38 mol ATP, der Abbau zu Lactat – das durch Reduktion des pH-Werts im Blut die muskuläre Ermüdung begünstigt – dagegen nur 2 mol ATP. Bei Belastungsbeginn übersteigt die Geschwindigkeit der Pyruvatbildung die Kapazität des Citratzyklus, sodass verhältnismäßig viel Lactat entsteht. Mit zunehmender Glucoseoxidationsrate erhöht sich jedoch die pro Zeiteinheit aerob entstehende ATP-Menge, wodurch die Konzentration an P_i und damit auch die Geschwindigkeit der Lactatsynthese abnehmen. Nach etwa 3 Minuten ist eine – außer bei Intensitätsänderungen – gleichbleibende Flussrate von Glucose durch die anaerobe Glycolyse und den Citratzyklus erreicht.

Parallel zur Glucoseoxidation wird auch die Fettsäureoxidation angekurbelt. Es scheint, dass P_i auch den Abbau von Triglyceriden in Glycerol und freie **Fettsäuren** aktiviert. Noch im Cytosol werden diese Fettsäuren in Acyl-Coenzym A (Acyl-CoA) umgewandelt. Als Acyl-Carnitin gelangen sie ins Mitochondrium, wo sie in die β-Oxidation eingeschleust werden. Hierbei entsteht – wie aus Pyruvat – Acetyl-

Richtwerte für die Energiezufuhr

CoA, das im Citratzyklus vollständig abgebaut wird. Die Fettsäuren haben von allen Substraten die niedrigste ATP-Bildungsrate (■ Tab. 9). Außerdem benötigt ihre Oxidation etwas mehr Sauerstoff als die von Glucose.

In welchem Verhältnis zueinander diese beiden Substrate oxidiert werden, hängt wesentlich von der Belastungsintensität (■ Abb. 5), in geringerem Ausmaß aber auch von der Belastungsdauer ab (s. ■ Abb. 12, S. 55). Der respiratorische Quotient[5] (RQ) ist ein Maß für dieses Verhältnis. Die pro Zeiteinheit insgesamt bereitgestellte ATP-Menge nimmt annähernd linear als Funktion der Belastungsintensität zu (s. ■ Abb. 11, S. 54).

Über belastungsbedingte **hormonelle Anpassungen** werden außerdem der Glycogenabbau (und die Glucose-Neubildung) in der Leber und der Fettabbau im Fettgewebe angeregt. Dadurch werden den aktiven Muskeln auf dem Blutweg vermehrt Glucose und an Albumin gebunden transportierte Fettsäuren zur Verfügung gestellt. Eine Abgabe von Glucose aus ruhenden Muskeln an das Blut ist dagegen nicht möglich.

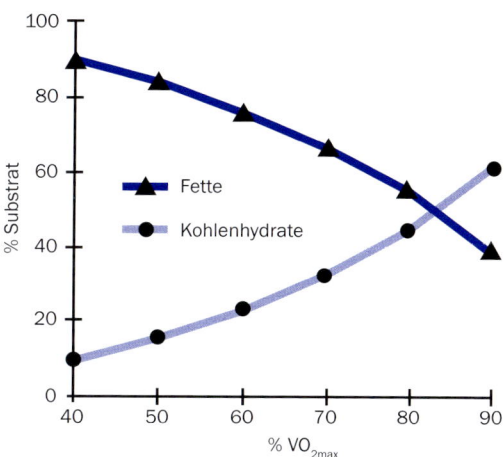

Abb. 5:
Anteil Kohlenhydrate und Fette an der Energiebereitstellung als Funktion der Belastungsintensität bei Leistungssportlern (Schek, 1998)

Trainingsenergieumsatz

Unter Trainingsenergieumsatz versteht man den **Energiebedarf für sportliche Betätigung**. ■ Tab. 10 (S. 31) zeigt, wie viel Energie pro kg Körpergewicht und Stunde bei verschiedenen Sportarten verbraucht wird. Bei wettkampforientierten Breitensportlern liegt der Trainingsumsatz je nach Alter zwischen 400 und 1200 kcal/d für Männer bzw. zwischen 200 und 800 kcal/d für Frauen. Auf Nationalkader-Ebene können doppelt so hohe Werte erreicht werden (Berg et al., 1992).

Richtwerte für die Energiezufuhr

Die alters- und geschlechtsabhängigen Richtwerte für die tägliche Energiezufuhr entsprechen dem geschätzten **Energiebedarf**, der im Wesentlichen die Summe aus Grund-, Arbeits-/Freizeit- und Trainingsenergieumsatz darstellt (■ Abb. 6).

Unter **Grundenergieumsatz** versteht man die zur Erhaltung aller lebensnotwendigen Körperfunktionen mindestens benötigte Energiemenge. Er kann unter definierten Bedingungen (12–24 Stunden nach der Nahrungsaufnahme, bei einer Umgebungstemperatur von 20 Grad Celsius und bei vollständiger körperlicher und emotioneller Inaktivität) kalorimetrisch bestimmt werden. Eine andere Möglichkeit der Ermittlung des Grundumsatzes ist die Berechnung mit Hilfe von Formeln, die vom Körpergewicht (und gegebenenfalls auch von der Körpergröße), dem

---

[5] Der RQ ist definiert als der Quotient von CO_2-Gehalt im venösen Blut abzüglich CO_2-Gehalt im arteriellen Blut zu O_2-Gehalt im arteriellen Blut abzüglich O_2-Gehalt im venösen Blut. Geht der Quotient gegen 1, wird überwiegend Glucose oxidiert. Geht er gegen 0,7, werden hauptsächlich Fettsäuren oxidiert.

2 Ernährungsbedürfnisse im Trainingsalltag

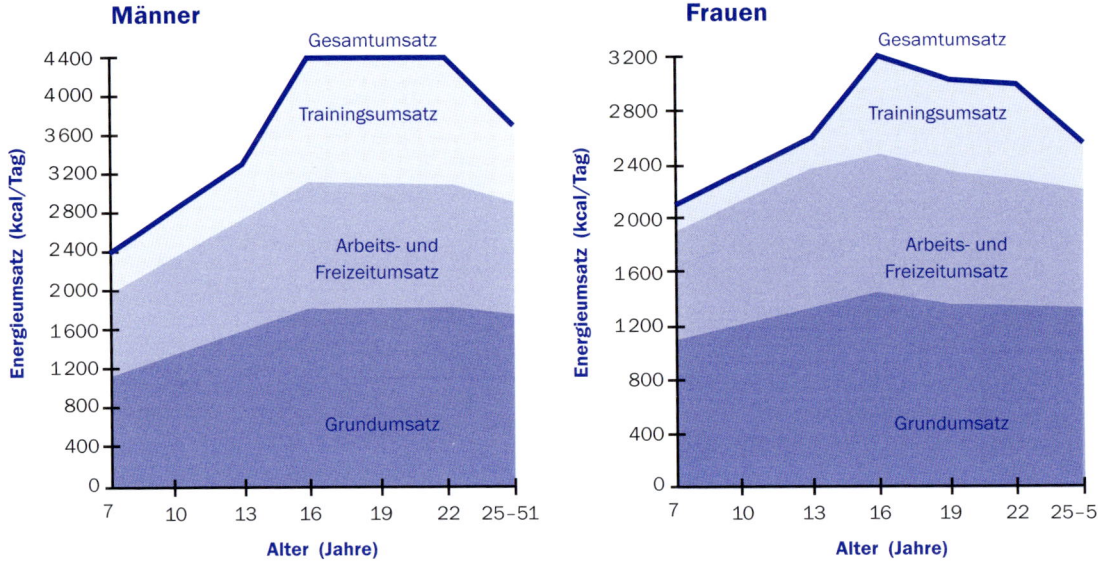

Abb. 6:
Geschätzter durchschnittlicher Gesamtenergiebedarf von leistungorientierten Sportlern, die einer beruflichen Tätigkeit nachgehen, bzw. von Leistungssportlern, die nicht arbeiten (bei ihnen ist der Arbeits-/Freizeitumsatz geringer, während der Trainingsumsatz höher ist)

Grundumsatz: berechnet auf Basis der Referenzgewichte mit Hilfe der Formeln der WHO (1985).
Arbeits- und Freizeitumsatz: Grundumsatz mulipliziert mit 0,75 für 7- bis 14-Jährige, 0,70 für 15- bis 24-Jährige und 0,60 für 25- bis 51-Jährige (DGE et al., 2000).
Trainingsumsatz: durch Differenzbildung aus Gesamtumsatz (s. u.) berechnet.
Gesamtumsatz: berechnet aus Grundumsatz; bei Männern durch Multiplikation mit PAL 2,1 für 7- bis 14- bzw. 25- bis 51-Jährige und PAL 2,4 für 15- bis 24-Jährige, bei Frauen durch Multiplikation mit PAL 1,9 für 7- bis 14- bzw. 25- bis 51-Jährige und PAL 2,2 für 15- bis 24-Jährige (National Research Council, 1989).

Alter und dem Geschlecht ausgehen. ■ Abb. 6 zeigt den Grundumsatz, der anhand solcher prädiktiven Formeln (WHO, 1985) auf der Basis des Referenzkörpergewichts (s. ■ Tab. 11) berechnet wurde. Als Näherung gilt, dass der Grundumsatz 1 kcal/kg/h beträgt.
Der Gesamtenergieumsatz kann mit doppelt stabil markiertem Wasser gemessen werden. Der Quotient aus Gesamtumsatz und Grundumsatz ergibt den sogenannten PAL-Wert. Das Akronym steht für „physical activity level" (körperliches Aktivitätsniveau). Der PAL-Wert, der den Energiebedarf also als ein Vielfaches des Grundumsatzes angibt, variiert in Abhängigkeit von der schulischen/beruflichen Tätigkeit und den außerschulischen/-beruflichen Aktivitäten. Für Erwachsene mit mittlerer körperlicher Aktivität (z. B. Studenten, Hausfrauen) gilt ein PAL-Wert von 1,7. Die entsprechenden Richtwerte für die Energiezufuhr sind in ■ Tab. 12 (S. 32) angegeben. Der eigentliche **Arbeits-/Freizeitenergieumsatz**, wie er in ■ Abb. 6 dargestellt ist, ergibt sich aus diesen Richtwerten durch Abzug des Grundumsatzes.
Bei wettkamporientierten Breitensportlern und Leistungssportlern muss der Arbeits-/

Richtwerte für die Energiezufuhr

Energieumsatz	Sportart
6–7 kcal/kg/h	Kanu, Badminton, Tennis
8–9 kcal/kg/h	Reiten, Krafttraining, Hockey, Fußball, Basketball, Aerobic
10–11 kcal/kg/h	Tanzen, Schwimmen, Judo
12–13 kcal/kg/h	Laufen (5 min/km), Radfahren (35 km/h), Boxen, Squash
14–17 kcal/kg/h	Skilanglauf, Laufen (< 4,15 min/km)

Tab. 10:
Trainingsenergieumsatz pro Stunde für verschiedene Sportarten (nach Katch et al., 2012)

Freizeitumsatz wegen des hohen Energieaufwands bei sportlicher Betätigung um den **Trainingsumsatz** (s.o.) erweitert werden. Hieraus ergibt sich dann der **Gesamtenergieumsatz** bzw. der (individuelle) Richtwert für die Energiezufuhr von sportlich Aktiven. Berechnet wird dieser Wert aus dem Grundumsatz durch Multiplikation mit PAL-Werten von bis zu 2,2 für Frauen und 2,4 für Männer (s. ■ Abb. 6).
Bei wettkampforientierten Breitensportlern, die einer 8-stündigen beruflichen Beschäftigung nachgehen, entspricht der Gesamtumsatz den in ■ Tab. 12 angegebenen Richtwerten für Personen mit mittlerer Aktivität zuzüglich dem Energieverbrauch durch die sportliche Betätigung in der Freizeit (s. ■ Tab. 10). Bei Leistungssportlern, die keiner beruflichen Tätigkeit nachgehen, fällt der Arbeits-/Freizeitumsatz vergleichsweise niedriger aus, der Trainingsumsatz dafür aber höher, sodass sich ähnliche durchschnittliche Gesamtumsätze bzw. Zufuhrrichtwerte für berufstätige wettkampforientierte Breitensportler und nicht-berufstätige Leistungssportler ergeben. Allerdings können die individuellen Unterschiede innerhalb der beiden Gruppen in Abhängigkeit von der praktizierten Sportart bzw. der körperlichen Beanspruchung im

Alter	Körpergewicht [kg]		Körpergröße [m]	
	Männer	Frauen	Männer	Frauen
7–9 Jahre	26,7	26,7	1,30	1,29
10–12 Jahre	37,5	39,2	1,47	1,48
13–14 Jahre	50,8	50,3	1,63	1,60
15–18 Jahre	67,0	58,0	1,74	1,66
19–24 Jahre	74,0	60,0	1,76	1,65
25–51 Jahre	74,0	59,0	1,76	1,64

Tab. 11:
Referenzmaße von Körpergewicht und Körpergröße (DGE et al., 2000)

2 Ernährungsbedürfnisse im Trainingsalltag

Alter	Männer [kcal/kg/d]	Frauen [kcal/kg/d]
7–9 Jahre	75	68
10–12 Jahre	64	55
13–14 Jahre	56	47
15–18 Jahre	46	43
19–24 Jahre	41	40
25–51 Jahre	39	39

Tab. 12: Richtwerte für die tägliche Energiezufuhr bei mittlerer körperlicher Aktivität, d.h. ohne Berücksichtigung des Trainingsenergieumsatzes (DGE et al., 2000)

Beruf erheblich sein. Wolkov et al. (2000, zit. in Shakhlina, 2008) ermittelten für Turner und Eiskunstläufer einen Energiebedarf von 2 000–2 900 kcal/d, für Läufer 3 200–4 200 kcal/d, für Schwimmer 3 500–5 200 kcal/d und für Gewichtheber 3 600–4 600 kcal/d. Der Energiebedarf der untersuchten Sportlerinnen belief sich auf 1 200–1 950 kcal/d im Turnen und Eiskunstlaufen, 2 000–2 500 kcal/d im Laufen und 2 050–3 500 kcal/d im Schwimmen.

Der Gesamtenergieumsatz erhöht sich beim **Aufenthalt in großer Höhe**. Dies demonstrierten Mawson et al. (2000) an 16 gesunden Frauen, die sich 12 Tage lang auf Meereshöhe bzw. 4 300 m ü. M. aufhielten. Der Anstieg betrug 6 % bzw. ca. 160 kcal/d. Da der Grundenergieumsatz nur vorübergehend erhöht war, bleibt vorerst ungeklärt, worauf der Anstieg des Gesamtenergieumsatzes beruht. Die Tatsache selbst ist jedoch in jedem Fall relevant für Sportler, die an Höhentrainings teilnehmen.

Energiebilanz

Die Energiebilanz ist **ausgeglichen**, wenn die Energiezufuhr mit der Nahrung den Energieverbrauch durch lebensnotwendige Körperfunktionen, Wärmeverluste, Ausscheidungen, Wachstum, mechanische Arbeit u.ä. deckt. Bei positiver Energiebilanz überwiegt die Energiezufuhr, bei negativer der -verbrauch. Eine negative Energiebilanz äußert sich in einer Körpergewichtsabnahme, eine positive in einer Gewichtszunahme, wobei hauptsächlich der Gehalt an Körperfett variiert. Daraus folgt: Bei Personen mit abgeschlossenem Längenwachstum ist eine Deckung des Energiebedarfs gleichbedeutend mit einem langfristig **konstant bleibenden Körpergewicht**. Als Normbereich gilt ein Body Mass Index (BMI) von 19–24 kg/m^2 für Frauen bzw. von 20–25 kg/m^2 für Männer (Körpergewicht in kg dividiert durch das Quadrat der Körperlänge in m). Ein über der Norm liegendes Körpergewicht ist nicht immer ein Hinweis auf Fettleibigkeit. Gerade im Sport kann ein BMI über 25 auch ein Hinweis auf eine große Muskelmasse sein.

Es gibt immer wieder Studien (z. B. Faude et al., 2005), in denen von relativ niedrigen Energiezufuhren bei Leistungssportlern berichtet wird. Da die Athleten jedoch Höchstleistungen erbringen und Gewichtskonstanz zeigen, ist davon auszugehen, dass die Ursache nicht in einer unzureichenden Nahrungsaufnahme, sondern in Underreporting zu suchen ist. Underreporting bedeutet, dass (unbewusst oder bewusst) weniger Lebensmittel oder geringere Mengen protokolliert werden, als tatsächlich verzehrt wurden.

Energieriegel

Energiemangel

Eine **negative Energiebilanz** führt langfristig zu Unterernährung (Mangelernährung), die u. a. durch Untergewicht gekennzeichnet ist. Hiervon spricht man nach Abschluss des Längenwachstums bei einem BMI von weniger als 19 kg/m^2 bei Frauen bzw. von weniger als 20 kg/m^2 bei Männern. Untergewicht muss zwar nicht, kann aber ein Hinweis auf eine Essstörung sein, besonders wenn der Metrik-Index zu metromorph tendiert (Fröhner & Wagner, 2002; s. Konstitution, S. 139). Wenn die Energiezufuhr mäßig aktiver Personen einen Schwellenwert von ca. 1200 kcal/d unterschreitet, kann der Bedarf an (essenziellen) Nährstoffen nicht mehr gedeckt werden. Daher muss bei Leistungssportlern unter Berücksichtigung des trainingsbedingten Mehrbedarfs an Energie eine tägliche Energiezufuhr von weniger als 2500 kcal für erwachsene Männer bzw. von weniger als 2000 kcal für erwachsene Frauen als **alarmierend für die Erhaltung von Gesundheit und Leistungsfähigkeit** angesehen werden (Berg et al., 1991). Bei unzureichender Energiezufuhr kommt es früher oder später zu Einbußen in der Trainingsadaptation, außerdem zu negativen Effekten in Bezug auf die Gehirntätigkeit, die Knochengesundheit sowie metabolische, reproduktive und immunologische Funktionen.

Energieaufnahme

Um den Energie- und Nährstoffbedarf zu decken, müssen die im Trainingsalltag verbrauchten Kohlenhydrate, Fette und Proteine mit der Nahrung wieder zugeführt werden. In aller Regel reichen **Lebensmittel des üblichen Verzehrs** zur Versorgung mit Energie aus. Bei Zeit-Mengen-Problemen, nach intensiven Belastungen oder auf Reisen (Osterkamp-Baerens, 2010) kann es jedoch hilfreich sein, auf Energiekonzentrate zurückzugreifen. Hierzu gehören neben den Energieriegeln (s. u.) auch **Formula-Lösungen** mit einem Gehalt von ca. 13 g Kohlenhydraten, 4 g Fett und 4 g Protein pro 100 ml sowie Zusätzen von Elektrolyten u. ä. Sie liefern pro Liter etwas mehr als 1000 kcal und können in verschiedenen Geschmacksrichtungen (z. B. Vanille, Schokolade) bezogen werden.

Eine wichtige Erkenntnis für die **Regeneration** ist, dass intensive (Ausdauer-)Belastungen nicht selten eine Unterdrückung des Appetits hervorrufen, wodurch die ad-libitum-Nahrungsaufnahme gehemmt wird, sodass die beim Sport verbrauchte Energie nicht vollständig wieder zugeführt wird (Martins et al., 2007; Russel et al., 2009; Stubbs et al., 2004). Insofern ist der Appetit nicht immer ein vertrauenswürdiger Indikator für den Energiebedarf (Loucks, 2004). Daher sollten Sportler in der Erholungsphase „nach Plan" essen, auch wenn ihnen nicht immer danach ist.

Energieriegel

Während und nach intensiven Ausdauerbelastungen (z. B. Radrennen) verzehrt, können Riegel als Lieferanten rasch verfügbarer Kohlenhydrate (>50 Energie%) dazu beitragen, die Leistungsfähigkeit aufrechtzuerhalten (s. S. 57 f.). Als **Zwischenmahlzeit** für Sportler mit Zeit-Mengen-Problem oder als **Mahlzeitenersatz** z. B. beim Bergsteigen, wo das zu transportierende Gewicht eine nicht unerhebliche Rolle spielt, eignen sich Riegel als Lieferanten konzentrierter Energie ebenfalls. Allerdings sollte das Nährstoffverhältnis ausgewogen, der Ballaststoffgehalt ausreichend hoch und die Menge der zugesetzten Mikronährstoffe bedarfsangepasst sein. Unter „normalen" Trainingsbedingungen leisten Honigbrötchen und Bananen aber ebenso gute Dienste wie Riegel. Die Banane hat überdies den Vorteil, biologisch abbaubar „verpackt" zu sein.

Die am Markt erhältlichen Energieriegel – die entweder aus natürlichen Lebensmitteln oder aus natürlichen Lebensmitteln mit Zusatz von isolierten Nährstoffen und Vitaminen oder aus isolierten Nährstoffen mit Zusatz von Vitaminen und Mineralstoffen bestehen – weisen eine große Vielfalt hinsichtlich Gewicht und Zusammensetzung auf (Stehle, 1999; Stiftung Warentest, 2000). Sie wiegen zwischen 25 und 125 g, wobei 30–35 g und 65–75 g üblich sind. Der Energiegehalt pro 100 g beträgt zwischen 310 und 500 kcal. Daraus errechnen sich je nach Gewicht 95–470 kcal pro Riegel. Die **Anteile der Hauptnährstoffe am Brennwert variieren in weiten Bereichen:** 40–85 Energie% Kohlenhydrate, 5–50 Energie% Fett und 5–30 Energie% Eiweiß. Die Gehalte an Mikronährstoffen liegen zwischen 10 und 300 % der empfohlenen Tageszufuhr. In einigen Produkten finden sich noch Zusätze von angeblich leistungsfördernden Stoffen (z. B. L-Carnitin). Diese Zahlen machen deutlich, dass es ratsam ist, die Zusammensetzung eines Energieriegels vor dem Verzehr zu prüfen, um sicherzugehen, dass er die in Kapitel 1 genannten Kriterien für eine ausgewogene Basiskost erfüllt.

> *Fazit*
> Der Energiebedarf kann in Abhängigkeit von Sportart, Trainingsintensität, -dauer und -frequenz sowohl inter- als auch intraindividuell sehr verschieden sein. Er gilt als gedeckt, wenn das Körpergewicht langfristig konstant bleibt (oder bei Hypertrophie-Training zunimmt). Besonders nach erschöpfenden Trainingseinheiten und Wettkämpfen ist auf eine adäquate Nahrungsaufnahme zu achten, weil das Hungergefühl unterdrückt ist. Ausgewogen zusammengesetzte Energieriegel sind in gewissen Fällen als Zwischenmahlzeit geeignet.

Grundbedarf an Wasser

Wasser – die Lebensgrundlage

Funktionen

Der Körper des Menschen besteht zum größten Teil aus Wasser. Bei jungen Frauen liegt der Körperwassergehalt bei 50%, bei jungen Männern bei 60%; Leistungssportler erreichen sogar 70% (■ Tab. 13). Wasser ist **Reaktionspartner** bei vielen Stoffwechselprozessen, Bestandteil vieler zellulärer und subzellulärer Verbindungen (z. B. ist 1 g Glycogen mit rund 3 ml Wasser assoziiert), Hauptkomponente der schützenden **Schleimstoffe, Lösungs- und Transportmittel** für alle wasserlöslichen Substanzen, **Wärmeleiter** zwischen den Geweben zur gleichmäßigen Temperaturverteilung und **Schutzfaktor gegen Überhitzung** (s. u.).

Wasserbilanz

Der tägliche Wasserumsatz eines Erwachsenen in Ruhe beträgt im Durchschnitt 6% des Körperwassergehalts; das sind bei der erwachsenen Frau knapp 2,0 l, beim erwachsenen Mann rund 2,5 l und beim Leistungssportler 3,0–3,5 l. Diese Wassermengen werden pro Tag mindestens ausgeschieden und müssen wieder zugeführt werden, damit der Wassergehalt des Körpers konstant bleibt, d. h. die Wasserbilanz **ausgeglichen** ist. Auf der „Ausgabenseite" dieser Bilanz steht die Wasserabgabe über die Nieren (Urin), die Haut (Schweiß), die Lunge (Atmung) und den Darm (Stuhl), auf der „Einnahmenseite" die Wasseraufnahme in Form von Getränken, von in fester Nahrung enthaltenem Wasser und Oxidationswasser[6]. Den größten Anteil an der Wasserabgabe haben die Nieren. Das Urinvolumen entspricht in etwa dem Trinkvolumen. Als Faustregel gilt, dass die Gesamtwasserzufuhr etwa **1 ml/kcal** betragen sollte (DGE et al., 2000).

---

[6] Beim oxidativen Abbau der Hauptnährstoffe entstehen als sogenanntes Oxidationswasser 55 ml Wasser aus 100 g Kohlenhydraten, 107 ml Wasser aus 100 g Fett und 41 ml Wasser aus 100 g Protein.

Alter	Alter [Jahre]	Gewicht [kg]	GKW [%]	GKW [l]	2% GKW [ml]	4% GKW [ml]
Sportler:						
Footballspieler	20	96,4	63,1	60,8	1220	2430
Schwimmer	21	78,9	69,6	54,9	1100	2200
Basketballspieler	21	83,3	62,8	52,3	1050	2090
Läufer	21	71,6	70,5	50,5	1010	2020
Turner	20	69,2	69,8	48,3	970	1930
Nichtsportler (normalgewichtig):						
Männer	16–30	71,8	58,9	42,3	850	1690
Frauen	16–30	60,9	50,9	31,0	620	1240

Tab. 13:
Gesamtkörperwasser (GKW) von Sportlern und Nichtsportlern im Alter zwischen 16 und 30 Jahren (Shils & Young, 1988)

2 Ernährungsbedürfnisse im Trainingsalltag

Alter	Männer und Frauen [ml/kg/d]
7–9 Jahre	60
10–12 Jahre	50
13–14 Jahre	40
15–18 Jahre	40
19–24 Jahre	35
25–51 Jahre	35

Tab. 14:
Richtwerte für die tägliche Wasserzufuhr durch Getränke und feste Nahrung (DGE et al., 2000)

Grundbedarf an Wasser
■ Tab. 14 zeigt die vom durchschnittlichen Grundbedarf an Wasser abgeleiteten **Richtwerte für die Wasserzufuhr** durch Getränke und feste Nahrung (DGE et al., 2000). Die Werte gelten für leichte körperliche Tätigkeit, mitteleuropäische Klimaverhältnisse und bedarfsgerechte Energiezufuhr. Bei hiervon abweichenden Bedingungen ist die Wasserzufuhr entsprechend zu erhöhen. Zu den Faktoren, die den Wasserbedarf steigern, gehören z. B. ein hoher Energieumsatz infolge körperlicher Betätigung, (feucht)heißes, aber auch kaltes Klima, Aufenthalt in großer Höhe, reichlicher Speisesalzverzehr, hohe Proteinzufuhr und pathologische Zustände wie Fieber, Durchfall, Erbrechen usw.

Zusatzbedarf an Wasser
Körperliche Betätigung erhöht den Wasserbedarf größtenteils durch **Steigerung der Schweißproduktion**. Nur ein Viertel der beim Sport aus Nährstoffen freigesetzten Energie kann für Muskelkontraktionen genutzt werden (mechanische Effizienz). Rund 75 % der mobilisierten chemischen Energie sind Wärme (thermische Effizienz). Diese muss vom Körper an die Umgebung abgegeben werden, damit die Körperkerntemperatur nicht auf Werte ansteigt, die oberhalb des Bereichs liegen, in welchem die Enzyme optimal arbeiten. Denn hierdurch würde die Leistung beeinträchtigt und möglicherweise sogar die Gesundheit gefährdet.
Die sogenannte Thermoregulation erfolgt über die Sekretion von Schweiß, durch des-

Annahme	65 kg schwere Person läuft 12 km
Energiebereitstellung	1 kcal/kg/km × 65 kg × 12 km = 780 kcal (unabhängig von der Laufgeschwindigkeit)
Mechanische Effizienz (= 25 %)	200 kcal werden durch Muskelarbeit verbraucht, **580 kcal** werden größtenteils als Wärme frei
Spezifische Wärme des Körpers	0,83 kcal erwärmen 1 kg des Körpers um 1 °C bzw. 54 kcal erhöhen die Körpertemperatur (65 kg) um 1 °C
Theoret. Temperaturerhöhung	**580 kcal** ÷ 54 kcal/°C = 10,7 °C (≈ 0,9 °C/km)
„Verdunstungskälte"	Evaporation von 1 l Körperwasser erfordert 580 kcal
Wasserverlust durch Schwitzen	**580 kcal** ÷ 580 kcal/l = 1,0 l verdunsteter Schweiß ≈ 1,4 l Gesamtschweißverlust (inkl. abgetropfter Menge)

Tab. 15:
Berechnung der Schweißproduktion (nach Williams, 1985)

sen Evaporation dem Körper Wärme entzogen wird – zu spüren als **Verdunstungskälte**. Die Schweißmenge, die pro Stunde verdunstet, kann bei über 1,0 l liegen. Dies entspricht einem Gesamtschweißverlust von 1,5 l/h und mehr, wenn man berücksichtigt, dass ein Teil der abgesonderten Schweißmenge nicht verdunstet, sondern abtropft. ■ Tab. 15 zeigt beispielhaft die Berechnung der Schweißverluste einer 65 kg schweren Person bei einem 12-km-Lauf.

Die Geschwindigkeit der Schweißsekretion nimmt von Belastungsbeginn an in Form einer Sättigungsfunktion zu. Nach etwa einer halben Stunde hat die pro Zeiteinheit von den Schweißdrüsen abgegebene Flüssigkeitsmenge ein Plateau erreicht, wobei die Sekretionsrate um so höher ist, je höher die Belastungsintensität gewählt wurde und je trainierter die Person ist. Bei abnehmendem Gesamtkörperwassergehalt kann die pro Zeiteinheit abgesonderte Schweißmenge allerdings wieder rückläufig werden.

Wie viel Schweiß ein Sportler insgesamt verliert, hängt nicht nur von der **Intensität und Dauer der Belastung** sowie vom **Trainiertheitsgrad** (Trainierte haben mehr aktive Schweißdrüsen als Untrainierte) ab, sondern auch von der **Veranlagung** (Geschlechtsspezifität: Männer haben mehr Schweißdrüsen als Frauen) und den klimatischen Verhältnissen. Besonders **Hitze**einwirkung (z. B. Sonneneinstrahlung, Sauna) erhöht die Schweißproduktion, aber auch eine hohe **Luftfeuchtigkeit**, weil in diesem Fall weniger Schweiß verdunstet bzw. mehr abtropft. Intensive sportliche Belastungen bei hohen Temperaturen gehen mit Wasserverlusten von 4–10 l/d und mit Natriumverlusten von 3,5–7 g/d einher (Shirreffs & Sawka, 2011).

Zusätzlich kann der Wasserbedarf durch **Flüssigkeitsverluste über Ausatmung und Urin** gesteigert sein, eine Erkenntnis, die für den Wintersport besonders relevant ist (Osterkamp-Baerens, 2010). Ein **Aufenthalt in großer Höhe** führt bedingt durch den niedrigen Sauerstoffpartialdruck der Luft zu einer Steigerung der Atemfrequenz, was mit einer verstärkten pulmonalen Perspiration einhergeht (bei tiefen Temperaturen ist zudem die Luftfeuchtigkeit sehr gering). Und **Kälte** bewirkt infolge peripherer Vasokonstriktion eine Zentralisierung des Kreislaufs, wodurch die Nierentätigkeit angeregt und die Diurese gefördert wird.

Stoffe, die in Form osmotisch aktiver Teilchen im Urin ausgeschieden werden (**Kochsalz**, Harnstoff als Endprodukt des **Protein**abbaus u. a.) benötigen bei einer vermehrten Zufuhr oder Bildung im Körper für die Ausscheidung über die Nieren eine erhöhte Wasserzufuhr. Außerdem sollte umso mehr getrunken werden, je weniger gegessen wird. Denn bei geringer Nahrungsaufnahme fehlen weitgehend das in Lebensmitteln enthaltene Wasser und das Oxidationswasser. Harnpflichtige Substanzen fallen aber weiterhin an.

Wassermangel

Fehlende Wasserzufuhr führt zu einem Unvermögen des Körpers, harnpflichtige Substanzen auszuscheiden. Schon nach 2–4 Tagen kann die Austrocknung so weit fortgeschritten sein, dass das Blut so eindickt, dass der Kreislauf versagt.

Von einer die sportliche Leistung beeinträchtigenden Entwässerung (**Dehydratation**) spricht man bei einer Abnahme des Körpergewichts um 3 % und mehr (Burke & Deakin, 2006; McArdle et al., 2009). Das heißt, bei Schweißverlusten von mehr als 2,0 l ist verstärkt mit dem Auftreten von **Schwäche, Muskelkrämpfen, gastrointestinalen Beschwerden** (Übelkeit, Magen-Darm-Krämpfe, Durchfall) und **Störungen der Gehirnfunktion** (Konzentrations- und Koordinationsstörungen, Kopfschmerzen, Schwindelgefühl bis hin zu Bewusstlosigkeit) zu rechnen. Daher ist bei **Belastungen, die länger als eine Stunde dau-**

ern, nicht erst nach, sondern bereits während der Aktivität auf adäquaten Flüssigkeitsersatz zu achten (s. u.). Prinzipiell kommen gut trainierte Sportler mit Flüssigkeitsdefiziten besser zurecht als weniger gut trainierte.

Wasseraufnahme

Je höher die Fließrate des Schweißes ist, um so wichtiger ist es, dass die während der Belastung getrunkene Flüssigkeit schnell in den Körper aufgenommen wird, um die Schweißverluste nach Möglichkeit zu ersetzen. Die **Absorption** von Wasser erfolgt zu einem großen Teil im oberen (Duodenum), mittleren (Jejunum) und unteren (Ileum) Dünndarm, gekoppelt an die Absorption von Glucose und Natrium. Die pro Zeiteinheit in den Körper gelangende Flüssigkeitsmenge hängt direkt vom Verhältnis der Absorptions- zur Sekretionsrate im Dünndarm ab, d. h., die Netto-Wasserabsorption entspricht der absorbierten abzüglich der sezernierten Menge. Indirekt hängt die Geschwindigkeit der Wasseraufnahme auch von der Magenentleerungsrate ab, denn es kann nicht mehr Flüssigkeit absorbiert werden, als der Magenpförtner (Pylorus) dem Dünndarm verfügbar macht.

Wie schnell eine Flüssigkeit vom Magen an den Dünndarm abgegeben wird, hängt in erster Linie von der Konzentration der enthaltenen Teilchen (Energiedichte) und in zweiter Linie von der sich daraus – in Abhängigkeit vom Molekulargewicht der Teilchen – ergebenden Osmolalität[7] des Getränks ab. Eine andere wichtige Einflussgröße in Bezug auf die **Magenentleerungsrate** ist das Flüssigkeitsvolumen im „Auffangtank". Darüber hinaus spielt auch die Temperatur des Getränks eine Rolle.

Die Magenentleerungsrate wird stark von den im Getränk enthaltenen **Kohlenhydraten** und anderen Nährstoffen beeinflusst. Glucose in einer Konzentration von mehr als 5 % (50 g/l) verzögert die Flüssigkeitsabgabe in den Dünndarm. Sofern Saccharose und Maltodextrine (kurzkettige Mehrfachzucker) anstelle von Glucose eingesetzt werden, ist die Magenentleerungsrate bis zu einer Konzentration von 8 % nicht wesentlich vermindert. Bei Konzentrationen über 10 % nimmt die Geschwindigkeit der Magenentleerung jedoch progressiv ab (■ Abb. 7). Die Menge an Kohlenhydraten, die pro Zeiteinheit vom Magen in den Dünndarm gelangt, steigt in Abhängigkeit von der Kohlenhydratkonzentration im Getränk (■ Abb. 8). **Fette** (mittelkettige Triglyceride) und **Proteine** (Aminosäuren) verlangsamen die Magenentleerung (Saris et al., 1992a). **Elektrolyte** haben nur einen geringen Effekt (Rehrer et al., 1993). **Organische Säuren** sollen die Magenentleerung verzögern (Brouns & Kovacs, 1996).

Je stärker der Magen gefüllt ist, um so schneller erfolgt die Entleerung in den Dünndarm. Daher wirkt sich eine Flüssigkeitszufuhr gleich zu Beginn der Belastung positiv auf die Magenentleerungsrate aus. Dasselbe gilt für die periodische Zufuhr größerer Trinkmengen (ca. 150 ml) während Belastung. Diese sind der schluckwei-

---

7 Die *Osmolalität* beziffert die molekulare Menge gelöster, osmotisch wirksamer (dissoziierter) Teilchen in einem Kilogramm Lösungsmittel (Einheit: mol/kg = osm/kg = osmol). Bei 38 Grad Celsius erzeugt 1 osmol einen osmotischen Druck von 2587 kPa.
Die *Osmolarität* („Stoffmengen-Konzentration") gibt die molekulare Menge in einem Liter Lösungsmittel an (Einheit: mol/l = osm/l).
Wenn das Lösungsmittel Wasser ist, kann man direkt von der Osmolalität in die Konzentration umrechnen und umgekehrt, denn bei Wasser ist die Masse von 1 kg identisch mit dem Volumen von 1 l und damit die Osmolalität identisch mit der Osmolarität.

Die („Masse"-)*Konzentration* ist definiert als die Masse eines Stoffes in einem Volumen von 1 Liter (Einheit: g/l). Eine isotone Glucoselösung hat eine Osmolalität von 300 mosmol bzw. eine Osmolarität von 0,3 osm/l. Multipliziert man diesen Wert mit dem Molekulargewicht von Glucose, das 180 g/mol beträgt, erhält man die Glucose-Konzentration. Sie beträgt 54 g/l (5,4 g/100 ml). Somit entspricht eine isotone einer 5,4-prozentigen Glucoselösung. Soll eine isotone Lösung neben Glucose andere osmotisch aktive Teilchen wie z. B. Natrium enthalten, muss der Glucoseanteil entsprechend verringert werden (s. ■ Tab. 17, S. 43).

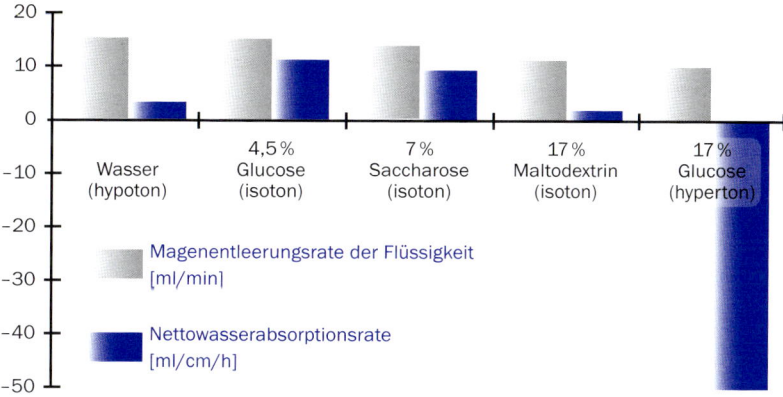

Abb. 7:
Geschwindigkeit der Flüssigkeitsentleerung aus dem Magen und der Netto-Wasserabsorption im Jejunum (= an den Zwölffingerdarm anschließender Teil des Dünndarms) (nach Saris et al., 1992a)
Negative Zahl: Nettosekretionsrate

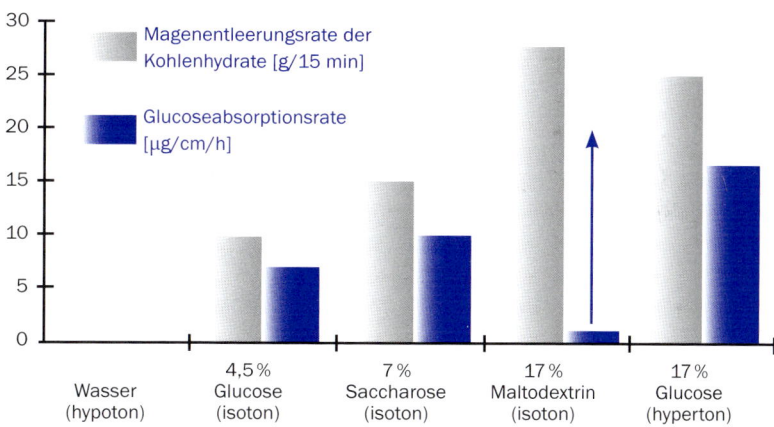

Abb. 8:
Geschwindigkeit der Kohlenhydrat-Entleerung aus dem Magen und der Glucose-Absorption im Jejunum (nach Rehrer et al., 1992)
Pfeilspitze: Glucoseabsorptionsrate im tieferen Dünndarm (Ileum)

sen Aufnahme von Getränken in kurzen Intervallen vorzuziehen (Rehrer et al., 1990).

Die als optimal erachtete **Temperatur** liegt bei 5–10 Grad Celsius (Costill & Saltin, 1974), die von vielen Sportlern bevorzugte bei 15–20 Grad Celsius (American College of Sports Medicine, 2007a). Bei kalter Witterung ist gegen eine noch höhere Gradzahl nichts einzuwenden. Dagegen sollte die Verträglichkeit eisgekühlter Getränke getestet werden, weil sie eine

Magensturzentleerung auslösen könnten, die sich in Durchfall äußert. Bei hohen Außentemperaturen vermögen eisgekühlte Getränke die Leistung zu fördern (Lee et al., 2008; Siegel et al., 2010; Shirreffs & Sawka, 2011).

Wie viel Wasser pro Zeiteinheit aus dem Dünndarm absorbiert und in den Dünndarm sezerniert wird, hängt mehr von der Osmolalität des Getränks als von der Konzentration der enthaltenen Teilchen ab. Die höchsten **Netto-Wasserabsorptionsraten** ermöglichen hypotone und isotone Lösungen, die zwischen 3 und 7 % Glucose und Saccharose und mindestens 400 mg Natrium pro Liter enthalten, wobei die höher konzentrierten Lösungen den Vorteil haben, eine größere Menge schnell verfügbarer Energie zu liefern (vgl. ■ Abb. 8). Isotone Getränke haben eine Osmolalität, die der des Blutes von 285–300 mosmol nahekommt. Hypotone Getränke haben, wie der Schweiß, eine Osmolalität von weniger als 300 mosmol, hypertone Getränke eine von mehr als 300 mosmol. Vergleicht man die Netto-Wasserabsorptionsraten im Jejunum nach Zufuhr verschiedener hypo- und isotoner Lösungen, die pro Liter 460 mg Natrium in Form von Kochsalz (NaCl) enthalten (vgl. ■ Abb. 7), schneidet die 4,5-prozentige **Glucose**lösung (300 mosmol) am besten ab, gefolgt von der 7-prozentigen **Saccharose**lösung (300 mosmol), dem Wasser (50 mosmol) und der 17-prozentigen Maltodextrinlösung (310 mosmol). Bei einer 17-prozentigen Glucoselösung (1220 mosmol = 1,2 osmol) dagegen ist die Sekretionsrate höher als die Absorptionsrate, was in einer Netto-Wassersekretion resultiert. Aus diesen Studienergebnissen kann man schließen, dass zuckerfreie hypotone Getränke trotz höchster Magenentleerungsrate langsamer absorbiert werden als zuckerhaltige hypo- und isotone Getränke, während hypertone Getränke nicht nur langsamer aus dem Magen entleert werden, sondern außerdem zu einer Flüssigkeitssekretion und damit zu einer (vorübergehenden) Verstärkung der Dehydratation führen. Erst in tieferen Darmabschnitten werden zugeführte und sezernierte Flüssigkeit vollständig absorbiert. Leitungswasser und **natrium**armes Mineralwasser rufen eine Netto-Sekretion von Elektrolyten in das Dünndarminnere hervor (Saris et al., 1992a). **Organische Säuren** scheinen die Wasserabsorption im Dünndarm zu beeinträchtigen (Brouns & Kovacs, 1996).

Unter optimalen Bedingungen (s. u.) kann die Wasserabsorptionsrate im Dünndarm **höchstens 0,9 l/h** betragen, denn die Magenentleerung erfolgt kaum schneller (Rehrer et al., 1990). Da die Schweißsekretionsrate durchaus höher liegen kann als dieser Wert, ist ein vollständiger Ersatz der Schweißverluste während Belastung nicht immer möglich. Als Konsequenz kommt es zu den in ■ Tab. 16 aufgeführten physiologischen Anpassungen, wovon die Erhöhung der Körperkerntemperatur (auf bis zu 40 Grad Celsius nach einem Marathon) die bekannteste ist. Auch Leistungsbeeinträchtigungen (Ermüdungserscheinungen) lassen sich nicht immer vermeiden. Mit zunehmendem Trainiertheitsgrad fallen diese allerdings weniger stark aus.

Trinkempfehlungen
Um mit ausgeglichener Wasserbilanz (**Euhydratation**) in eine intensive Belastung zu starten, kann ein Flüssigkeitsauffüllungs-Programm erforderlich sein, z. B. wenn die Erholungszeit zwischen zwei Einheiten weniger als 8 Stunden beträgt und der schweißbedingte Körpergewichtsverlust noch nicht kompensiert ist.

Zur **Prähydratation** sollen 4 Stunden vor Belastungsbeginn 5–7 ml natriumhaltige Flüssigkeit/kg Körpergewicht langsam getrunken werden. Sollte der Sportler keinen oder stark konzentrierten Urin produzieren, ist eine weitere Flüssigkeitsaufnahme von 3–5 ml/kg ungefähr 2 Stunden vor dem Start erforderlich

(American College of Sports Nutrition, 2007a). Die früher häufig angewandte Hyperhydratation, d. h. die Zufuhr von ca. einem halben Liter Flüssigkeit rund 30 Minuten vor dem Start zu dem Zweck, eine positive Flüssigkeitsbilanz zu erreichen, sollte nicht mehr praktiziert werden, weil sie nicht nur keinen Vorteil gegenüber der Euhydratation hat (Latzka et al., 1997; 1998), sondern auch die Diurese fördert und das Risiko einer Verdünnungs-Hyponaträmie erhöht (Hew-Buttler et al., 2007; Montain et al., 2006).

Zur **Rehydratation**, also zum Flüssigkeitsersatz, wird eine ad-libitum-Flüssigkeitsaufnahme von 400–800 ml/h während intensiver Belastungen als optimal erachtet (American College of Sports Medicine, 2007a). Diese Mengen sind aus der höchstmöglichen Magenentleerungsrate von 0,9 l/h abgeleitet. In der Praxis sind Trinkmengen um 800 ml/h nur bei Sportarten zu realisieren, bei denen der Magen-Darm-Trakt verhältnismäßig ruhig gehalten wird, also z. B. beim Fahrradfahren. In anderen Sportarten, wo der Magen-Darm-Trakt größeren Erschütterungen ausgesetzt ist, z. B. beim Laufen, hat es sich bewährt, wenige Minuten vor Belastungsbeginn und alle 15–20 Minuten während der Aktivität 100–150 ml zuzuführen. In jedem Fall ist es wichtig, das Trinken während sportlicher Betätigung zu üben und einen den individuellen Bedürfnissen angepassten Trinkmodus zu entwickeln.

Noakes (2010) empfiehlt, sich vom **Durst** und nicht von einem „Maximal-drei-Prozent-Dehydratation"-Gedanken leiten zu lassen. Denn seine Arbeitsgruppe (Sharwood et al., 2004) hatte in einer Feldstudie an 872 Teilnehmern zweier 224 km South Africa Ironman Triathlons, bei denen alle Elite-Athleten aufgefordert worden waren, durstgeleitet und keinesfalls mehr als 800 ml/h zu trinken, nachgewiesen, dass diejenigen, die mehr als 10 % ihres Ursprungsgewichts verloren hatten, zu den Erfolgreichsten im Ziel gehörten. In einer Meta-Analyse von 19 Studien arbeitete Noakes (2010) heraus, dass eine Missachtung des Durstgefühls als Signal zur Flüssigkeitsaufnahme mit einer Leistungsminderung von durchschnittlich 2 % einhergeht, wogegen es keinen signifikanten Vorteil hat, über den Durst hinaus zu trinken. Im Gegenteil: Dadurch erhöht sich das Hyponaträmie-Risiko.

Die sogenannte Verdünnungs-**Hyponaträmie** („Wasser-Intoxikation"), die am häufigsten bei untergewichtigen Frauen beobachtet wird, die für einen Marathon länger als 4 Stunden

Parameter
Durchblutung
Blutplasma-Volumen ↓
Blutplasma-Osmolalität ↑
Blutplasma-Viskosität ↑
zentrales Blutvolumen ↓
zentral-venöser Blutdruck ↓
Herzfüllung und Schlagvolumen ↓
Herzminutenvolumen ↓
Herzfrequenz ↑
Magendarmtrakt-Durchblutung ↓
Haut-Durchblutung ↓
Hormonhaushalt
Angiotensin ↑
Vasopressin ↑
Catecholamine ↑
Wasserhaushalt
Magenentleerungsrate ↓
Magen-Darmtrakt-Beschwerden ↑
Thermoregulation
Schweißproduktionsrate ↓
Körper(kern)temperatur ↑
Leistungsvermögen ↓

Tab. 16:
Physiologische Parameter bei fortschreitendem Wasserverlust resultierend in einer Dehydratation (DGE, 1993)

2 Ernährungsbedürfnisse im Trainingsalltag

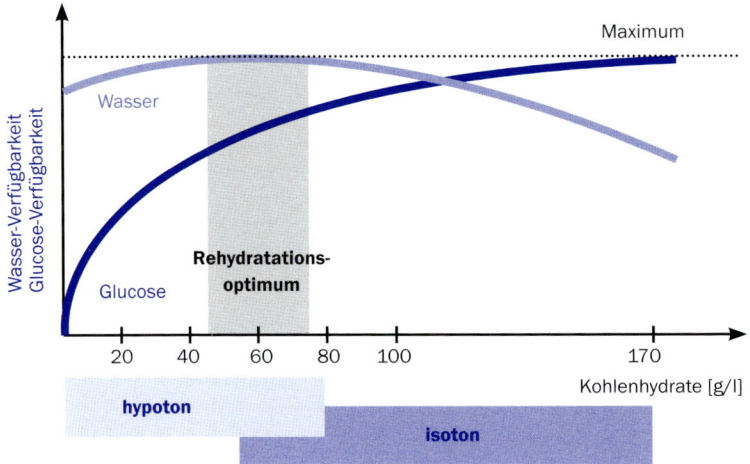

Abb. 9:
Geschwindigkeit der Aufnahme von Wasser und Glucose aus dem gesamten Dünndarm ins Blut bei Verwendung gleicher Mengen unterschiedlich konzentrierter hypo- bis isotoner Kohlenhydrat-Lösungen (nach Brouns, 1991)

benötigen (Almond, 2005), ist durch eine Abnahme der Natriumkonzentration im Blut auf weniger als 120 mmol/l gekennzeichnet (Murray & Eichner, 2004) und kann ein Lungen- und Hirnödem mit Krampfanfall und somit den Tod zur Folge haben (Noakes, 2003). Das heißt, übermäßiges Trinken – bis zu 15 l in 6 h sind beschrieben worden – ist nicht nur unnötig, sondern gefährdet potenziell die Gesundheit (Hew-Buttler et al., 2008; Montain et al., 2006; Noakes et al., 1985). Daher rät das Internationale Olympische Komitee (IOC, 2004), unbedingt darauf zu achten, dass die Trinkmenge keinesfalls so groß ist, dass sich das Körpergewicht während der Belastung erhöht. Gemäß Noakes (1988) nehmen Sportler, die sich an ihrem Durstgefühl orientieren, im Wettkampf (3–6 h) rund 300–600 ml Flüssigkeit/h zu sich.

In der **Regenerationsphase** ist die Vorgehensweise vom Grad der Entwässerung und der Dauer bis zur nächsten Belastung abhängig. Beträgt das Flüssigkeitsdefizit weniger als 5 % des Körpergewichts und ist die nächste Belastung nicht innerhalb von 24 Stunden geplant, können Flüssigkeits- wie auch Elektrolytverluste nach Belieben ersetzt werden.
Bei starker Dehydratation – womit z. B. nach intensiven (Ausdauer-)Belastungen von mehr als 120 Minuten Dauer oder im Teamsport zu rechnen ist (vgl. ■ Tab. 40, S. 109) – und bei einer weiteren geplanten Belastung innerhalb von 8 Stunden ist es ratsam, unmittelbar zu Beginn der Erholungsphase mit dem Flüssigkeits- und Natrium-(Elektrolyt-)Ersatz zu beginnen und solche Mengen an iso-/hypotonen Getränken zu sich zu nehmen, dass die durch die Schweißverluste verursachte Körperge-

Geeignete und ungeeignete Getränke

Kochsalz	Saccharose	Glucose
1,2 g (= 460 mg Natrium)	86 g 28 g 0 g	0 g 30 g 45 g
1,9 g (= 750 mg Natrium)	77 g 26 g 0 g	0 g 27 g 41 g
2,6 g (= 1030 mg Natrium)	68 g 23 g 0 g	0 g 24 g 36 g

Tab. 17: Beispiele für isoton zusammengesetzte Lösungen; Angaben pro Liter (Schek, 2000a)

wichtsabnahme mindestens kompensiert wird (Shirreffs et al., 2004; Shirreffs & Sawka, 2011). Das American College of Sports Medicine (2007a) empfiehlt eine Flüssigkeitszufuhr von 1,5 l pro 1 kg Gewichtsverlust. Um die Diurese nicht zu fördern, sollten nicht zu große Mengen auf einmal getrunken werden; mehrere kleinere Portionen sind günstiger (Kowacs et al., 2002).

Geeignete und ungeeignete Getränke

Bei der **Prähydratation** ist die gleichzeitige Zufuhr von Natrium mit der Flüssigkeit von großer Bedeutung, denn Wasser allein würde zu einer „Verdünnung" das Blutes und damit zu einer Abnahme der Natriumkonzentration führen. Hierdurch würden hormonelle Änderungen ausgelöst, die zu einer beschleunigten Ausscheidung von Wasser über die Nieren (Diurese) führen. Natriumreiches Mineralwasser und mit Speisesalz angereichertes Leitungswasser unterdrücken diese Erhöhung der Urinproduktion.

Ein **optimales Rehydratationsgetränk** muss dem Körper während und ggf. nach der Belastung so schnell wie möglich Wasser verfügbar machen. Daher muss es rasch aus dem Magen entleert und im Dünndarm absorbiert werden. Außerdem sollte es Kohlenhydrate liefern, um die Ermüdung hinauszuzögern, und Natrium enthalten, um die Verluste im Schweiß (teilweise) ausgleichen. Auf Kohlensäure sollte wegen des Ausgasens von Kohlendioxid besser verzichtet werden.

Daraus ergibt sich, dass ein Getränk zur schnellen Rehydratation hypo- bis isoton sein und einen Kohlenhydratgehalt von 2–8 % (■ Abb. 9) sowie einen Natriumgehalt von 400–1 100 mg/l haben sollte. Bei den Kohlenhydraten ist zu berücksichtigen, dass größere Mengen Saccharose als Glucose oder Fructose enthalten sein dürfen (■ Tab. 17). Für das Natrium gilt, dass 400–800 mg/l als „gut trinkbar" empfunden werden, während die genannte Obergrenze der Empfehlung von 1100 mg/l als „nicht trinkbar" (zu salzig) abgelehnt wird. Ein Zusatz an weiteren Elektrolyten ist nicht unbedingt erforderlich, denn die Zufuhr mit der Nahrung nach dem Sport reicht üblicherweise zur Kompensation belastungsbedingter Verluste aus (s. S. 79). Eine Elektrolytbeigabe wird jedoch als akzeptabel erachtet, solange die Menge nicht die Verluste im Schweiß, multipliziert mit dem Reziprokwert der Absorptionsquote, übersteigt (■ Tab. 18). Die genannten Anforderungen erfüllen eini-

2 Ernährungsbedürfnisse im Trainingsalltag

	Glucose [g/l]	Natrium [mg/l]	Chlorid [mg/l]	Kalium [mg/l]	Calcium [mg/l]	Magnesium [mg/l]	Vit. C [mg/l]	Osmolalität [mmol/kg]
Blutplasma	0,84	3080–3290	3470–3790	140–180	85–109	16–24	5–9	285–300
Schweiß	0,07	413–1091	533–1495	121–225	13–67	4–34	1	150
Getränk	36–45*	400–1100	(400–1500)	(120–225)	(45–225)	(10–100)	–	≤ 300

Tab. 18:
Nährstoffgehalte in Blut, Schweiß und optimalem Rehydratationsgetränk (Brouns et al., 1992)

* Entspricht 68–86 g Saccharose oder verschiedenen Mischungen aus Glucose und Saccharose (Tab. 17)

ge sogenannte **Glucose-Elektrolyt-Lösungen** (z. B. Xenofit®, Isostar®, Squeezy®, Multipower®, Powerbar®, Powerade®).

Fruchtsaftschorlen ähneln in ihrer Zusammensetzung und Osmolalität den Glucose-Elektrolyt-Lösungen, wenn Fruchtsaft im Verhältnis 1:1 mit natriumreichem, kohlensäurearmem Mineralwasser gemischt wird (■ Tab. 19). Sie eignen sich gut als Rehydratationsgetränke, zumal sie auch geschmacklich – begünstigt durch den Gehalt an Fruchtsäuren – eine hohe Akzeptanz haben. Da sich die Fruchtsäuren jedoch negativ auf die Netto-Wasserabsorption auswirken sollen, sind während Ausdauerbelastungen von Wettkampfcharakter Glucose-Elektrolyt-Lösungen vorzuziehen.

Glucosepolymer-Lösungen enthalten vor allem Maltodextrine und lösliche Stärke. Bis zu einer Konzentration von 17 % Kohlenhydraten sind sie isoton. Die Wasserabsorption erfolgt etwa gleich schnell wie bei Mineralwasser, aber langsamer als bei Glucose-Elektrolyt-Lösungen. Dafür liefern Glucosepolymer-Lösungen mehr Energie, wenn auch etwas verzögert, weil die Polymere im Dünndarm erst in Glucose gespalten werden müssen, um absorbiert werden zu können. Glucosepolymer-Lösungen sind besonders bei lang andauernden Belastungen in kalter Umgebung geeignet,

	Zucker [g/l]	Natrium [mg/l]	Chlorid [mg/l]	Kalium [mg/l]	Calcium [mg/l]	Magnesium [mg/l]
Empfehlung	60–80	400–1100	400–1500	120–225	45–225	10–100
1:1 / H:A	59	438	124	571	103	102
1:1 / H:J	62	453	122	526	133	82
1:1 / K:A	59	705	379	554	48	22
1:1 / K:J	62	720	377	509	78	2
2:1 / K:A	37	933	503	395	27	15
2:1 / K:J	42	943	502	345	54	2

Tab. 19:
Vergleich der Nährstoffgehalte von isotonem Rehydratationsgetränk und Fruchtsaftschorlen*

* H = natriumreiches Mineralwasser (z. B. Heppinger); K = sehr natriumreiches Mineralwasser (z. B. Kaiser Friedrich Quelle); A = Apfelsaft; J = schwarzer Johannisbeernektar

wenn die endogene Glucosebereitstellung knapp wird, bevor der Flüssigkeitsverlust ein leistungsminderndes Ausmaß annimmt (Saris et al., 1992b).

Leitungs- und Mineralwasser sind hypoton. Sie werden langsamer absorbiert als iso- und hypotone Getränke mit Kohlenhydrat- und Natriumzusatz. Bei intensiven Ausdauerbelastungen eignet sich Wasser daher nur bedingt als Rehydratationsgetränk, zumal es auch keine Energie liefert. Außerdem kann es eine Elektrolytsekretion in den Dünndarm bewirken. Diese kann vermieden werden, wenn natriumreichem Mineralwasser der Vorzug gegeben wird. Dieses sollte wenig Kohlensäure enthalten. Bei hohen Schweißverlusten muss das mitausgeschiedene Natrium zwingend ersetzt werden, um einer Verdünnungs-Hyponaträmie vorzubeugen (s. S. 41 f.).

Energy Drinks, Colagetränke, Limonaden, Fruchtsäfte und Malztrunk sind hyperton (650–1 000 mosmol). Sie bewirken eine Netto-Wassersekretion in das Dünndarminnere, wodurch die Dehydratation und das Durstempfinden zunächst noch verstärkt werden. Der hohe Zuckergehalt (bis 15 %) wirkt sich außerdem negativ auf die Magenentleerungsrate aus. Daher sind diese Getränke zur schnellen Rehydratation nicht geeignet. Sie können allenfalls im Anschluss an sportliche Belastungen getrunken werden, bei denen die Zufuhr von Kohlenhydraten im Vordergrund steht (z. B. bei kalter Witterung). In diesem Fall sind allerdings Fruchtsäfte und Malztrunk zu bevorzugen, weil sie im Gegensatz zu den anderen Getränken neben Zucker auch Vitamine und Mineralstoffe liefern. Beim Malztrunk ist zu berücksichtigen, dass er 0,2 Vol.% Ethanol enthält (Malzbier 2 Vol.%). Colagetränke und Energy Drinks enthalten nicht unerhebliche Mengen Coffein. Da dieses diuretisch wirkt, sind solche Getränke bei noch nicht erfolgtem Ausgleich der Flüssigkeitsverluste nicht empfehlenswert.

Weil **fettarme Milch** (1,5 %) ebenfalls hyperton ist, wurde sie lange Zeit nicht zum Flüssigkeitsersatz empfohlen. Pro Liter liefert sie 48 g Lactose und 470 mg Natrium, außerdem neben 34 g Protein und 16 g Fett noch 1 010 mg Chlorid, 1 550 mg Kalium, 1 180 mg Calcium, 120 mg Magnesium sowie 910 mg Phosphor. Shirreffs et al. (2007) wiesen jedoch nach, dass das Trinken von fettarmer Milch **nach einer Belastung**, die zu einer Abnahme der Körpermasse um 1,8 % geführt hatte, über den gesamten Untersuchungszeitraum von 5 Stunden mit einer positiven Flüssigkeitsbilanz einherging, wogegen diese nach dem Trinken einer identischen Menge von einem Glucose-Elektrolytgetränk bzw. Wasser bereits nach 1 Stunde wieder negativ wurde, weil die Urinausscheidung höher war.

Es gibt weitere, vielversprechende Studien zum Einsatz von fettarmer **Milch als Alternative zu kommerziellen Sportlergetränken**: Lee et al. (2008) zeigten, dass keine Unterschiede in der Zeit bis zur Erschöpfung auftreten, wenn während der Belastung Magermilch anstelle einer Glucose-Elektrolyt-Lösung getrunken wird, Wasser jedoch zu einer schlechteren Leistung führt. Die Magermilch löste allerdings eine stärkere Empfindung von „gefülltem Magen" aus als das Sportlergetränk und das Wasser. Karp et al. (2006) untersuchten den Einfluss von verschiedenen Getränken auf die Erholung zwischen zwei erschöpfenden Belastungseinheiten. In den Leistungsparametern Zeit bis zur Erschöpfung und Gesamtleistung gab es keine Unterschiede zwischen Kakao und einer Glucose-Elektrolyt-Lösung, beide Getränke waren jedoch einer Glucosepolymer-Lösung überlegen. Walberg Rankin et al. (2004) widmeten sich dem Einfluss von fettarmem Kakao bzw. einer Glucose-Elektrolyt-Lösung auf die Adaptation an Krafttraining. Beide Getränke wurden 10 Wochen lang im Anschluss an jede Krafttrainingseinheit (3-mal pro Woche) konsumiert. Es wurden keine Un-

2 Ernährungsbedürfnisse im Trainingsalltag

Getränk	Bemerkungen
Isogetränk (isoton)	sollte pro Liter 20–80 g Ein- und Zweifachzucker (oder bis zu 160 g Glucosepolymere) und 400–1 100 mg Natrium enthalten; zugesetzt sein sollten nicht mehr als 400–1 500 mg Chlorid, 120–225 mg Kalium, 45–225 mg Calcium und 10–100 mg Magnesium
Fruchtsaftschorle (isoton)	enthält pro Liter etwa 60 g Zucker, wenn Fruchtsaft im Verhältnis 1 : 1 mit Mineralwasser gemischt wird; natriumreiches, kohlensäurearmes Mineralwasser ist zu bevorzugen
gezuckerter Tee (hypo- bis isoton)	bis zu 80 g Zucker können pro Liter Früchte-/Kräutertee zugesetzt werden; nachteilig ist der geringe Gehalt an Natrium, der aber durch den Verzehr von Salzstangen ausgeglichen werden kann
alkoholfreies Bier (hypoton)	enthält pro Liter etwa 50 g Maltodextrin und Maltose sowie 50 mg Natrium; nachteilig ist der harntreibende Effekt, dafür gibt der Geschmack Anreiz zum Trinken; liefert etwa 0,5 Vol.% Ethanol
verdünnte Bouillon (hypoton)	enthält pro Liter 1 020 mg Natrium, wenn ein Viertel der angegebenen Menge an Trockenprodukt (ca. 6 g) für die Zubereitung verwendet wird; nachteilig sind die fehlenden Kohlenhydrate
Mineralwasser (hypoton)	sollte pro Liter 400–1 100 mg Natrium und wenig Kohlensäure enthalten; nachteilig sind die fehlenden Kohlenhydrate
fettarme Milch (leicht hyperton)	enthält pro Liter rund 50 g Lactose sowie 470 mg Natrium, 1 550 mg Kalium und 1 180 mg Calcium; nachteilig ist die mögliche Empfindung eines „vollen Magens", daher besonders nach dem Sport geeignet

Tab. 20:
Zucker- und Natriumgehalt von (Sportler-)Getränken

terschiede in Bezug auf die Kraftentwicklung gefunden, während die Kakaotrinker tendenziell eine stärkere Zunahme an Magermasse aufwiesen. Hartmann et al. (2007) untersuchten im Rahmen eines 12-wöchigen Krafttrainingsprogramms die Wirkung von Magermilch, Sojamilch bzw. einer 9-prozentigen Maltodextrin-Lösung, die unmittelbar im Anschluss an sowie 1 Stunde nach jeder Trainingseinheit (5-mal pro Woche) getrunken wurden, auf die Muskelhypertrophie. Es wurden keine Unterschiede bezüglich der Kraftentwicklung gefunden, aber in der Milchgruppe fiel sowohl die Zunahme des Typ-2-Muskelfaserquerschnitts als auch die der Magermasse höher aus als in den beiden anderen Gruppen. Der Typ-1-Muskelfaserquerschnitt vergrößerte sich bei den Milch- und den Sojamilchtrinkern.

■ Tab. 20 zeigt die Kohlenhydrat- und Natriumgehalte von Getränken, die für Sportler im Training geeignet sind. Sie sollten allerdings auf ihre individuelle Verträglichkeit getestet werden.

Isotonische Durstlöscher

Die wenigsten der am Markt erhältlichen sogenannten isotonischen Durstlöscher sind Glucose-Elektrolyt-Lösungen in dem Sinn, dass sie in ihrer Zusammensetzung (Kohlenhydrate, Natrium) den Vorgaben für ein optimales Rehydratationsgetränk entsprechen (Anonymous, 2000). Längst nicht alle „Isogetränke" sind iso- oder wenigstens hypoton; **einige sind hyperton**. Außerdem sind den meisten Produkten **Mineralstoffe und Vitamine zugesetzt**, obwohl diese weder die Wasseraufnahme noch die Leistungsfähigkeit verbessern. Unter Umständen können solche Beigaben an Mikronährstoffen sogar den optimalen Gehalt an Kohlenhydraten und Natrium beeinträchtigen, weil bei vorgegebener Osmolalität nur eine begrenzte Anzahl Teilchen in einem Getränk gelöst sein darf. Hohe Konzentrationen an **Kalium** im Getränk (mehr als 700 mg/l) können die Kaliumkonzentration im Blut auf ein die Leistung beeinträchtigendes Niveau heben, denn Sport an sich bewirkt durch die Abgabe von Kalium aus den Muskelzellen trotz gleichzeitigen Verlusts von Kalium im Schweiß bereits einen Anstieg der Kaliumkonzentration im Blut. Hohe Konzentrationen an **Magnesium** (mehr als 300 mg/l) können zu Darmproblemen (Krämpfe, Durchfall) führen, weil zwei Drittel des zugeführten Magnesiums unabsorbiert im Darm verbleiben. Wenig sinnvoll ist auch der Zusatz von **Amino- oder Fettsäuren** zu „Sportlergetränken", denn diese Nährstoffe behindern eine rasche Magenentleerung. Auch ein zu hoher Säuregehalt (**pH-Wert < 4,0**) wirkt sich negativ auf die Magenentleerung und außerdem auf die Wasserabsorption aus. Die typischen pH-Werte von 2,4–4,4 sind so niedrig, dass mit Zahnschmelz-Erosionen zu rechnen ist (Milosevic, 1997). Das Kauen von Käsestückchen oder Kaugummi dürfte das erosive Potenzial der Getränke verringern und außerdem durch Hemmung der Aktivität säurebildender Bakterien vor Karies schützen.

Fazit
Die tägliche Flüssigkeitszufuhr über Getränke und Nahrung sollte rund 3 Liter zzgl. des belastungsbedingten Schweißverlusts, der von vielen Faktoren abhängt und daher sehr variabel ist, betragen. Für die Rehydratation während länger dauernden Belastungen gilt nicht mehr die Zielvorgabe „Null-Prozent-Entwässerung", sondern die Anpassung der Trinkmenge an das Durstgefühl. Isotone Fruchtsaftschorlen und Glucose-Elektrolyt-Lösungen sind zur schnellen Rehydratation geeignet. Nach dem Sport scheinen fettarme Milch und Milchmischgetränke optimal zu sein.

Kohlenhydrate – die wichtigsten Energielieferanten

Einteilung

Die Kohlenhydrate werden in Monosaccharide (Einfachzucker), Disaccharide (Zweifachzucker) und Polysaccharide (Mehrfachzucker) eingeteilt. Mono- und Disaccharide werden auch als „einfache Zucker", Polysaccharide als „komplexe Kohlenhydrate" bezeichnet. Die wichtigsten **Monosaccharide** sind Glucose (Traubenzucker), Fructose (Fruchtzucker) und Galactose (Schleimzucker). Glucose und Fructose kommen z. B. im Honig vor. Bekannte **Disaccharide** sind Saccharose (Haushaltszucker), Maltose (Malzzucker) und Lactose (Milchzucker). Saccharose ist in allen gezuckerten Lebensmitteln enthalten. Sie kommt aber auch „natürlich" vor, so z. B. im Obst. Bei den **Polysacchariden** unterscheidet man zwischen verdaulichen „Reservekohlenhydraten" und unverdaulichen „Quell- und Füllstoffen". Verdaulich sind die pflanzliche Stärke, die in größeren Mengen in Getreide, Hülsenfrüchten, Kartoffeln und Gemüse vorliegt, und das tierische Glycogen, das im Fleisch vorkommt. Unverdaulich sind z. B. Pektin, Hemicellulosen und Cellulose, die zu den **Ballaststoffen** (Nahrungsfasern) zählen. Ebenfalls zu den Ballaststoffen, die allesamt pflanzlicher Natur sind, zählt das Lignin, das jedoch kein Kohlenhydrat ist.

Verwertung

Die **Verdauung** der Stärke beginnt bereits im Mund. Zum größten Teil erfolgt der Abbau jedoch im Dünndarm mit Hilfe von Enzymen aus der Bauchspeicheldrüse. Sie katalysieren die Spaltung von Stärke und Glycogen in α-Grenzdextrine (bestehend aus 6–7 Glucose-Einheiten) Maltotriose und Maltose. An der Oberfläche der Dünndarmschleimhaut wird die Maltose enzymatisch in Glucose zerlegt, außerdem Saccharose in Glucose und Fructose sowie Lactose in Glucose und Galactose. Die Einfachzucker werden anschließend zusammen mit Natrium in den Körper aufgenommen (**absorbiert**). Über die Pfortader werden sie zur Leber transportiert, wo Fructose und Galactose in Glucose umgewandelt werden. Diese Glucose kann von der Leber zur Energiegewinnung oxidativ abgebaut und/oder in Form von Glycogen gespeichert werden; eine größere Menge gibt sie jedoch an den Blutkreislauf ab. Die hieraus resultierende Erhöhung der Blutglucosekonzentration (Blutzuckerspiegel) hat die Ausschüttung des Hormons **Insulin** aus der Bauchspeicheldrüse zur Folge. Hierdurch wird die Aufnahme der Glucose in die peripheren Gewebe begünstigt, wo sie energieliefernd oxidiert werden kann. In den Muskeln besteht außerdem die Möglichkeit der Synthese von Glycogen aus Glucose. Im Fettgewebe kann aus Glucose Fett gebildet werden. Dies geschieht allerdings nur bei energetischer Überversorgung und gleichzeitig hohem Kohlenhydratverzehr (mehr als 400 g/d).

Die **Ballaststoffe** werden – mit Ausnahme von Lignin – durch Enzyme der Darmbakterien teilweise abgebaut und in kurzkettige Fettsäuren umgewandelt, die zum Teil absorbiert werden und über die Pfortader zur Leber gelangen.

Funktionen

Die Nahrungskohlenhydrate haben einen Brennwert von 4 kcal/g. Sie **liefern Energie** in Form von Glucose. Allein das Gehirn ist auf 140 g Glucose pro Tag angewiesen. Weitere 40 g Glucose benötigen die roten Blutkörperchen und andere Zellen. Der Mindestumsatz eines Erwachsenen an Glucose beträgt demnach 180 g pro Tag. Hinzu kommt die für die Energiegewinnung im Muskel erforderliche Glucose. Im Vergleich zu den Fettsäuren liefert Glucose mehr Energie pro Zeiteinheit (höhere Effizienz) und benötigt weniger Sauerstoff pro Energieeinheit (größere Ökonomie). Die Speicherkapazität des Körpers für Kohlenhydrate ist jedoch begrenzt. Im Durchschnitt werden nicht mehr als 440 g Glucose in Form von Glycogen eingelagert; 90 g hiervon in der Leber, 350 g in der Muskulatur. Gehen die **Glycogenreserven** zur Neige – z. B. bei intensiven Ausdauerbelastungen –, wird in der Leber die körpereigene Glucoseneubildung (Gluconeogenese) aus Glycerol (Fettgewebe), Lactat (Muskeln) und glucogenen Aminosäuren (Leber) angekurbelt. Die Geschwindigkeit der Glucoseneubildung reicht jedoch nicht aus, um den aktiven Muskeln die bei mittlerer und hoher Belastungsintensität pro Zeiteinheit erforderlichen Glucosemengen zu liefern. Wird mit der Nahrung keine Glucose zugeführt – z. B. beim Fasten –, setzt ebenfalls die Glucoseneubildung ein. Auf diese Weise können pro Tag 130 g Glucose bereitgestellt werden, die den Glucosebedarf weitgehend decken. Dies erfolgt jedoch auf Kosten von Fetten (Fettgewebe) und Proteinen (Muskeln).

Die **unlöslichen Ballaststoffe** in der Nahrung (Lignin, Cellulose) aktivieren die Darmperistaltik und fördern damit die Verdauung. Außerdem bewirken sie, dass einfache Zucker langsamer vom Darm ins Blut aufgenommen sowie Cholesterin und Gallensäuren vermehrt mit dem Stuhl ausgeschieden werden. Die vor allem aus den **löslichen Ballaststoffen** (Pektin, Hemicellulosen) entstehenden kurzkettigen Fettsäuren säuern den Darminhalt an und hemmen damit das Wachstum unerwünschter Bakterien im Darm. Außerdem dienen sie der Darmschleimhaut als Nährstoffe. Die absorbierten Fettsäuren liefern Energie (2 kcal/g). Darüber hinaus sollen sie die Cholesterinsynthese in der Leber drosseln. Aus den verschiedenen Funktionen der Ballaststoffe wird abgeleitet, dass sie nicht nur vor Verstopfung schützen, sondern auch der Entstehung einer Reihe von Erkrankungen, wie z. B. Diabetes mellitus, koronare Herzkrankheit und Dickdarmkrebs, entgegenwirken.

Zufuhrempfehlungen

Für Sportler gilt derselbe **Richtwert für den Anteil der Kohlenhydrate am Brennwert der Nahrung** wie für Nicht-Sportler: mindestens 50 Energie% (DGE et al., 2000). Daneben ist, nicht zuletzt in der Sportlerernährung (Burke et al., 1998), der sogenannte **glykämische Index (GI)** der kohlenhydrathaltigen Lebens-

Niedriger glykämischer Index (< 40)

Pilze (15), Nüsse (15–20), Fruchtzucker (= Fructose, 20), Bitterschokolade (22), Kidneybohnen (27), Magermilch (32), Birnen (33), getrocknete Feigen (35), Joghurt (36)

Mittlerer glykämischer Index (40–65)

Pumpernickel (41), Pfirsiche (42), Milchzucker (= Lactose, 45), Haferflocken (48), Bananen (52), Kiwis (53), Blütenhonig (55), Spaghetti (55), Reis (56), Roggenmischbrot (59), Rosinen (64), Salzkartoffeln (65)

Hoher glykämischer Index (> 65)

Haushaltszucker (= Saccharose, 68), Limonaden (70), Hefegebäck (72), Toast (73), Cornflakes (85), Waldhonig (88), Sportlergetränke (89), Kartoffelpüree (92), Baguette (94), Traubenzucker (= Glucose, 100), Malzzucker (= Maltose, 105)

Tab. 21:
Lebensmittel mit niedrigem, mittlerem und hohem glykämischen Index (nach Atkinson et al., 2008), bezogen auf Glucose als Referenzwert; s. a. Tab. 22.

Lebensmittel	Glykämischer Index (%)	Kohlenhydratdichte in g pro 100 g	Portionsgröße, entspr. GL = 10
Hoher GI (> 65)			
Glucose (Referenz)	100	100	10 g
Kartoffelpüree	92	12	90 g
Sportlergetränke	89	8	140 ml
Popcorn	73	67	20 g
Wassermelone	72	8	170 g
Weißbrot	70	49	30 g
Gnocchi	68	31	45 g
Saccharose	68	100	15 g
Colagetränke	67	11	135 ml
Ananas	66	12	125 g
Mittlerer GI (40–65)			
Kartoffeln, gekocht	60	15	110 g
Roggenvollkornbrot	58	39	45 g
Basmati-Reis, gekocht	58	19	90 g
Müsliflocken	56	59	30 g
Orangensaft	53	9	210 ml
Bananen	52	20	95 g
Milchschokolade	49	54	40 g
Makkaroni, Linguine, gekocht	48	18	115 g
Grapefruit-/Ananassaft	47	10	215 ml
Trauben	46	15	145 g
Erbsen	46	10	215 g
Orangen	42	9	265 g
Pumpernickel	41	37	65 g
Apfelsaft, ungesüßt	40	11	230 ml
Niedriger GI (< 40)			
Pflaumen	39	10	255 g
Äpfel	38	12	220 g
Weiße Bohnen	38	6	440 g
Tomatensaft	38	3	880 ml
Joghurt	36	13	215 g
Karotten, gekocht	32	5	625 g
Aprikosen, getrocknet	29	48	70 g
Linsen, gekocht	29	8	430 g
Vollmilch	27	5	740 ml
Kirschen	22	13	385 g
Karotten, roh	16	5	> 1 kg
Erdnüsse	14	8	890 g
Kohlgemüse	< 1	2	> 1 kg

Kohlenhydrat-Zufuhrempfehlungen

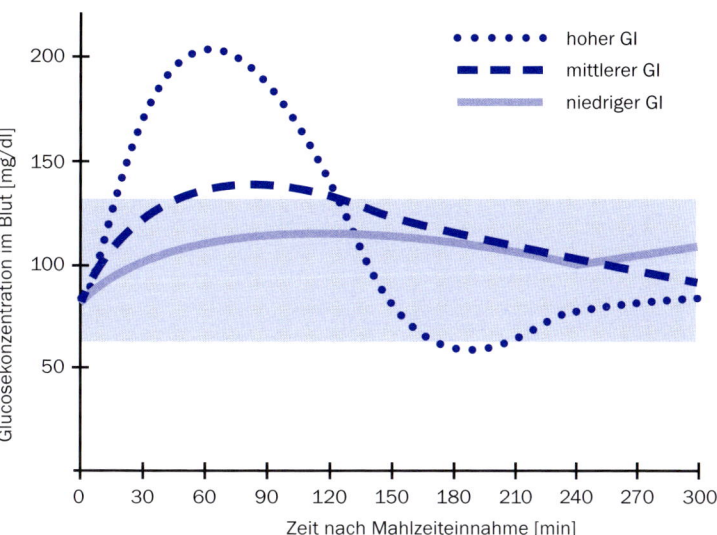

Abb. 10:
Schematische Darstellung der Blutglucosekonzentration als Funktion der Zeit nach dem Verzehr von Lebensmitteln mit unterschiedlichen glykämischen Indices (modifiziert nach Krezowski et al., 1987); der Wohlfühlbereich (Normoglykämie) ist blau unterlegt.

mittel zu beachten, der deren Wirkung auf den Blutzuckerspiegel und damit auf die Insulinausschüttung beschreibt. Er ist definiert als Prozentsatz der Fläche unter der Blutzuckerkurve nach Aufnahme von 50 g verwertbaren Kohlenhydraten mit einem Testlebensmittel (z. B. 415 g Kartoffelpüree, 265 g gekochter Basmati-Reis oder 105 g getrocknete Aprikosen), bezogen auf die Fläche unter der Blutzuckerkurve nach Aufnahme von 50 g Glucose. Epidemiologische Studien lassen vermuten, dass Lebensmittel mit hohem glykämischen Index wie Zucker, Süßigkeiten, Limonaden oder Weißmehlerzeugnisse an der Entstehung von Übergewicht, Insulinresistenz und Hypercholesterinämie beteiligt sind (s. Schek, 2003a). Die genannten Produkte enthalten überdies wenig Vitamine und Mineralstoffe,

Tab. 22: (linke Seite)
Einteilung der Lebensmittel nach abnehmendem glykämischen Index (modifiziert nach Foster-Powell et al., 2002)

GL = Glykämische Last

sodass sie bei bedarfsgerechter Energiezufuhr die Mikronährstoffdichte in der Nahrung herabsetzen bzw. die Versorgung mit essenziellen Nährstoffen gefährden. Reich an Vitaminen und Mineralstoffen und außerdem an Ballaststoffen und sekundären Pflanzenstoffen sind Gemüse, Obst, Hülsenfrüchte und Vollkornerzeugnisse, die zudem einen niedrigen bis mittleren glykämischen Index haben (■ Tab. 21). Besonders vorteilhaft an diesen Produkten ist, dass sie auch bei alleinigem Verzehr größerer Mengen auf leeren Magen nicht zur sogenannten hyperinsulinämischen Hypoglykämie – dem Unterzucker durch Überschießen des Glucose- bzw. Insulinspiegels – führen, wie es nach dem Verzehr hochglykämischer Lebensmittel der Fall sein kann (■ Abb. 10). Eine solche Unterzuckerung, auch „Hungerast" genannt, geht mit Heißhunger, Schwitzen, Herzklopfen, Schwindelgefühl und Koordinationsstörungen einher.

Einen Schritt weiter als der glykämische Index geht das Konzept der **glykämischen Last (GL)**. Sie berücksichtigt neben der relativen

Größe der Blutzuckerantwort auf eine definierte Kohlenhydratmenge in einem bestimmten Lebensmittel auch die tatsächlich aufgenommene Kohlenhydratmenge. Rechnerisch handelt es sich hierbei um das Produkt aus dem glykämischen Index in Prozent und dem Kohlenhydratgehalt der verzehrten Portion. Diese Kohlenhydratmenge wiederum ergibt sich durch Multiplikation der Kohlenhydratdichte mit der Portionsgröße, dividiert durch 100. Für die Praxis relevant ist die Einsicht, dass ähnliche Mengen von Lebensmitteln mit sehr unterschiedlichen glykämischen Indices (z. B. 90 g Kartoffelpüree, 90 g gekochter Basmati-Reis und 70 g getrocknete Aprikosen) aufgrund ihrer unterschiedlichen Kohlenhydratdichten eine ähnliche glykämische „Belastung" für den Organismus darstellen (■ Tab. 22; GL = 10), und dass die GL um ein Mehrfaches höher ist, wenn typische „Stärkebeilagen" (z. B. Nudeln, Reis, Kartoffeln) als Hauptgericht verzehrt werden.

Der **Richtwert für die Ballststoffzufuhr** beträgt für Männer 10 g/1000 kcal, für Frauen 12,5 g/1000 kcal, mindestens jedoch 30 g pro Tag (DGE et al., 2000). Diese Mengen werden von Personen, die mehr als 8 Stunden pro Woche Sport treiben, knapp erreicht, wobei Männer besser versorgt sind als Frauen (Herwig, 1995). Um ein **günstiges Verhältnis** zwischen unlöslichen und löslichen Ballaststoffen zu gewährleisten, sollten sie sowohl aus Vollkornprodukten als auch aus Gemüse, Kartoffeln und Obst stammen. Die Möglichkeit einer verminderten Absorption von mehrfach positiv geladenen Teilchen wie Calcium, Magnesium, Eisen und Zink hat nur bei erhöhter Zufuhr isolierter Ballaststoffe (z. B. Kleie aus therapeutischen Gründen) eine praktische Bedeutung. Eine geringfügig verminderte Absorption bei Verzehr von ballaststoffreichen Lebensmitteln wird durch deren höheren Gehalt an den genannten Mineralstoffen mehr als ausgeglichen.

(Ausdauer-)Leistungsfähigkeit und Kohlenhydratzufuhr

Die meisten Ausdauersportler nehmen 50 % der Nahrungsenergie in Form von Kohlenhydraten zu sich (Kraft-, Team-, Breiten- und Nichtsportler etwas weniger). In Abhängigkeit vom Trainingsumfang werden unterschiedliche Absolutmengen empfohlen: 5–7 g Kohlenhydrate pro kg Körpergewicht und Tag bei weniger als 10 Stunden Ausdauertraining pro Woche, 8–10 g pro kg Körpergewicht und Tag bei mehr als 10 Stunden pro Woche (American College of Sports Medicine, 2009; Burke & Deakin, 2006; Kreider et al., 2010; Maughan et al., 2004). Kraft- und Teamsportlern genügen 5–7 g Kohlenhydrate/kg/d (ebd.).

Die Glycogenreserven sowohl der Leber als auch der Muskeln werden vom Kohlenhydratverzehr beeinflusst. Hultman (1989) hat gezeigt, dass der **Glycogengehalt der Leber** nach dem Verzehr einer kohlenhydratreichen Kost 150 g beträgt, nach Verzehr einer gemischten Kost 90 g und nach Verzehr einer kohlenhydratarmen Kost bzw. nach Fasten 10 g. Der Einfluss des Kohlenhydratgehalts der Nahrung auf den **Glycogengehalt der Muskulatur** ist um so ausgeprägter, je größer die Beanspruchung der muskulären Glycogenreserven durch die körperliche Betätigung ist. In Ruhe wirken sich unterschiedliche Kohlenhydratanteile in der Kost kaum auf die im Muskel gespeicherte Glycogenmenge aus (Hultman, 1967). Bei regelmäßigen, lang dauernden Trainingseinheiten dagegen speichern die beanspruchten Muskeln deutlich mehr Glycogen, wenn die Kost „gemischt" ist (50–65 Energie% Kohlenhydrate) als wenn sie kohlenhydratarm ist (Achten et al., 2004; Bergström & Hultman, 1967). Gut gefüllte Muskel- und Leberglycogenspeicher verzögern bei intensiven Ausdauerbelastungen das Auftreten von Ermüdungserscheinungen und eine Verschlechterung der Stimmungslage (Achten et al., 2004). Eine Erhöhung der Muskelglycogenkonzentration

Schutz vor Unterzuckerung

En%-Bereiche	Lebensmittel
60–69 En%	Gurke (12), Tomate (19), Weißkohl (25), Bohnen (32), Erbsen (81), Kidneybohnen (ungekocht: 273), Linsen (ungekocht: 315), Haferflocken (366)
70–79 En%	Karotten (25), Erdbeeren (33), Brombeeren (44), Mais (87), Hirse (112), Eierteigwaren (ungekocht: 354), Zwieback (368)
80–89 En%	Wassermelone (35), Stachelbeeren (39), Grapefruit (39), Orange (41), Pfirsich (42), Mandarine (47), Süßkirschen (63), Kartoffeln (79), Maronen (192), Roggenbrot (201), Aprikosen, getrocknet (240), Feigen, getrocknet (241), Roggenknäckebrot (312), Kartoffelklöße (ungekocht: 321), Reis (ungekocht: 342), Cornflakes (353)
90–99 En%	Glucose-Elektrolyt-Lösung (29), Pflaumen (49), Honigmelone (54), Apfel (54), Birne (55), Ananas (56), Glucosepolymer-Lösung (62), Weintrauben (70), Banane, reif (92), Dörrpflaumen (222), Datteln (276), Rosinen (278), Honig (303)

Tab. 23:
Lebensmittel mit hohem Gehalt an Kohlenhydraten in Energie%
(Energiegehalt in kcal/100 g in Klammern)

über den Ausgangswert hinaus (Superkompensation [s. S. 110 ff.]) durch eine Kombination aus nahezu erschöpfender Belastung und mehrtägige Erhöhung des Kohlenhydratanteils in der Nahrung auf 75 Energie% scheint geschlechtsspezifisch nur bei Männern möglich zu sein (Tarnopolsky et al., 1995).

Um auf direktem Weg eine positive Wirkung auf die Leistungsfähigkeit zu erzielen, bietet es sich an, den **Kohlenhydratanteil der Kost** von 45–50 auf 50–60 Energie% zu erhöhen. Zu diesem Zweck sollten **vermehrt stärke- und ballaststoffreiche Lebensmittel** wie Vollkorngetreide(erzeugnisse), Kartoffeln, Gemüse und Obst in den Speiseplan integriert werden. ■Tab. 23 gibt eine Übersicht über Lebensmittel, die mehr als 60 Energie% Kohlenhydrate enthalten und von Natur aus fettarm sind. Mit Produkten wie Malzbonbons, Waldhonig, Cornflakes, Baguette, Zwieback, Knäckebrot oder Kartoffelklößen ist allerdings sparsam umzugehen. Wegen des geringen Ballaststoffgehalts flutet die Glucose aus diesen Lebensmitteln schnell im Blut an und kann bei übermäßigem Verzehr in einem bewegungsarmen Zeitintervall durch ein Überschießen des Insulinspiegels zu einem Absinken des Blutzuckerspiegels unter den Wohlfühlbereich führen (s. ■ Abb. 10, S. 51).

Eine positive Beeinflussung des Glycogengehalts von Leber und Muskeln ist ebenfalls möglich durch Verteilung der Energiezufuhr auf **sechs anstelle von drei Mahlzeiten**, denn es ist anzunehmen, dass nach häufigeren kleineren Mahlzeiten mehr Glucose zur Glycogensynthese bzw. weniger zur oxidativen Energiegewinnung herangezogen wird (Burke et al., 2001).

Schutz vor Unterzuckerung (Hypoglykämie)
Eine starke körperliche Belastung kann insulinunabhängig zu einer leistungsbeeinträchtigenden Abnahme des Blutglucosespiegels

2 Ernährungsbedürfnisse im Trainingsalltag

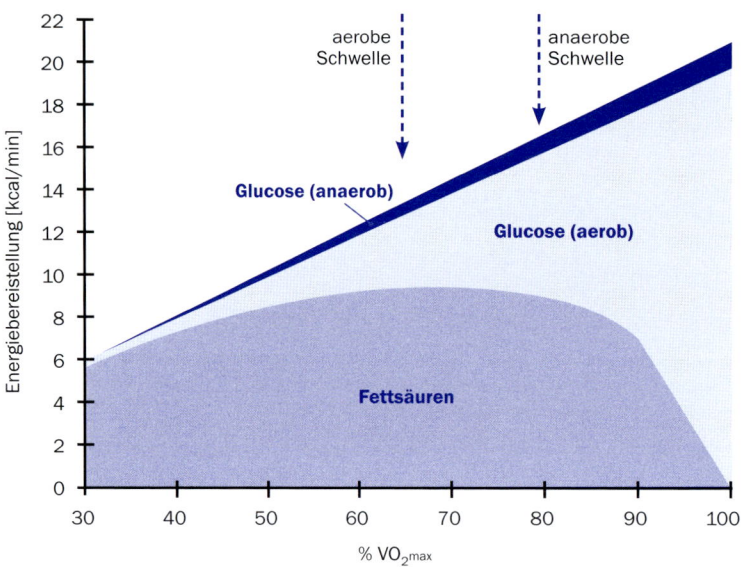

Abb. 11:
Energiebereitstellung aus Fettsäuren und Glucose als Funktion der Belastungsintensität (Schek, 1997b)

(< 60 mg/dl) führen. Eine solche Belastung dauert je nach Trainingsintensität mindestens eine bis mehr als zwei Stunden und wird dementsprechend als „langdauernd" bezeichnet. Je höher die **Belastungsintentsität** gewählt wird, um so eher gehen die körpereigenen Glycogenreserven zur Neige: bei 75–85 % VO_{2max} nach 60 Minuten, bei 65–75 % VO_{2max} nach 90 Minuten und bei 55–65 % VO_{2max} nach 120 Minuten. Denn mit steigender Intensität erhöht sich die aerobe (durch Oxidation) und anaerobe (durch Lactatbildung) Energiebereitstellung aus Glucose (■ Abb. 11).

Die Auswirkung der **Belastungsdauer** auf das Substratverhältnis ist geringer als die der Intensität. Dennoch ist mit zunehmender Belastungsdauer ein signifikanter „Glycogenspareffekt" zu verzeichnen. Der Anteil der Fette an der Energiebereitstellung nimmt zu, der Anteil der Kohlenhydrate entsprechend ab, wie ■ Abb. 12 am Beispiel einer 5-stündigen Fahrradergometerbelastung bei 65 % VO_{2max} zeigt: Der Anteil der aus Muskeln und Fettgewebe stammenden Fettsäuren an der Energielieferung nimmt von 65 % nach 10 Minuten auf 75 % nach 300 Minuten zu. Eine weitere Erhöhung ist ohne Reduktion der Belastungsintensität jedoch nicht möglich. Der Anteil des Muskelglycogens an der Energiebereitstellung nimmt als Funktion der eingelagerten Menge in Form einer Abklingkurve von 30 % nach 10 Minuten auf 15 % nach 300 Minuten ab, während der Anteil der aus der Leber stammenden Glucose von nicht einmal 5 % nach 10 Minuten auf fast 10 % nach 300 Minuten ansteigt. Der Proteinanteil an der Energielieferung liegt selbst nach 300 Minuten unter 5 %. Noch niedriger fällt er aus, wenn während der Belastung oral Glucose aufgenommen wird. Die Glucosezufuhr schont neben dem Leberglycogen nämlich auch die glucogenen Aminosäuren.

Um einer Unterzuckerung und dem damit verbundenen Leistungsabfall bei intensivem Training und im Wettkampf vorzubeugen, sollten folgende drei Grundregeln befolgt werden (s. auch Jeukendrup, 2011):

Schutz vor Unterzuckerung

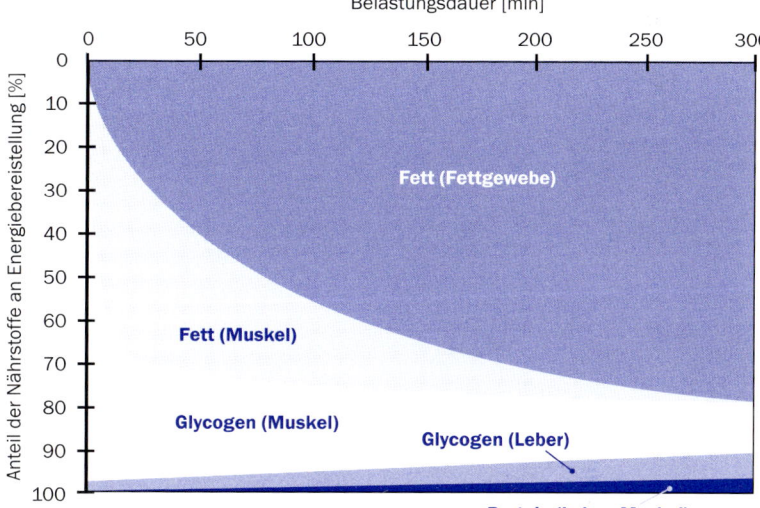

Abb. 12:
Nährstoffverbrauch in Prozent der Energiebereitstellung als Funktion der Belastungsdauer bei 65 % VO_{2max} (nach Romjin et al., 1993)

Der hohe Muskelglycogenanteil bei Belastungsbeginn ist auf die anaerobe Glycolyse zurückzuführen.

1. Mit dem Sport sollte **nicht nüchtern** begonnen werden, weil in diesem Fall die Leberglycogenreserven fast leer sind. D. h., man sollte in jedem Fall kohlenhydratreich frühstücken. Da Bewegung den Insulin- und damit auch den Blutglucosespiegel senkt, sollte man außerdem ca. 45 Minuten vor jeder Trainingseinheit einen kleinen kohlenhydrathaltigen Snack zu sich nehmen – z. B. eine Fruchtschnitte, eine reife Banane, eine Scheibe Weißbrot mit Honig oder Konfitüre, einen Milchreis. Ungeeignet zu diesem Zeitpunkt sind größere Mengen Traubenzucker. Costill et al. (1977) haben gezeigt, dass 75 g Glucose, 45 Minuten vor Belastungsbeginn in flüssiger Form aufgenommen, den Insulinspiegel so stark erhöhen, dass die Glucoseaufnahme ins Fettgewebe gefördert und das dort lokalisierte fettspaltende Enzym gehemmt wird, wodurch der Muskelglycogenverbrauch beschleunigt wird.

2. **Während langdauernder Belastungen** ist es angebracht, in regelmäßigen Abständen Kohlenhydrate zuzuführen, z. B. in Form von isotonen Getränken, Kohlenhydratgels, Energieriegeln, Glucosetäfelchen, Trockenobst, Bananen, Rosinenbrötchen. Wegen der notwendigen Flüssigkeitszufuhr bieten sich Glucose-Elektrolyt-Lösungen besonders an. Weil körperliche Belastung den Insulinspiegel senkt, kann die schnell verfügbare Energie genutzt werden, ohne dass es zu einem Überschießen des Blutzuckerspiegels mit nachfolgender Unterzuckerung kommt. Vielmehr wird die Zeit bis zum Auftreten der belastungsbedingten Unterzuckerung verlängert, weil die Kohlenhydratzufuhr der Entleerung der Leberglycogenreserven entgegenwirkt. Zahlreiche Studien haben bewiesen, dass eine durch orale Kohlenhydrataufnahme erhöhte Glucoseverfügbarkeit im Blut die Ermüdung sowohl bei Ausdauerbe-

2 Ernährungsbedürfnisse im Trainingsalltag

Autoren	Intensität	Kohlenhydrate	Zufuhr	Ermüdungs-verzögerung
Pirney et al. (1977)	Laufen: 50% VO_{2max}	Glucose	nach 15 min	14%
Ivy et al. (1983)	Laufen: 45% VO_{2max}	Glucosepolymer + Saccharose	alle 30 min	12%
Macareg (1983)	Laufen: 85% VO_{2max}	Glucosepolymer + Fructosepolymer	alle 15 min	30%
Coyle et al. (1983)	Fahrrad: 74% VO_{2max}	Glucosepolymer	alle 30 min	17%
Coyle et al. (1986)	Fahrrad: 71% VO_{2max}	Glucosepolymer	alle 20 min	33%
Coggan & Coyle (1987)	Fahrrad: 74% VO_{2max}	Maltodextrin	nach 180 min	8%
Wilber & Moffatt (1992)	Laufen: 80% VO_{2max}	Glucose	alle 30 min	25%
Brouns (1993)	Fahrrad: 70% VO_{2max}	Maltodextrin + Stärke + Saccharose	alle 20 min	16%
Tsintzas et al. (1995)	Laufen: 73% VO_{2max}	Glucose + Fructose + Maltodextrin	alle 20 min	2%
Jeukendrup et al. (2006)	Fahrrad: 58% VO_{2max}	Glucose + Fructose	alle 30 min	Aufrechterhaltung der Trittfrequenz über 5 h*
Currell & Jeukendrup (2008)	Fahrrad: 55% $Leistung_{max}$ (2 h) + anschließendes Zeitfahren (1 h)	Glucose + Fructose bzw. Glucose	Bolus zu Beginn + alle 15 min	Steigerung der Leistung um 19% bzw. 9%

Tab. 24:
Wirkung wiederholter Kohlenhydratzufuhr (in Form von Getränken) im Vergleich zu Wasser auf die Ausdauerleistung

* Die Probanden, die nur Wasser tranken, konnten den Test teilweise nicht beenden oder mussten die Trittfrequenz reduzieren.

lastungen von über einer Stunde Dauer (■ Tab. 24; Meta-Analyse bei Saris et al., 1992a) als auch bei erschöpfenden intermittierenden Belastungen (Nicholas et al., 1995; Welsh et al., 2002) hinausgezögert (Jeukendrup, 2004; 2008), und zwar dosisabhängig (Smith et al., 2010a, b). Eine gleichzeitige Zufuhr von Protein hat dagegen keinen Zusatznutzen (Cermak et al., 2009; Osterberg et al., 2008; Romano et al., 2004; van Essen & Gibala, 2006). Für Aktivitäten von 1–3 Stunden Dauer wird eine Kohlenhydratzufuhr von 30–60 g/h empfohlen, für solche von über 2,5 Stunden Dauer eine von 60–90 g/h (Coyle, 2004; Hargreaves et al., 2004; Jeukendrup & McLaughlin, 2011; Smith et al., 2010a). Wenn Glucose, Saccharose, Maltose und/oder Dextrine verwendet werden, können allerdings maximal 60–70 g Glucose/h oxidativ abgebaut werden (Coyle, 1991), sodass in diesem Fall eine viertelstündliche Aufnahme von z. B. 100 ml einer 17-prozentigen Glucosepolymer-Lösung oder 200 ml einer 8-prozentigen Fruchtsaftschorle ausreicht. Eine Oxidationsrate von bis zu 105 g Monosacchariden/h kann durch gleichzeitige Aufnahme von Glucose und Fructose erreicht werden (Currell & Jeukendrup, 2008; Jeukendrup et al., 2008; Jeukendrup & McLaughlin, 2011).

3. **In der Regenerationsphase** stehen der Ausgleich der Flüssigkeitsbilanz und die Wiederauffüllung der Glycogenreserven im Vordergrund (vgl. ■ Tab. 40, S. 109). Hierbei ist zu berücksichtigen, dass eine adäquate Energiezufuhr die Voraussetzung für eine optimale Glycogeneinlagerung darstellt. Wenn **mehr als 24 Stunden Zeit** bis zur nächsten Belastung bleiben, genügt es, auf eine Nährstoffverteilung von ungefähr 50 Energie% Kohlenhydraten, 35 Energie% Fett und 15 Energie% Proteinen zu achten (Schek, 2008). Mehrere kleinere Mahlzeiten sind wenigen großen vorzuziehen. Beispielhaft seien Müsli mit Joghurt und einheimischen Früchten, Ofenkartoffeln mit Zaziki, Gemüserisotto oder Spaghetti bolognese mit Salat genannt.
Wenn **weniger als 8 Stunden** für die Regeneration zur Verfügung stehen, sollten innerhalb der ersten 2–4 Stunden 1,2–1,5 g Kohlenhydrate/kg/h zugeführt werden. In diesem Fall sind als erste Kohlenhydratlieferanten neben Glucose-Elektrolyt- und Glucosepolymer-Lösungen (Piehl Aulin et al., 2010), die auch bei ausbleibendem Hungergefühl gern genommen werden, Lebensmittel angezeigt, die bereits in verhältnismäßig geringen Mengen für einen raschen Nachschub an Glucose sorgen, also Brot mit süßem Aufstrich, Cornflakes, Südfrüchte, Kartoffelpüree oder Gnocchi (ein Überschießen des Insulinspiegels ist in dieser Zeit nicht zu befürchten). Alternativ können 0,8 g Kohlenhydrate/kg/h mit 0,2–0,4 g Proteinen/kg/h kombiniert werden (Beelen et al., 2010). Denn mehrere Studien haben gezeigt, dass eine Zulage von rund 20 g hochwertigem Eiweiß, z. B. in Form von fettarmen Milch(produkten), magerem Fleisch oder Eiern, die Glycogensynthese beschleunigt, wenn die Kohlenhydratzufuhr weniger als 1,2 g/kg/h beträgt (Berardi et al., 2006; Borsheim et al., 2005; Howarth et al., 2009; Ivy et al., 2002). Liegt sie über 1,2 g/kg/h haben Proteine dagegen keinen positiven Effekt auf die Glycogeneinlagerung (van Loon et al., 2000). Als Getränke sind Magermilch und Kakao ideal, weil sie Energie, Kohlenhydrate, Proteine, Flüssigkeit und Elektrolyte gleichzeitig liefern (Maughan & Burke, 2011) und sich offenbar ebenso effektiv auf die Wiederherstellung der Leistungsfähigkeit auswirken wie Glucose-Elektrolyt-Lösungen (Karp et al., 2006; vgl. S. 45).

Bei Belastungen, die weniger als 60 Minuten dauern, scheinen kohlenhydrathaltige Getränke die Leistung über einen zentralnervösen Effekt zu verbessern, der möglicherweise über Kohlenhydratrezeptoren im Mund vermittelt wird (Carter et al., 2004).

Kohlenhydratkonzentrate
■ Tab. 25 zeigt, dass ausgewählte Lebensmittel (Fruchtsaftschorle, Banane, Weißbrot mit Honig) ebenso zur Kohlenhydratzufuhr geeignet sind wie Konzentrate (Glucose-Elektrolyt-Lösung, Glucosepolymer-Lösung, Energieriegel). Die Gehalte an Energie, Kohlenhydraten und Mikronährstoffen unterscheiden sich – mit Ausnahme von Energieriegeln, die u. a. wegen des höheren Fettgehalts eine größere Energiedichte haben als Weißbrot mit

2 Ernährungsbedürfnisse im Trainingsalltag

	Brennwert	Kohlenhydrate	Proteine/ Fette	Mikronährstoffe
Glucose-Elektrolyt-Lösung	29 kcal/100 ml (73 kcal/250 ml-Dose)	6,9 % Zucker + Maltodextrin + Glucose	keine	Na^+, Cl^-, K^+ Vit. C, E
Fruchtsaftschorle (1:1)	26 kcal/100 ml	6 % Mono- + Disaccharide	keine	Na^+, Cl^-, K^+ Vit. C, B_3
Glucosepolymer-Lösung	62 kcal/100 ml (16 g Pulver in Wasser)	10,5 % Dextrin + Stärke 4,7 % Zucker	keine	Na^+ Vit. C, E, B_1
Banane mit Mineralwasser	92 kcal/100 g	18 % Di- + Monosaccharide, 5 % Stärke	1,2 % Protein	Na^+, Cl^-, K^+ Vit. C
Energieriegel (Früchte-Müsli)	455 kcal/100 g (182 kcal/40 g-Riegel)	68,9 % Stärke + Zucker	4,7 % Protein 17,8 % Fett	Na^+, Cl^- Vit. C, $B_{3, 6, 2, 1}$
Weißbrot mit Honig (9:1)	240 kcal/100 g	38 % Stärke 13 % Mono- + Disaccharide	7,6 % Protein 1,2 % Fett	alle außer fettlösliche Vitamine

Tab. 25:
Vergleich der Zusammensetzung von Kohlenhydrat-Konzentraten mit der von Lebensmitteln

* Na^+ = Natrium, Cl^- = Chlorid, K^+ = Kalium

Honig – nicht stark voneinander. Riegel mit einem Fettgehalt bis 35 Energie% können von Vorteil sein, wenn die Zeit nicht ausreicht, um den Tagesbedarf an Energie mit Lebensmitteln des üblichen Verzehrs zu decken (**Zeit-Mengen-Problem**). In diesem Fall bieten sich auch flüssige Produkte, vor allem Glucosepolymer- und Formula-Lösungen, an. Betroffen vom Zeit-Mengen-Problem sind allerdings nur Leistungssportler mit hohem Trainingspensum und gleichzeitiger schulischer/beruflicher Belastung.
Kohlenhydratgels (mit Elektrolyt-Zusatz) wurden speziell für **Wettkämpfe** im Ausdauerbereich entwickelt. Sie sind verzehrfertig, platzsparend und handlich. Bei manchen Produkten muss Wasser nachgetrunken werden.

Fazit
Kohlenhydrate, am besten in Form von stärke- und ballaststoffreichen Lebensmitteln, sollten den größten Anteil der Energie liefern: mindestens 50 %, nicht jedoch mehr als 60 %. Vor und während langdauernden Belastungen zugeführt, zögern Kohlenhydrate, v. a. eine Kombination aus Glucose und Fructose (Verhältnis 2:1), die Ermüdung hinaus. Nach dem Sport verzehrt, stellen sie die Leistungsfähigkeit wieder her. Kohlenhydratkonzentrate haben gegenüber Lebensmitteln des üblichen Verzehrs allenfalls im Wettkampf und bei Zeit-Mengen-Problematik Vorteile.

Verwertung von Fetten

Fette – die zusätzlichen Energielieferanten

Einteilung

Den Hauptanteil der Fette stellen die **Triglyceride** (Neutralfette). Diese bestehen aus Glycerol und drei Fettsäuren. Diese Fettsäuren unterscheiden sich hinsichtlich ihrer Kettenlänge (Anzahl der Kohlenstoffatome) und ihres Sättigungsgrades (Anzahl der Doppelbindungen). Die meisten Fettsäuren sind langkettig, d. h., sie haben 16, 18 oder 20 Kohlenstoffatome. In menschlichen und tierischen Geweben überwiegen die **gesättigten Fettsäuren**, die keine Doppelbindungen haben und aus Glucose gebildet werden können.

Im Pflanzenreich dominieren die ungesättigten Fettsäuren, die entweder eine (**einfach ungesättigte Fettsäuren**) oder 2–5 (**mehrfach ungesättigte Fettsäuren**) Doppelbindungen aufweisen. Je nach Position der Doppelbindungen im Molekül spricht man von ω3-, ω6-, oder ω9-Fettsäuren (ω = omega). Zu den ω9-Fettsäuren zählt die einfach ungesättigte Ölsäure, die im menschlichen Körper aus der gesättigten Stearinsäure gebildet werden kann. Zu den ω6-Fettsäuren gehören die Linol- und die Arachidonsäure, zu den ω3-Fettsäuren die α-Linolen- (ALA), die Eicosapentaen- (EPA) und die Docosahexaensäure (DHA).

Zur Synthese der Linol- und der α-Linolensäure ist der menschliche Körper nicht in der Lage. Diese beiden **essenziellen Fettsäuren** müssen daher mit der Nahrung aufgenommen werden. Sie können teilweise zur Bildung anderer mehrfach ungesättigter Fettsäuren herangezogen werden. ALA kann in die beiden sehr langkettigen, gesundheitsprotektiven ω3-Fettsäuren EPA und DHA umgewandelt werden, aber nicht in dem Umfang, dass zwei Esslöffel Leinöl pro Tag als beste ALA-Quelle ausreichen würden, um zwei Portionen fetten Seefisch pro Woche als EPA-/DHA-Lieferant zu ersetzen (Köhler, 2013). Daher hat die Deutsche Gesellschaft für Ernährung (DGE, 2009) einen Schätzwert für die Zufuhr von DHA und EPA in Höhe von 250 mg pro Tag zur primären Prävention der koronaren Herzkrankheit herausgegeben.

Das **Cholesterin** gehört zu den fettähnlichen Stoffen. Es kann von Mensch und Tier (zwei Stoffwechselwege), nicht aber von Pflanzen synthetisiert werden. Da das Sterangerüst im Organismus nicht wieder abgebaut werden kann, erfolgt die Ausscheidung hauptsächlich in Form von Gallensäuren über den Stuhl.

Verwertung

Die **Verdauung** der Fette findet zum größten Teil im Dünndarm statt. Nach Emulgierung der Fetttröpfchen durch Gallensäuren werden die Triglyceride unter Beteiligung von Enzymen aus Mund, Magen und Bauchspeicheldrüse in Monoglyceride (bestehend aus Glycerol und einer Fettsäure) und Fettsäuren gespalten. Zusammen mit den Gallensäuren bilden diese Monoglyceride Micellen, in deren Innerem sich die Fettsäuren, aber auch Cholesterin und fettlösliche Vitamine einlagern. Die Bestandteile dieser Micellen werden in die Dünndarmschleimhautzellen aufgenommen (**Absorption**), wo aus Monoglyceriden und Fettsäuren wieder Triglyceride gebildet werden. Diese Triglyceride, das Cholesterin und die fettlöslichen Vitamine werden dann, von Phospholipiden und Proteinen „umhüllt", als Chylomikronen (**Lipoproteine**) über die Lymphe und das venöse Blut zu Fettgewebe, Muskeln und anderen Geweben transportiert. Besonders das Fettgewebe spaltet mit Hilfe eines Enzyms in großem Umfang Fettsäuren von den Triglyceriden ab und nimmt sie zur Speicherung in die Zellen auf. Die „Chylomikronen-Reste" gelangen anschließend zur Leber, wo

2 Ernährungsbedürfnisse im Trainingsalltag

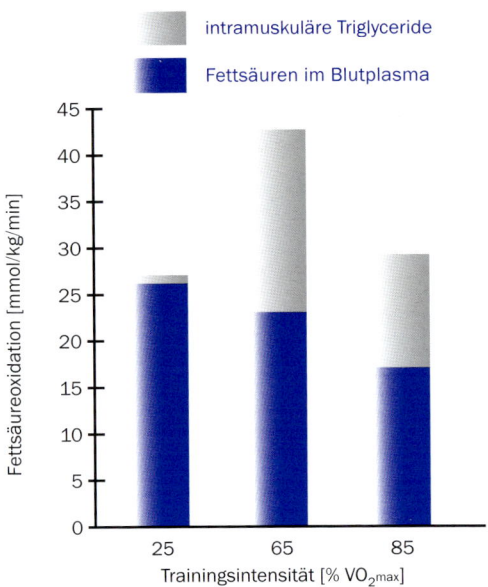

Abb. 13:
Anteile der intramuskulären Triglyceride und der Plasmafettsäuren an der gesamten Fettsäureoxidation trainierter Probanden nach ca. 30 Minuten einer Ausdauerbelastung mit einer Intensität von 25, 65 bzw. 85 % VO_{2max} (Horowitz & Klein, 2000)

sie abgebaut werden. Die Leber „verpackt" Cholesterin und körpereigene Triglyceride in Phospholipide und Proteine und gibt die entstehenden VLDL (very low density lipoproteins, Lipoproteine mit sehr geringer Dichte) ans Blut ab. Aus den VLDL setzt wiederum vor allem das Fettgewebe Fettsäuren frei und lagert sie ein. Die verbleibenden cholesterinreichen Lipoproteine werden LDL (low density lipoproteins, Lipoproteine mit geringer Dichte) genannt. Sie transportieren sowohl das aus der Nahrung stammende als auch das in der Leber gebildete Cholesterin zu allen Geweben, also auch zu den Wänden der Blutgefäße, die

es aufnehmen. Im Gegensatz zu diesen LDL transportieren die HDL (high density lipoproteins, Lipoproteine mit hoher Dichte) – deren Vorstufen in der Dünndarmschleimhaut und in der Leber gebildet werden – Cholesterin von den extrahepatischen Geweben (u. a. Gefäßwände) zur Leber. Daher wird das HDL-Cholesterin als „gutes" und das LDL-Cholesterin als „schlechtes" Cholesterin bezeichnet.

Funktionen

Nahrungsfette sind wichtige **Energielieferanten**, besonders bei hohem Energiebedarf. Ihr Brennwert von 9 kcal/g übersteigt den von Kohlenhydraten und Proteinen um mehr als das Doppelte. An der Energiebereitstellung beim Sport sind neben den Fettsäuren aus dem Unterhautfettgewebe auch die sog. intramuskulären Triglyceride (IMTG) beteiligt. Ausdauertrainierte Personen speichern in den Skelettmuskeln ca. 300 g Triglyceride (Jeukendrup et al., 1998), was in etwa 2 700 kcal entspricht, wobei Frauen eine höhere Dichte an Fetttröpfchen in den Skelettmuskeln aufweisen und bei gleicher Belastungsintensität mehr Fettsäuren oxidieren als Männer (McKenzie et al., 2000; Phillips et al., 1993; Tarnopolsky et al., 1990; 1995; 2000).

Je nach Geschlecht, Belastungsart und Trainiertheitsgrad liegt die Belastungsintensität mit der höchsten Fettoxidationsrate bei 50–75 % VO_{2max} (Knechtle & Bircher, 2005; Schek, 1997b; vgl. ■ Abb. 11, S. 54). Bei ausdauertrainierten Personen stammen die Fettsäuren, die bei einer Intensität von 65 bzw. 85 % VO_{2max} im Verlauf von ca. 30 Minuten nach Belastungsbeginn zur Energiebereitstellung herangezogen werden, in etwa zu gleichen Teilen aus den Muskeln und dem Fettgewebe, wie ■ Abb. 13 zeigt (Horowitz & Klein, 2000; Romjin et al., 1993; s. a. ■ Abb. 12, S. 55). Stellingwerff et al. (2007) ermittelten an trainierten Fahrradfahrern einen mengenproportionalen IMTG-Verbrauch, der sich nach 3-stündiger

Belastung bei 62 % VO$_{2max}$ auf 45 % der Energiebereitstellung aus allen Fettquellen und auf 22 % des Energieaufwands insgesamt belief. Das sog. Depotfett bildet eine **Energiereserve**, das sog. Baufett wird zum **Schutz von Organen** benötigt. Bei Männern macht Letzteres durchschnittlich etwa 3 %, bei Frauen 4–7 % des Körpergewichts aus. Hinzu kommen bei Frauen weitere 5–8 % geschlechtsspezifische Fettreserven. Der Gesamtkörperfettgehalt sollte bei Männern 15 % und bei Frauen 25 % des Körpergewichts nicht überschreiten. Andererseits sollte er auch nicht weniger als 5 % bei Männern und 12 % bei Frauen betragen. Bei Einhaltung dieser Mindestwerte macht das lebensnotwendige Fett, das nicht mobilisiert werden kann noch 1,5 kg (2 % bei Männern, 3 % bei Frauen) aus.

Die mehrfach ungesättigten Fettsäuren (v. a. Arachidon-, Eicosapentaen- und Docosahexaensäure) sind die Hauptbestandteile der **Zellmembranen**. Außerdem dienen sie als Vorstufen zur Bildung von **zellulären Botenstoffen** (Eicosanoide), die ihrerseits Entzündungs- und Immunreaktionen sowie die Funktionen von Blut-, glatten Muskel- und Endothelzellen beeinflussen. Darüber hinaus kommen sie in hoher Konzentration im **Nervengewebe** und in den Photorezeptoren der Netzhaut des Auges vor.

Cholesterin ist ein wichtiger Ausgangsstoff für die Bildung von Vitamin D und verschiedenen Steroidhormonen (Cortisol, Aldosteron, Testosteron, Östrogen, Progesteron). Es ist Bestandteil der Zellmembranen, der die Nerven umhüllenden Schutzschicht (Myelin) und der Gallensäuren.

Zufuhrempfehlungen

Untersuchungen am Menschen sprechen dafür, dass eine Fettzufuhr, die 30 % der Nahrungsenergie nicht überschreitet, dazu beiträgt, das Risiko für die Entstehung von Übergewicht, Herz-Kreislauf-Erkrankungen und Dickdarmkrebs zu senken. Dementsprechend beträgt der **Richtwert für den Anteil der Fette am Brennwert der Nahrung** 30 Energie% für Nicht-Sportler (DGE et al., 2000). Für Kinder und Leistungssportler mit hohem täglichen Energieumsatz sind bis zu 35 Energie% Fett zulässig. Weil gefüllte Glycogenspeicher nur durch ausreichende Kohlenhydratzufuhr zu gewährleisten sind, sollten sich Ausdauersportler allerdings eher an der Untergrenze des Richtwerts orientieren. Im Fall eines Energiebedarfs, der durch eine vollwertige Mischkost nicht gedeckt werden kann, sind Energiekonzentrate dem Verzehr fettreicher Snacks wie Schokolade, Kekse, Sahneeis oder Chips vorzuziehen.

Neben der Limitierung der Fettzufuhr empfiehlt sich eine ausgewogene Fettsäurenzusammensetzung der Kost. Hierdurch wird v. a. die Entstehung von Arteriosklerose und damit Herz-Kreislauf-Erkrankungen gebremst. Während gesättigte Fettsäuren, trans-Fettsäuren und Cholesterin die Konzentrationen an LDL, VLDL und Triglyceriden im Blut erhöhen, wirken mehrfach ungesättigte Fettsäuren dieser Entwicklung entgegen (die sehr langkettigen ω3-Fettsäuren aus Fischfett reduzieren Triglyceride und VLDL, die langkettige α-Linolensäure aus Pflanzenöl vermindert LDL zu Gunsten von HDL). Die Linolsäure und andere ω6-Fettsäuren verringern das LDL im Blut ebenfalls, erhöhen jedoch den Anteil an oxidiertem LDL, das als atherogen eingestuft wird. Aus ω6-Fettsäuren werden überdies proatherogene Mediatoren gebildet, während ω3-Fettsäuren Vorstufen von antiatherogenen Mediatoren sind. Diese hemmen entzündliche Prozesse, z. B. am Gefäßendothel, verringern die Thromboseneigung und stabilisieren die Herzmuskelerregbarkeit. Einfach ungesättigte Fettsäuren wie die Ölsäure, die besonders in Raps- und Olivenöl vorkommt, erhöhen das HDL im Blut bei gleichzeitiger Verminderung des LDL. Daher werden einfach ungesättigte

2 Ernährungsbedürfnisse im Trainingsalltag

En%-Bereiche	Lebensmittel
30–39 En%	Müsliriegel (345)
40–49 En%	Big Mac (238), Pommes frites (306), Salz-Kräcker (512), Butterkekse (514)
50–59 En%	Eiskrem (205), Croissant (327), Milchschnitte (420), Nuss-Nougat-Brotaufstrich (533), Kartoffelchips (534), Milchschokolade (537)
60–69 En%	Hühnerei (154), Sahnetorte (365)
70–79 En%	Wiener Würstchen (279), Camembert, 50 % F.i.Tr. (314), Räucheraal (329), Gouda, 45 % F.i.Tr. (365), Erdnüsse, geröstet (601)
80–89 En%	Guacamole* (154), Fleischsalat (372), Leberwurst (420), Salami (519), Haselnüsse (648)
90–99 En%	Avocado* (221), Schlagsahne (308), Mayonnaise (727)

Tab. 26:
Lebensmittel mit mittlerem und hohem Gehalt an versteckten Fetten in Energie% (Energiegehalt in kcal/100 g in Klammern)

* hoher Anteil an einfach ungesättigten Fettsäuren

Fettsäuren international übereinstimmend als Hauptfettquelle der Nahrung empfohlen. Eine **günstige Verteilung der Gesamtfettzufuhr auf die verschiedenen Fettsäuregruppen** sieht folgendermaßen aus (DGE et al., 2000): ≤10 Energie% gesättigte Fettsäuren, > 10 Energie% einfach ungesättigte Fettsäuren und 7–10 Energie% mehrfach ungesättigte Fettsäuren. Ferner soll bei den ungesättigten Fettsäuren das ω6- zu ω3-Verhältnis nicht größer als 5 zu 1 sein. Dieser Vorgabe wurde bei der Formulierung der **Zufuhrempfehlungen für essenzielle Fettsäuren** Rechnung getragen. Hiernach soll die Linolsäurezufuhr 2,5 %, die α-Linolensäurezufuhr 0,5 % der Energieaufnahme ausmachen.
Der **Richtwert für die Cholesterinzufuhr** beträgt 300 mg/d (DGE et al., 2000).

(Ausdauer-)Leistungsfähigkeit und Fettzufuhr
Ausdauer- und Kraftsportler nehmen, ebenso wie Nicht- und Breitensportler, 30–38 % der Nahrungsenergie in Form von Fett auf (Männer mehr als Frauen), Teamsportler bis zu 42 %, Ultra-Ausdauersportler dagegen nur 9–16 %. Während Letztere die Kohlenhydratzufuhr nicht übertreiben sollten (s. u.), gilt für die Mehrzahl der Sportler, sich kritisch mit dem Fettgehalt in ihrer Nahrung auseinanderzusetzen. Fettreiche Speisen und Snacks erfreuen sich großer Beliebtheit. Kein Wunder, denn das Nahrungsfett ist Träger vieler Geschmacks- und Aromastoffe.
Um den **Fettverzehr zu reduzieren**, genügt es meist, den Verzehr von Lebensmitteln mit hohem Gehalt an versteckten Fetten wie Mayonnaise, Schlagsahne, verschiedene Wurst- und

Zufuhrempfehlungen für Fette

Speiseöl/-fett	ω6-/ω3-Verhältnis	ω6-FS, v. a. Linolsäure [g/100g]	ω3-FS, v. a. Linolensäure [g/100 g]	einfach ungesättigte FS [g/100 g]	gesättigte FS [g/100 g]
Fischöl (Heilbutt)	< 1	1–7	20–36*	20–45	20–30
Leinöl	< 1	14	54	19	10
Rapsöl	2	24	10	58	8
Olivenöl	10	10	1	74	15
Margarine	11	34	3	40	22
Erdnussöl	**> 50**	22	< 0,1	56	20
Walnussöl	4	**55**	13	18	7
Sojaöl	6	**54**	9	21	15
Weizenkeimöl	6	**56**	9	15	18
Maiskeimöl	**> 50**	**60**	1	30	9
Sonnenblumenöl	**> 50**	**65**	1	23	11
Traubenkernöl	**> 50**	**69**	1	17	9
Distelöl	**> 50**	**75**	1	12	9
Butter	6	3	0,5	32	**64**
Schweineschmalz	9	9	1	48	**42**
Palmöl	20	10	0,5	37	**51**
Cocosfett	**> 50**	2	< 0,1	7	**91**

Tab. 27:
Fettsäuren(FS-)zusammensetzung verschiedener Speiseöle und -fette (nach Souci et al., 2008; Singer, 2003); ungünstige Werte **fett** gedruckt, besonders günstige Werte dunkel unterlegt

* Eicosapentaen- und Docosahexaensäure (ω3)

Käsesorten, Schokolade oder andere der in ■Tab. 26 genannten Produkte einzuschränken bzw. sie durch fettärmere/-reduzierte Varianten zu ersetzen. Als **fettarme Snacks** bieten sich an: Sojapudding (81 kcal/100 g), Obstkuchen mit Hefeteig (176 kcal/100 g), Trockenobst (222 kcal/100 g), Fruchtschnitten (325 kcal/100 g), Reis-Crispies (381 kcal/100 g) und Salzstangen (389 kcal/100 g). Sie enthalten 2–17 Energie% Fett.

Neben der Fettmenge in der Nahrung sollte aber auch die Art der verzehrten Fettsäuren berücksichtigt werden. Aufgrund des geringeren Gehalts an gesättigten und des höheren Gehalts an ungesättigten Fettsäuren ist **pflanzlichen Ölen** gegenüber tierischen Fetten (außer von Fischen) der Vorzug zu geben.
■Tab. 27 macht deutlich, dass Rapsöl von allen sichtbaren Fetten bzw. Ölen das günstigste Fettsäuremuster aufweist: Der Gehalt an einfach ungesättigten Fettsäuren ist hoch, das ω6- zu ω3-Verhältnis niedrig. Die Verwendung von zwei Esslöffeln Pflanzenöl am Tag sichert eine ausreichende Zufuhr an essenzi-

2 Ernährungsbedürfnisse im Trainingsalltag

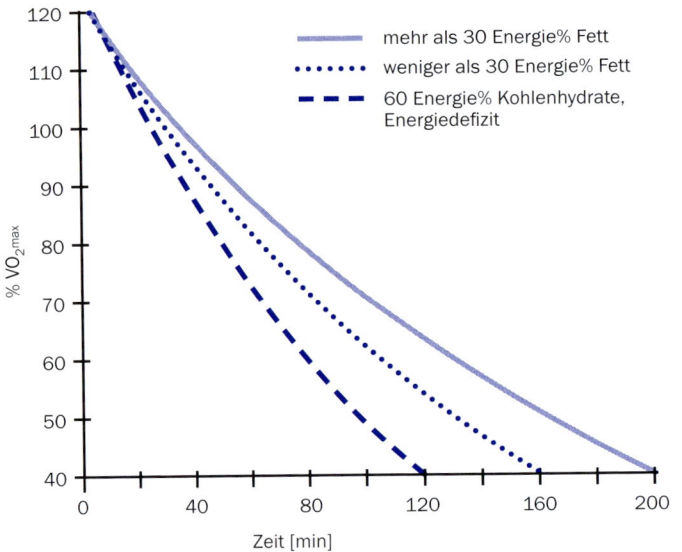

Abb. 14:
Eine Belastung kann über einen vergleichbaren Zeitraum mit höherer Intensität aufrechterhalten werden, wenn der Energiebedarf gedeckt ist, und die Fettzufuhr mindestens 30 Energie% beträgt (nach Pendergast et al., 2000)

ellen Fettsäuren. Die Frage, ob Margarine als Streichfett günstiger zu bewerten ist als Butter, wird kontrovers diskutiert (Schek, 1999). Einerseits enthält Margarine weniger gesättigte Fettsäuren als Butter (vgl. ■Tab. 27) und außerdem kein Cholesterin, was hinsichtlich des Arteriosklerose-Risikos positiv zu bewerten ist. Andererseits kommen in Margarine im Gegensatz zu Butter trans-Fettsäuren vor – sie entstehen während des Herstellungsprozesses von Margarine bei der teilweisen Hydrierung der in den Pflanzenölen vorkommenden ungesättigten Fettsäuren –, die die Konzentration an LDL im Blut erhöhen und gleichzeitig die an HDL reduzieren. Außerdem fehlen der Margarine die in Butter vorkommenden konjugierten Linolsäuren (CLA), die eine antiarteriosklerotische Wirkung (Verminderung der Konzentration an oxidiertem LDL im Blut) haben.

Das **Cholesterin** in tierischen Lebensmitteln liegt mit dem Fett vergesellschaftet vor. Die Auswahl magerer Produkte und ein Verzicht auf Innereien begrenzt die Fett- und Cholesterinzufuhr.

Während die Empfehlungen, die die qualitativen Aspekte des Fettverzehrs betreffen, für alle Sportler gleichermaßen gelten, ist Ausdauersportlern im Allgemeinen und Ultra-Ausdauersportlern im Besonderen anzuraten, den Fettanteil in der Kost nicht zu stark einzuschränken bzw. auf 30–35 Energie% zu erhöhen (Lowery, 2004; Kreider et al., 2010). Denn ein **Mangel an Fetten** wirkt sich fast ebenso negativ auf die Ausdauerleistung aus wie ein Defizit an Energie, wie Pendergast et al. (2000) nachgewiesen haben (■Abb. 14). Außerdem gibt es Hinweise darauf, dass ein suboptimaler Fettverzehr negative Auswirkungen auf die Immunfunktion hat (Venkatraman & Pendergast, 2002). Auch andere Autoren (Larson-Meyer et al., 2002; van Loon et al., 2003) weisen darauf hin, dass ein **Fettanteil in der Kost** von 35 oder sogar 40 Energie% erforderlich sein kann, um die Menge an intramuskulären Triglyceriden zu optimieren. Eine Abnahme der Glycogenreserven ist dabei nicht zu befürchten (Vogt et al., 2003). Cox et al. (1996) zeigten, dass eine moderate Erhö-

Zufuhrempfehlungen für Fette

	Durchschnittliche Energiezufuhr		Durchschnittliche Energiebilanz	
62 Energie%	2210 kcal/d	2230 kcal/d	– 480 kcal/d	– 1960 kcal/d
Kohlenhydratgehalt der Kost				
37 Energie%	3060 kcal/d	3350 kcal/d	+ 170 kcal/d	– 910 kcal/d
	Energieverbrauch durch Sport		Energieverbrauch durch Sport	
	0 kcal/d	840 kcal/d	0 kcal/d	840 kcal/d

Acht Männer lebten vier Wochen in einer Respirationskammer und trainierten zwei Wochen lang nicht und zwei Wochen lang täglich auf einem Fahrradergometer, wobei sie durchschnittlich 840 kcal/d verbrauchten. In je einer der Wochen ohne bzw. mit sportlicher Betätigung erhielten sie eine Kost, die 62 Energie% Kohlenhydrate, 25 Energie% Fett und 13 Energie% Proteine enthielt, in den anderen beiden Wochen ohne bzw. mit Sport eine Kost, die 37 Energie% Kohlenhydrate, 50 Energie% Fett und 13 Energie% Proteine lieferte. Die Probanden durften so viel essen, wie sie wollten (ad libitum). Es zeigte sich, dass die sportbedingte Zunahme des Appetits nicht ausreichte, um die Energiezufuhr dem Energieverbrauch anzupassen, wobei die Energiebilanz bei der kohlenhydratbetonten Ernährung deutlich schlechter ausfiel als bei der fettreichen.

Abb. 15:
Ad-libitum-Nahrungsaufnahme bzw. Energiebilanz nach kohlenhydratbetonter vs. fettreicher Ernährung (nach Stubbs et al., 2004)

hung des Fettanteils in der Kost von 35 auf 45 Energie% bei gleichzeitiger Reduktion des Kohlenhydratanteils von 46 auf 39 Energie% Leistungsparameter wie Maximalleistung und Zeit bis zur Erschöpfung nicht beeinflusst.

Werden während extremen Ausdauerbelastungen neben **kohlenhydratreichen Lebensmitteln** auch solche verzehrt, **die Fette enthalten** (z. B. Nussriegel, Butterbrot, Sahnejoghurt), wirkt sich dies nicht mindernd auf die Ausdauerleistungsfähigkeit aus. Zum einen bewegt sich die Belastungsintensität bei Events wie dem Race Across America überwiegend in Bereichen, wo mehr Energie aus Fettsäuren bereitgestellt wird als aus Glucose. Zum anderen ist die Substratoxidation in der arbeitenden Muskulatur bemerkenswert resistent gegenüber Verschiebungen des Substratangebots im Blut, die durch diätetische Maßnahmen herbeigeführt werden (Whitley et al., 1998).

Auch für die **Regeneration** gilt, dass eine Vernachlässigung der Fettzufuhr zugunsten einer stark kohlenhydratbetonten Nahrung zu vermeiden ist, denn das kalorische Defizit, das bei ad-libitum-Nahrungsaufnahme nach intensiven (Ausdauer-)Belastungen mangels Hungergefühlen häufig zu beobachten ist (s. S. 33), fällt gemäß Stubbs et al. (2004) beim ad-libitum-Verzehr einer fettarmen Kost (25 Energie%) noch stärker aus als bei fettreicher Kost (50 Energie%; ■ Abb. 15). Van Loon et al. (2003) haben überdies gezeigt, dass die Speicher an intramuskulären Triglyceriden bei einer Kost, die 39 Energie% Fett enthält, nach 48 Stunden wieder aufgefüllt sind, nicht jedoch, wenn der Fettgehalt 24 Energie% beträgt.

2 Ernährungsbedürfnisse im Trainingsalltag

„Fat loading"
Während eine unzureichende Fettzufuhr die Leistung zu beeinträchtigen vermag, scheint eine „Aufladung" der muskulären Fettreserven (Lipidtröpfchen) zur Vorbereitung auf langdauernde Belastungen beim derzeitigen Stand der Forschung nicht angebracht zu sein. Mehrere Untersuchungen (vgl. Schek, 2003a) haben gezeigt, dass eine 1-wöchige Zufuhr von 65 Energie% Fett mit anschließender eintägiger Aufnahme von 75 Energie% Kohlenhydraten keine Steigerung der Ausdauerleistung zur Folge hat. Dasselbe gilt, wenn über 1–7 Wochen rund 60 Energie% Fett verzehrt werden (vgl. Hawley, 2011). Die Energiebereitstellung aus Fettsäuren steigt zwar an, was einem Glycogenspareffekt entspricht, kompensiert aber bestenfalls eine verminderte Energiegewinnung aus Glucose, die auf eine verringerte Glycogeneinlagerung und/oder auf eine reduzierte Pyruvatdehydrogenase-Aktivität zurückzuführen ist (Maughan & Burke, 2011).

Fazit
Bei submaximalen Belastungen tragen sowohl intramuskuläre Triglyceride als auch Fettsäuren aus den Adipozyten zur Energiebereitstellung bei. Der Fettanteil in der Kost sollte daher keinesfalls unter 25 Energie% liegen. Anzustreben sind 30–35 Energie%, im Extremsport auch mehr. Fat loading als Vorbereitungsmaßnahme auf Ausdauerevents ist nach derzeitigem Kenntnisstand nicht zu empfehlen.

Proteine – die Aufbaustoffe

Einteilung

Proteine (**Eiweiße**) bestehen aus Aminosäuren. Wenn mehr als 100 Aminosäuren miteinander verknüpft sind, spricht man auch von Polypeptiden, wenn 2–10 Aminosäuren eine Kette bilden, von Oligopeptiden. Die Aminosäuren werden in acht essenzielle (unentbehrliche), vier nicht-essenzielle (entbehrliche) und acht semi-essenzielle (konditionell unentbehrliche) Aminosäuren eingeteilt.

Zu den **essenziellen Aminosäuren** zählen die drei verzweigtkettigen Aminosäuren – Valin, Leucin und Isoleucin – sowie Threonin, Methionin, Lysin, Phenylalanin und Tryptophan. Als **nicht-essenziell** gelten Alanin, Serin, Asparaginsäure (Aspartat) und Glutaminsäure (Glutamat). Semi-essenziell sind Glycin, Cystein, Asparagin, Glutamin, Arginin, Tyrosin, Prolin und Histidin. Sie sind dadurch charakterisiert, dass sie nur dann der Zufuhr mit der Nahrung bedürfen, wenn die körpereigene (endogene) Synthese den metabolischen Bedarf nicht zu decken vermag. Während die nicht-essenziellen Aminosäuren im Körper in ausreichenden Mengen gebildet werden können, ist die Synthese der essenziellen Aminosäuren nicht möglich. Daher müssen sie mit der Nahrung zugeführt werden.

Verwertung

Die **Verdauung** der Proteine beginnt im Magen und wird im Dünndarm fortgesetzt. Hier beteiligen sich Enzyme der Bauchspeicheldrüse und der Dünndarmschleimhaut an der Zerlegung der Polypeptide in Oligopeptide und einzelne Aminosäuren. Diese werden **absorbiert** und gelangen über die Pfortader zur Leber. In der Leber erfolgt ein erster „Umbau". Die hierbei entstehenden Aminosäuren werden größtenteils an den Blutkreislauf abgegeben und dienen den Geweben zur Synthese von körpereigenen Proteinen.

Funktionen

Das Nahrungsprotein versorgt den Körper mit Aminosäuren und weiteren Stickstoffverbindungen, die zum Aufbau bzw. der Erhaltung körpereigener Proteine und weiterer stoffwechselaktiver Substanzen benötigt werden. **Gerüstproteine** bilden die Grundlage des Bindegewebes (Kollagen, Elastin), **Stützproteine** die Grundlage von Muskelgewebe (Myosin, Aktin), Haut und Haaren (Keratin) sowie Blut (Fibrinogen). **Enzyme** wirken als Biokatalysatoren im Intermediärstoffwechsel, **Hormone** übermitteln Signale zur Regulation von Stoffwechselprozessen. **Antikörper** tragen zur Infektionsabwehr des Organismus bei, **Puffer** beeinflussen den Säure-Basen-Haushalt.

Überschüssig zugeführte Aminosäuren können in begrenztem Umfang (ca. 100 g) gespeichert oder als **Energiequelle** mit einem Brennwert von 4 kcal/g genutzt werden. Weil die Aminosäuren im Gegensatz zu Kohlenhydraten und Fetten Stickstoff enthalten, fallen hierbei Ammonium-Ionen an, die entgiftet werden müssen. Dies geschieht hauptsächlich in der Leber durch Bildung von Harnstoff, welcher im Urin ausgeschieden wird. Ebenfalls in der Leber kann aus den sogenannten glucogenen Aminosäuren – das sind alle außer Leucin und Lysin – Glucose gebildet werden (**Gluconeogenese**). Die Aminosäure Leucin wird während körperlicher Betätigung in den aktiven Muskelzellen verstärkt oxidiert.

Stickstoffbilanz

Unter Stickstoffbilanz versteht man die **Differenz von Stickstoffzufuhr und Stickstoffausscheidung**. Der mit der Nahrung zugeführte Stickstoff stammt hauptsächlich aus den Proteinen. Die Ausscheidung erfolgt größtenteils im Urin (Harnstoff), aber auch mit dem Stuhl (unverdautes Protein, Darmsekrete) und in kleinen Mengen über Schweiß, Hautabschilfe-

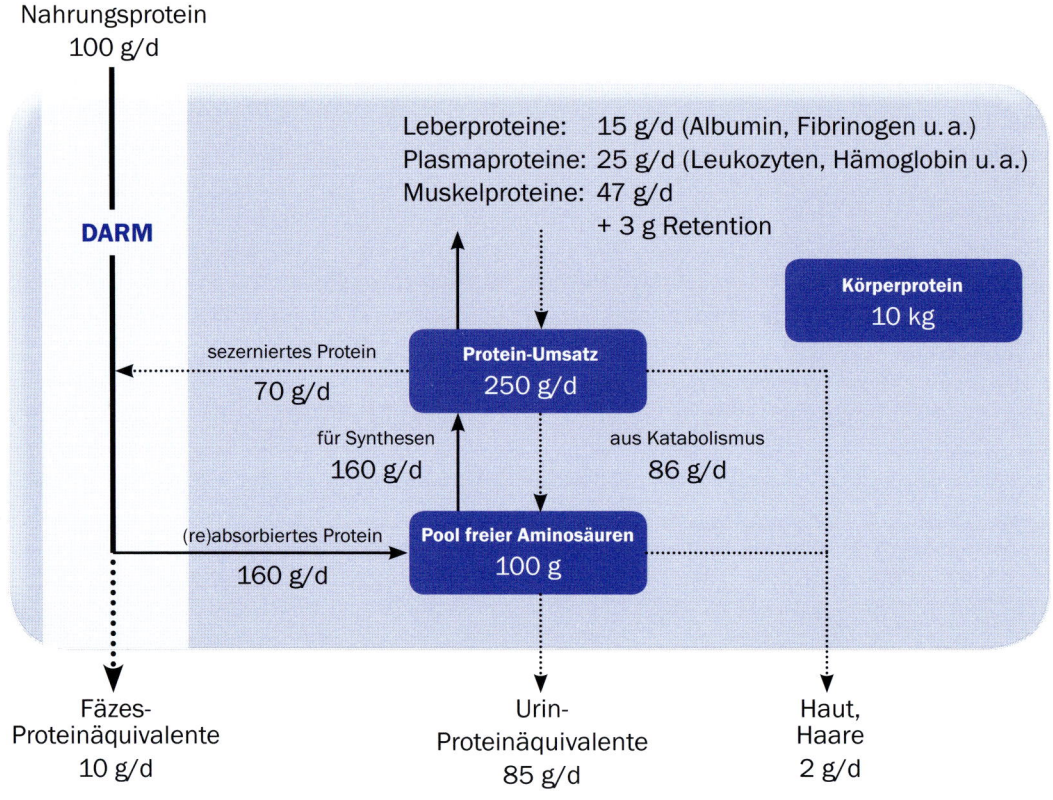

Abb. 16:
Täglicher Proteinumsatz in einer anabolen Phase (Schek, 2013c)

rungen, Haare u. ä. (vgl. ■ Abb. 16). Von einer **ausgeglichenen Bilanz** spricht man, wenn sich Stickstoffzufuhr und -ausscheidung die Waage halten, d. h., wenn die Differenz Null ist. Diejenige Proteinmenge, die zugeführt werden muss, um die Stickstoffbilanz gerade auszugleichen, entspricht dem Bedarf. Wird der Bedarf mit der Nahrung gedeckt, wird der Proteinbestand des Körpers aufrechterhalten. Werden weniger Proteine zugeführt als benötigt (negative Stickstoffbilanz) – dies ist z. B. bei einer Fastenkur der Fall –, vermindert sich der Proteingehalt des Körpers. Demgegenüber nimmt die Menge an Körperprotein zu (positive Stickstoffbilanz), wenn – wie z. B. während des Wachstums oder einer Muskelaufbauphase (Hypertrophie-Training) – die Stickstoffausscheidung geringer ist als die -zufuhr.

Eine **positive Stickstoffbilanz** ist jedoch nicht gleichbedeutend mit einer entsprechenden Zunahme an fettfreier Körpermasse (Muskelgewebe). Bei einer Proteinzufuhr, die diejenige Menge überschreitet, die für die Erhaltung und den Aufbau von Körperprotein benötigt wird, gelangen die überschüssigen Aminosäuren zunächst in den sogenannten labilen Eiweißspeicher (Aminosäuren-Pool). Ist dessen Speicherkapazität von ca. 100 g erreicht, wird der oxidative Abbau der Aminosäuren, allen voran Leucin, und damit die Ausscheidung von Stickstoff heraufgesetzt, sodass die Stickstoffbilanz auf einem höheren Zufuhrniveau ausgeglichen ist. Das heißt, es stellt sich ein neues Fließgleichgewicht ein.

Um den Proteinbedarf zu ermitteln, müssen Stickstoffbilanzmessungen daher bei Proteinzufuhren durchgeführt werden, von denen angenommen wird, dass sie den Bedarf gerade decken (National Research Council, 1989; Rand et al., 2003; Phillips et al., 2007).

Proteinumsatz

Der Proteinumsatz kennzeichnet diejenige **Menge an Protein, die im Körper täglich ab- bzw. aufgebaut wird**. Bei Umbauprozessen an den Proteinen der Muskulatur, der Organe, des Blutes und der Darmsekrete wird ein Teil der Aminosäuren recycled. Das erklärt, weshalb der Proteinumsatz höher ausfällt als der Proteinbedarf, der von den obligaten Verlusten (minimale Ausscheidung) und der Retention (Einlagerung in fettfreie Körpermasse) abhängt. Wie ■ Abb. 16 für einen Sportler, der Körpermasse aufbaut, zeigt, beläuft sich der Proteinumsatz auf 250 (bis 300) g/d, während der Bedarf bei etwa 100 g/d liegt.

Zufuhrempfehlung

Obwohl nur für die essenziellen Aminosäuren ein biochemisch begründeter Bedarf besteht, ist die Zufuhrempfehlung für Proteine formuliert. Denn zum einen kann das Körperproteingleichgewicht (Stickstoffbilanz) mit alleiniger Zufuhr von nicht-essenziellen Aminosäuren nicht aufrechterhalten werden, zum anderen erfolgt die Zufuhr der Aminosäuren in aller Regel in Form von Proteinen.

Der experimentell ermittelte durchschnittliche Bedarf eines **Erwachsenen mit überwiegend sitzender Lebensweise** an tierischem Protein liegt bei 0,6 g/kg/d. Bei der Ableitung der Zufuhrempfehlung vom Bedarf erhöht sich dieser Wert durch einen Sicherheitszuschlag für individuelle Schwankungen auf 0,75 g/kg/d und durch einen weiteren Zuschlag zur Berücksichtigung der geringeren Wertigkeit pflanzlicher Proteine in einer gemischten Kost auf 0,8 g/kg/d (DGE et al., 2000; Rand et al., 2003). Kindern und Jugendlichen wird wegen des Wachstums eine Proteinzufuhr von 0,9 g/kg/d empfohlen.

In einer vollwertigen Nahrung entsprechen die genannten Mengen einem Anteil des Nahrungsproteins an der Energiezufuhr von etwa 10%. Der hierauf begründete **empfohlene Proteinanteil am Brennwert der Nahrung** von 10–15 Energie% gewährleistet, dass selbst Personen mit mäßig erhöhtem Verbrauch (z. B. Freizeitsportler) oder Veganer – das sind Personen, die sich ausschließlich von pflanzlicher Kost ernähren – ihren Bedarf an essenziellen Aminosäuren bzw. Proteinen decken können.

Für **Leistungs- und Breitensportler** wird eine höhere Proteinzufuhr veranschlagt als für Personen, die keinen Sport treiben, weil Proteine einerseits als Substrat, andererseits als Trigger für Adaptationsvorgänge im Ausdauer- und Kraftbereich dienen. Hierbei ist anzumerken, dass Leistungssportler mit langjähriger Trainingserfahrung offenbar ökonomischer mit Nahrungs- und Körperprotein umgehen (geringere Oxidations- bzw. höhere Wiederverwertungsrate) als weniger erfahrene (McKenzie et al., 2000; Moore et al., 2007). Das American College of Sports Medicine (2009) rät Leistungssportlern zu einer **Proteinzufuhr** von 1,2–1,7 g/kg/d bzw. 12–15 Energie%, wobei davon auszugehen ist, dass der zusätzliche Proteinbedarf für die sportliche Aktivität mehr als gedeckt wird, wenn die aufgewendete Energie vollständig in Form einer gemischten Kost wieder zugeführt wird.

Pflanzliche Lebensmittel enthalten weniger essenzielle Aminosäuren als tierische Lebens-

2 Ernährungsbedürfnisse im Trainingsalltag

mittel. Außerdem sind Proteine aus pflanzlichen Lebensmitteln schlechter verdaulich. Daher ist die Qualität pflanzlicher Proteine geringer als die tierischer Proteine. Die **biologische Wertigkeit** ist ein Maß für die Qualität der in Lebensmitteln bzw. Lebensmittelkombinationen enthaltenen Proteine. Die Wertigkeit des Hühnereiproteins wurde willkürlich gleich 100[8] gesetzt. Wie ■Tab. 28 zeigt, resultiert eine Kombination von Bohnen mit Mais in derselben biologischen Wertigkeit wie die von Hühnereiprotein. Das zeigt, dass durch gezielte Kombination verschiedener Lebensmittel die Wertigkeit der Einzelkomponenten erhöht werden kann. Der Grund hierfür ist die Ergänzungswirkung der einzelnen Lebensmittel hinsichtlich ihrer Gehalte an verschiedenen Aminosäuren. Konkret bedeutet dies, dass von Lebensmittel(kombinatione)n mit hoher biologischer Wertigkeit geringere Mengen verzehrt werden müssen, um den Proteinbedarf zu decken, als von Lebensmitteln mit geringer biologischer Wertigkeit. Im Fall einer Ernährungsweise, die grundsätzlich tierische und pflanzliche Produkte einschließt, spielt diese Unterscheidung allerdings eine untergeordnete Rolle.

Ausdauerbelastungen: Einfluss auf Proteinbedarf und -zufuhr

Je länger eine submaximale Belastung dauert, umso mehr glucogene Aminosäuren werden in der Leber in Glucose umgewandelt und umso mehr Leucin wird in den Muskelzellen oxidiert (s. ■Abb. 12, S. 55). Ein Proteinanteil an der Energiebereitstellung von 5 % im Ausdauertraining (Evans et al., 1983) bzw. von 10 % bei intensiven Ausdaueraktivitäten mit

---

8 Die biologische Wertigkeit ist der reziproke Wert des Stickstoffbilanz-Minimums, multipliziert mit 50. Das Stickstoffbilanz-Minimum, das experimentell ermittelt wird, entspricht der erforderlichen Zufuhrmenge an Protein eines bestimmten Lebensmittels (z. B. Hühnerei: 0,5 g/kg/d), die gerade ausreicht, um die Stickstoffbilanz auszugleichen, d. h., den Abbau von Körperprotein zu verhindern.

Lebensmittel	Wertigkeit
36 % Hühnerei + 64 % Kartoffeln	136
75 % Kuhmilch + 25 % Weizenmehl	125
60 % Hühnerei + 40 % Soja	124
76 % Hühnerei + 24 % Milch	119
68 % Hühnerei + 32 % Weizenmehl	118
51 % Kuhmilch + 49 % Kartoffeln	114
78 % Rindfleisch + 22 % Kartoffeln	114
88 % Hühnerei + 12 % Mais	114
35 % Hühnerei + 65 % Bohnen	108
52 % Bohnen + 48 % Mais	100
Hühnerei	**100**
Thunfisch	92
Kuhmilch	91
Edamer Käse	85
Schweinefleisch	85
Soja	84
Reis	81
Rindfleisch	80
Geflügel	79
Roggenmehl	76
Kartoffeln	71
Linsen	60
Erbsen	56
Weizenmehl	54
Mais	54
Gelatine	25

Tab. 28:
Biologische Wertigkeit (BW) der Proteine von tierischen und pflanzlichen Lebensmitteln und -kombinationen (Kofranyi & Wirths, 1994)

Proteinbedarf bei Ausdauerbelastung

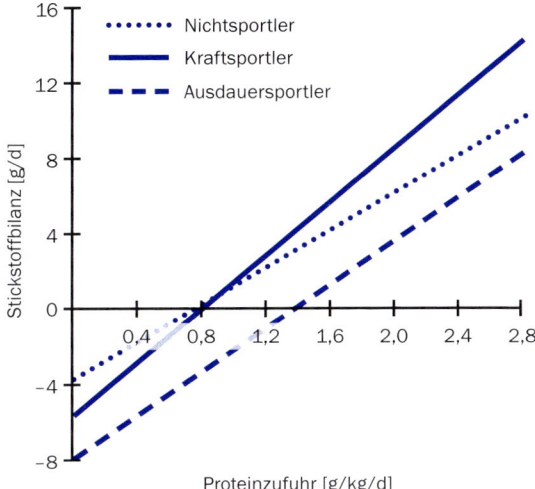

Abb. 17:
Proteinbedarf von Nichtsportlern, Elite-Kraftsportlern und Elite-Ausdauersportlern (Tarnopolsky et al., 1988)

Wettkampfcharakter (Lemon & Mullin, 1980) wird bei trainierten Personen jedoch nicht überschritten, denn Ausdauertraining hat einen proteinsparenden Effekt (McKenzie et al., 2000). Die bei leistungsmäßig Ausdauersport betreibenden Personen zum Ausgleich der Stickstoffbilanz erforderliche Menge an Protein wird mit 1,2 g/kg/d (Meredith et al., 1989) bzw. 1,5 g/kg/d (Gontzea et al., 1974) beziffert.
Tarnopolsky et al. (1988) untersuchten mit Hilfe von Stickstoffbilanzmessungen den **Proteinbedarf** sowohl von Ausdauersportlern als auch von Kraft- und Nichtsportlern (■ Abb. 17, ■ Tab. 29). An gut trainierten Ausdauersportlern mit einem Energieumsatz von 4590 kcal/d machten die Autoren deutlich, dass bei Männern eine Proteinzufuhr von 1,37 g/kg/d erforderlich ist, um die Stickstoffbilanz auszugleichen. Frauen dagegen benötigen geschlechtsspezifisch 20 %, also ungefähr 0,3 g/kg/d, weniger (McKenzie et al., 2000; Phillips et al., 1993; Tarnopolsky et al., 1990; 1995; 2000), weil sie bedingt durch ihren höheren Östrogenspiegel mehr Fettsäuren oxidieren, wodurch Kohlenhydrate und Proteine gespart werden.
Durch Addition eines Sicherheitszuschlags leiteten Tarnopolsky et al. (1988) aus dem ermittelten Stickstoffbilanzminimum eine **Proteinzufuhrempfehlung** von 1,6 g/kg/d für Männer ab, die Tarnopolsky im Jahr 2004 noch einmal bestätigte. Bei der zitierten Studie entsprach diese Menge einem Proteinanteil von 10 % der insgesamt zugeführten Energie. Der tatsächliche **Proteinverzehr** betrug, wie ein 7-Tage-Ernährungsprotokoll zeigte, 11 Energie% bzw. 1,7 g/kg/d. Die meisten Autoren empfehlen Ausdauersportlerinnen und -sportlern eine Proteinzufuhr von 1,2–1,4 g/kg/d (American College of Sports Medicine, 2009; Burke & Deakin, 2006; Maughan et al., 2004; McArdle et al., 2009; Williams et al., 2012).
Die Empfehlung, 12–15 % des täglichen Energieumsatzes in Form von Proteinen aufzunehmen, gewährleistet, den Proteinbedarf von Ausdauersportlern selbst im Wettkampf zu decken. Um bei limitierter Fettzufuhr einen ausreichenden **Proteinanteil in der Kost** zu gewährleisten, bietet es sich an, neben Gemüse, Getreideprodukten und Hülsenfrüchten regelmäßig fettarme Milcherzeugnisse, magere Fleischsorten, Geflügel, Fisch und Eier auf den Speiseplan zu setzen. ■ Tab. 30 (S. 73) gibt eine Übersicht über **fettarme Lebensmittel mit mittlerem bis hohem Gehalt an Proteinen**.
Es ist davon auszugehen, dass der Proteinverzehr im Ausdauerbereich den Erfordernissen von Spitzensportlern gerecht wird (Phillips et al., 2007; Tarnopolsky, 2000). Besonderes Augenmerk muss nur dann auf die Proteinzufuhr gelegt werden, wenn die Energie- und Kohlenhydratzufuhr gering ist (Tarnopolsky, 2004).

2 Ernährungsbedürfnisse im Trainingsalltag

	Proteinbedarf (Stickstoff-Bilanz)		Proteinzufuhr-empfehlung (Bedarf + Zuschlag)		Proteinverzehr (7-Tage-Protokoll)		Energie-zufuhr
	g/kg/d	En%	g/kg/d	En%	g/kg/d	En%	kcal/d
Nichtsportler	0,73	7	**0,80**	8	1,05	10	3220
Kraftsportler, erfahren	0,82	6	**1,20**	9	2,77*	20	4800
Kraftsportler, Novizen	<1,40	<12	**1,70**	15	1,77	16	3670
Ausdauersportler	1,37	9	**1,60**	10	1,70	11	4590

Tab. 29:
Proteinbedarf, -zufuhrempfehlung und -verzehr von Nichtsportlern, Elite-Kraftsportlern, Kraftsport-Anfängern und Elite-Ausdauersportlern (Tarnopolsky et al., 1988, 1992)

* Pro Jahr rund 45 kg überschüssig zugeführtes Protein

Krafttraining: Einfluss auf Proteinbedarf und -zufuhr

An sechs Männern, die im Durchschnitt seit drei Jahren leistungsmäßig Kraftsport (Bodybuilding) betrieben und täglich Energiemengen in Höhe von 4800 kcal aufnahmen, wiesen Tarnopolsky et al. (1988) nach, dass die Stickstoffbilanz bei einer Proteinzufuhr von 0,82 g/kg/d ausgeglichen ist. Diese Proteinmenge, die definitionsgemäß den Körperproteinbestand sichert, entspricht dem **Proteinbedarf von sehr erfahrenen Athleten bei muskelerhaltendem Krafttraining**. Im Vergleich zu Personen mit überwiegend sitzender Lebensweise und einer täglichen Energiezufuhr von 3220 kcal, bei denen die Autoren einen Proteinbedarf von 0,73 g/kg/d ermittelten, liegt er um 12 % höher.

Dieser verhältnismäßig geringe Bedarfsunterschied wird durch die Ergebnisse einer biokinetischen Studie (Herrmann, 1995) bestätigt. Gemessen wurde die Steigerung des Aminosäurenumsatzes durch muskelerhaltendes Krafttraining an 18 langjährig trainierenden Bodybuildern, die an drei aufeinanderfolgenden Tagen je 1,5 Stunden absolvierten. Wie die Fläche unter der Kurve in ■Abb. 18 zeigt, war der Aminosäuren- bzw. Proteinumsatz um

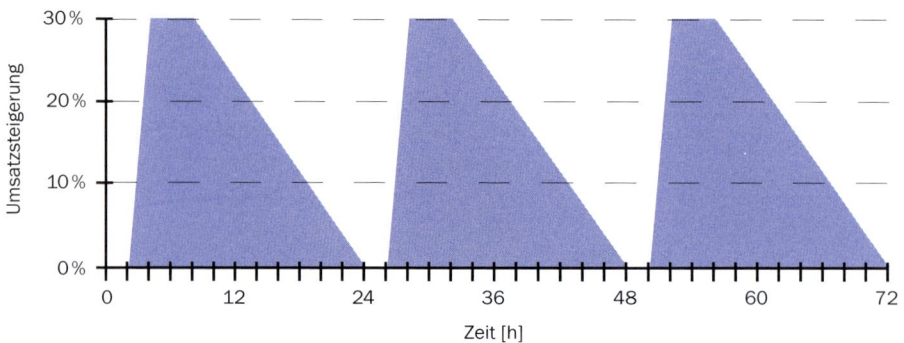

Abb. 18:
Aminosäuren-Umsatzsteigerung bei Kraftsportlern (Herrmann, 1995)

En%-Bereiche	Lebensmittel
4–7 En%	pflanzlich: Bananen (92), Maronen (192), Dörrpflaumen (222)
8–11 En%	pflanzlich: Erdbeeren (32), Brombeeren (36), Orangen (41), Aprikosen (43), Kiwis (51), Feigen (61), Naturreis (ungekocht: 342), Cornflakes (353), Zwieback (368)
12–15 En%	pflanzlich: Johannisbeeren (34), Kartoffeln (70), Roggenvollkornbrot (201), Eierteigwaren (ungekocht: 354), Haferflocken (366) tierisch: Molke (25)
16–23 En%	pflanzlich: Himbeeren (33), Holunderbeeren (51), Mais (87) tierisch: Sauermilch (66), Kefir (66)
24–31 En%	pflanzlich: Kichererbsen (ungekocht: 304), Linsen (ungekocht: 315)
32–39 En%	pflanzlich: Sellerie (18), Lauch (24), Bohnen (32), Erbsen (81)
40–47 En%	pflanzlich: Blumenkohl (23), Fenchel (24) tierisch: Magermilch (35), Buttermilch (37), Magerjoghurt (39)
48–55 En%	pflanzlich: Feldsalat (14), Wirsing (25), Broccoli (26), Rosenkohl (35), Grünkohl (37) tierisch: Hüttenkäse (103), Schweinefilet (162)
56–63 En%	pflanzlich: Pfifferlinge (11)
64–71 En%	pflanzlich: Spinat (15) tierisch: Rinderfilet (116)
72–79 En%	pflanzlich: Endivien (10), Champignons (15) tierisch: Magerquark (72)
≥ 80 En%	tierisch: Hühnereiweiß (48), Magerfische (75–100), Kalbsfilet (95), Hühner-/Putenbrust (103), Sauermilchkäse (127)

Tab. 30:
Fettarme Lebensmittel mit mittlerem und hohem Gehalt an Proteinen in Energie% (Energiegehalt in kcal/100 g in Klammern)

17 % gesteigert (56 % von 30 %). Da bekannt ist, dass der Proteinumsatz den Proteinbedarf übersteigt, kann hieraus geschlossen werden, dass muskelerhaltendes Krafttraining bei Bodybuildern mit großer Muskelmasse den Proteinbedarf um weniger als 17 % erhöht.

In einer späteren Studie ermittelten Tarnopolsky et al. (1992, vgl. ■Tab 31) an zwei Rugbyspielern, zwei Footballspielern und drei Bodybuildern, die seit durchschnittlich einem halben Jahr regelmäßig Krafttraining betrieben und täglich 3670 kcal zuführten, dass die Stickstoffbilanz (N-Bilanz) bei einer Proteinzufuhr von 0,89 g/kg/d negativ ausfällt (–2,4 g N/d), während sie bei einer Zufuhr von 1,4 bzw. 2,3 g/kg/d positiv ist (+0,7 bzw. +3,8 g N/d).

Weiterführende Untersuchungen zeigten, dass die Gesamtkörper-Proteinsynthese mit zunehmendem Proteingehalt der Kost ansteigt, jedoch kein signifikanter Unterschied zwischen der moderaten und der hohen Proteinaufnahme zu verzeichnen ist. Auch die

Leucin-Oxidation, die einen Hinweis auf energetische Verwendung von im Überschuss zugeführtem Eiweiß gibt, nimmt in Abhängigkeit vom Proteingehalt der Kost zu, wobei ein signifikanter Unterschied erst bei der höchsten Proteinaufnahme nachweisbar ist.

Auf der Basis dieser Ergebnisse kommen die Autoren zu dem Schluss, dass der **Proteinbedarf von wenig erfahrenen Athleten bei muskelaufbauendem Krafttraining** (Hypertrophie-Training) im Bereich von 1,4 g/kg/d liegt bzw. „näher bei 1,4 als bei 0,86 g/kg/d" (Phillips et al., 2011). Die deutliche Abweichung von dem vier Jahre zuvor gemessenen Wert wird dergestalt begründet, dass Anfänger schneller Muskelmasse aufbauen[9] als über lange Jahre Trainierende, und dass vier von sieben Athleten auch für aerobe Anteile im Training Eiweiß benötigten.

Lemon et al. (1992) ermittelten an Personen, die sich erstmals einem Krafttraining unterzogen, dass eine Proteinzufuhr von 1,4–1,5 g/kg/d angemessen ist, um eine anabole Wirkung zu erzielen. Und Moore et al. (2007) wiesen ebenfalls an Anfängern nach, dass 1,4 g Protein/kg/d ausreichen, um innerhalb von 12 Wochen 2,8 kg Magermasse zuzulegen. Darüber hinaus konnte gezeigt werden, dass Krafttraining per se schon nach vier Wochen zu einer effizienteren Nutzung des Nahrungsproteins führt, was den in Abhänigkeit von der Trainingsdauer (Monate, Jahre) rückläufigen Proteinbedarf erklärt (vgl. sehr erfahrene Athleten).

Im Jahr 1988 leiteten Tarnopolsky et al. aus den Untersuchungen an sehr erfahrenen Bodybuildern im Zustand des kaum messbaren Muskelaufbaus eine **Proteinzufuhrempfehlung** für Kraftsportler von 1,2 g/kg/d (ermittelter Bedarf zuzüglich Sicherheitszuschlag) ab, im Jahr 1992 empfahlen sie für Anfänger im Zustand des schnellen Muskelaufbaus eine Proteinzufuhr von 1,7 g/kg/d. Bezogen auf die von den Studienteilnehmern jeweils aufgenommenen Energiemengen, entsprechen diese absoluten Zahlen, die von Phillips et al. (2007) bestätigt wurden, einem **Proteinanteil in der Kost** von 9 bzw. 15 Energie%. Daher ist anzunehmen, dass Kraftsportler, die 12–15 % der umgesetzten Energie in Form von Eiweiß zu sich nehmen (vgl. ■ Abb. 2, S. 13; Lemon, 1991; Wilson & Wilson, 2006) selbst dann ihren Proteinbedarf decken, wenn sie sich nach einer Trainingspause in einer intensiven Muskelaufbauphase befinden (Lemon et al., 1992; Phillips, 2004).

Die üblicherweise **verzehrte Proteinmenge** lag in der ersten Studie von Tarnopolsky et al. (1988) mit 2,77 g/kg/d bzw. 20 Energie% deutlich über der empfohlenen Zufuhr, in der zweiten Studie (1992) mit 1,77 g/kg/d bzw. 16 Energie% (vgl. ■ Tab. 31) ziemlich genau im Bereich der Empfehlung. Es sei angemerkt, dass die Studienteilnehmer gewohnheitsmäßig Proteinkonzentrate verwendet haben.

Etliche Autoren (vgl. ■ Tab. 5, S. 17; Übersicht bei Philipps et al., 2007) haben an Kraftsportlern, v.a. Bodybuildern, Proteinzufuhren oberhalb von 2,0 g/kg/d ermittelt. Nach Poortmans und Dellalieux (2000) ist bei Zufuhren bis 2,8 g/kg/d und nach Phillips et al. (2007) bis 35 Energie% nicht mit unerwünschten Wirkungen zu rechnen, solange überwiegend Lebensmittel als Proteinquellen dienen. Bei einer Studie, in der Konzentrate eingesetzt worden waren, bestand bei exzessiver Proteinzufuhr langfristig das Risiko der Hypercalciurie (i.e. der überhöhten Ausscheidung von Calcium im Urin) und damit der Osteoporose (Allen et al., 1979).

---

9 Williams et al. (2012) demonstrieren, dass sich der Proteinbedarf durch Muskelaufbautraining rein rechnerisch um maximal 20 % erhöht: Ausgehend von einer Steigerung der Muskelmasse durch Krafttraining um 10 kg pro Jahr (Anfänger bauen schneller Muskelmasse auf als Fortgeschrittene), lässt sich die Zunahme des Körperproteingehalts auf kaum mehr als 2000 g beziffern, weil die Muskeln nur zu 20 % aus Protein bestehen (75 % sind Wasser). Bezogen auf das Körpergewicht der Person (Anfänger wiegen weniger als Fortgeschrittene) und die Anzahl Tage im Jahr, ergibt sich ein täglicher Mehrbedarf an Protein für den Muskelzuwachs von nicht einmal 0,1 g/kg/d.

Zeitpunkt, Menge und Art der Proteinzufuhr

	Kraftsportler (n = 7)	Nichtsportler (n = 6)
Training (h/Woche)	9,7 ± 2,8	0,2 ± 0,1
Körpergewicht [kg]	85,4 ± 7,3	84,9 ± 11,4
Magermasse [kg]	77,2 ± 6,5	66,9 ± 7,5
Energiezufuhr [kcal/kg/d]		
Alltag	43,0 ± 9,4	30,0 ± 4,6
geringe Proteinzufuhr	42,1 ± 8,7	31,6 ± 5,4
mittlere Proteinzufuhr	43,7 ± 9,0	31,3 ± 3,9
hohe Proteinzufuhr	43,6 ± 9,2	34,0 ± 2,7
Proteinzufuhr [g/kg/d]		
Alltag	1,77 ± 0,38	1,21 ± 0,29
geringe Proteinzufuhr	0,89 ± 0,02	0,90 ± 0,02
mittlere Proteinzufuhr	1,42 ± 0,08	1,41 ± 0,04
hohe Proteinzufuhr	2,32 ± 0,09	2,37 ± 0,03
Energie% [Protein : KH : Fett]		
Alltag*	16 : 49 : 32	16 : 48 : 34
geringe Proteinzufuhr	8 : 65 : 27	11 : 66 : 23
mittlere Proteinzufuhr	14 : 60 : 27	19 : 56 : 25
hohe Proteinzufuhr	22 : 48 : 30	28 : 42 : 30

Tab. 31:
Normale und studienbedingte Energie- und Proteinzufuhr von Kraftsportlern (Novizen) und Nichtsportlern (Tarnopolsky et al., 1992)

* Die Kraftsportler nahmen 3 % der Energie in Form von Alkohol auf, die Nichtsportler 2 %.

Zeitpunkt, Menge und Art der Proteinzufuhr
Es gibt keine Studien, die sich mit der Frage beschäftigen, ob die Stickstoffbilanz positiver ausfiele, wenn bereits **vor und/oder während dem Sport** und nicht erst danach (s. u.) schnell verfügbare Proteine zugeführt würden. Einzig Tipton et al. (2001) haben untersucht, ob es Unterschiede in der anabolen Antwort auf ein 50-minütiges Krafttraining gibt, wenn ein Getränk mit essenziellen Aminosäuren und Kohlenhydraten vor bzw. nach den Übungen konsumiert wird. Sie fanden, dass die Muskelproteinsynthese stärker stimuliert wurde, wenn die Nährstoffe schon vor dem Training supplementiert wurden.
Im Anschluss an eine intensive Belastung zugeführt, können Proteine das Auftreten von Muskelschäden – erkennbar z. B. an einem Anstieg der Kreatinkinase-Konzentration im Blut – reduzieren (Cockburn et al., 2010; Greer et al., 2007; Rowlands et al., 2008). Darüber hinaus verfolgt die Zufuhr von Proteinen in der **Regenerationsphase** das Ziel, die muskuläre Protein(re)synthese für 24 bis 48 Stunden zu stimulieren und ggf. eine positive Stickstoffbilanz zu erreichen (Koopman et al., 2007; Tipton, 2008), wodurch einerseits die oxidative Kapazität wiederhergestellt oder sogar verbessert wird (Ausdauertraining; Levenhagen, 2001; Wilkinson et al., 2008), andererseits ein Zuwachs an Muskelmasse (Hypertrophie) erreicht werden kann (Krafttraining; Cribb & Hayes, 2006; Moore et al., 2009b; Wilkinson et al., 2008). Moore et al. (2009a) haben gezeigt, dass 20 g hochwertiges Protein ausreichen, um die Muskelproteinsyntheserate zu maximieren, wobei im Kraftsport nicht nur unmittelbar nach dem Training, sondern über

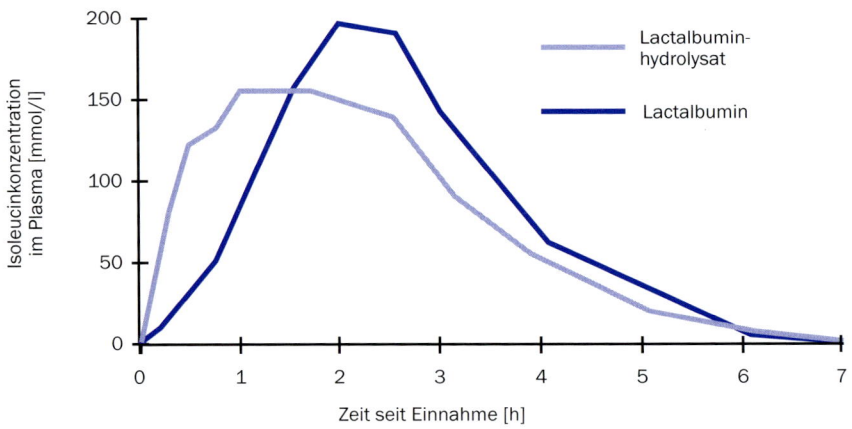

Abb. 19:

Isoleucin-Absorption aus hydrolysiertem und unverändertem Lactalbumin (modif. nach Moch & Kübler, 1993)

den Tag verteilt insgesamt 5-mal je 20 g Protein verzehrt werden sollen.

Eine Zulage von Kohlenhydraten wirkt sich nicht steigernd auf die Proteinsynthese aus (Koopmann et al., 2007). Tierisches Eiweiß ist pflanzlichem (z. B. Sojamilch) aufgrund seines höheren Gehalts an Leucin und anderen essenziellen Aminosäuren vorzuziehen (Hartmann et al., 2007; Phillips et al., 2009; Wilkinson et al., 2007). Darüber hinaus erfolgt die Aminosäurenabsorption aus flüssigen Proteinquellen schneller als aus festen, wobei Hydrolysate aus Molkenprotein als am effektivsten eingestuft werden (Manninen, 2004; Koopman et al., 2009; Tang et al., 2009). Neben sogenannten Proteinshakes (s.u.) haben sich in der Praxis fettarme Milch und Kakao bewährt (Cockburn et al., 2013; Gilson et al., 2010; Hartmann et al., 2007; Karp et al., 2006; Phillips et al., 2005; Roy, 2008; Shireffs et al., 2007; Walberg Rankin, 2004).

Proteinkonzentrate (Shakes)

Eine Proteinzufuhr von 27 Energie% (Bodybuilder: 2,5 g/kg/d) bzw. 30 Energie% (Bodybuilderinnen: 2,0 g/kg/d), wie in der Studie von van Erp-Baart et al. (1989; s. ■ Tab. 5, S. 17) ermittelt, ist ohne den Einsatz von Proteinkonzentraten nicht denkbar. Für eine Supplementierung mit solchen Produkten, die nicht nötig sind, weil eine oberhalb der Empfehlung liegende Proteinzufuhr keine einschlägigen positiven Effekte hat (Hoffman et al., 2007) und eine energiebedarfsdeckende gemischte Kost eine Proteinversorgung in Höhe der Empfehlung gewährleistet (Lemon, 1997), gibt es im Wesentlichen zwei Erklärungen. Erstens, in Bodybuilderkreisen hat sie Tradition, zweitens, die Hersteller werben mit dem Argument einer besseren **Verfügbarkeit der Aminosäuren** aus diesen Produkten im Vergleich zu der aus Lebensmitteln des üblichen Verzehrs. Pulverförmige Proteinkonzentrate bestehen zum größten Teil aus hydrolysiertem, d.h. in Dipeptide und einzelne Aminosäuren zerlegtem Molkenprotein (Lactalbumin aus Milch). Diese Proteinspaltprodukte fluten zwar schneller im Blut an als Aminosäuren aus unverändertem Protein, aber – wie ■ Abb. 19 für die essenzielle Aminosäure Isoleucin zeigt – nicht in größe-

Proteinkonzentrate (Shakes)

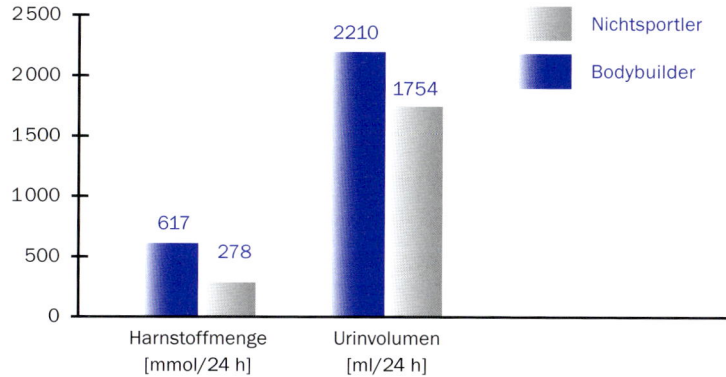

Abb. 20:
Harnstoffausscheidung im Urin von Bodybuildern und Nichtsportlern (Moch, persönliche Mitteilung, 2001)

rem Umfang (innerhalb der entscheidenden ersten drei Stunden gleiche Flächen unter den Kurven).
Kraftsportler, deren Proteinzufuhr wie bei Tarnopolsky et al. (1988) 2,8 anstatt der empfohlenen 1,2 g/kg/d beträgt, führen pro Jahr rund 45 kg mehr Protein zu, als in Körpergewebe eingebaut werden kann. Dieser Überschuss muss abgebaut und der dabei entstehende Harnstoff ausgeschieden werden. Entsprechend wurde bei Bodybuildern, die Proteinkonzentrate einnahmen, eine Harnstoffmenge von 617 mmol im 24-Stunden-Urin gemessen im Vergleich zu 278 mmol bei inaktiven Personen (■ Abb. 20). Demgegenüber betrug das Urinvolumen der Bodybuilder mit 2 210 ml nur 456 ml mehr als das der Nichtsportler. Um die Nieren zu entlasten, wird Kraftsportlern empfohlen, die Trinkmenge der Proteinzufuhr anzupassen, d. h., mindestens 3 l/d zu trinken.
Es ist nicht auszuschließen, dass Proteinkonzentrate mit anabol androgenen Steroiden, sogenannten Prohormonen, verunreinigt sind, die zu positiven **Doping**ergebnissen führen können (Geyer et al., 2008). Auf dieses Thema wird im Abschnitt „Ergogene Hilfen" (s. S. 106 f.) näher eingegangen.

Fazit
15 Energie% Protein werden als bedarfsdeckend angesehen; für diejenigen, die das trotz eindeutiger Studienlage nicht für möglich halten, sind 20 Energie% nicht schädlich. In absoluten Zahlen ausgedrückt, benötigen Ausdauersportler und Novizen im Kraftsport etwa doppelt so viel Eiweiß wie Personen mit überwiegend sitzender Beschäftigung, Kraftsportler mit langjähriger Trainingserfahrung etwa 50 % mehr. Es empfiehlt sich, unmittelbar nach einer intensiven Belastung mit der Aufnahme hochwertigen Eiweißes (in flüssiger Form) zu beginnen. Proteinkonzentrate haben keine Vorteile gegenüber Milch und Milchmischgetränken, bergen aber das Risiko einer Verunreinigung mit Prohormonen.

Mikronährstoffe – die Regulatoren

Einteilung

Zu den Mikronährstoffen zählen die Vitamine und die Mineralstoffe. Sie sind essenziell, d. h., sie müssen mit der Nahrung zugeführt werden, um Mangelerscheinungen zu verhindern.

Die **Vitamine** sind organischer Natur und gliedern sich in fett- und wasserlösliche Vitamine. **Fettlöslich** sind Vitamin A (Retinol), Vitamin D (Cholecalciferol), Vitamin E (Tocopherol) und Vitamin K (Menachinon). Das ebenfalls fettlösliche β-Carotin und andere Carotinoide zählen zu den Provitaminen A, die im Körper in Vitamin A umgewandelt werden können. Die Absorption der fettlöslichen Vitamine erfolgt nur in Anwesenheit von Fett (s. S. 59), wobei bereits kleine Mengen genügen. **Wasserlöslich** sind Vitamin C (Ascorbinsäure) und die acht Vitamine des B-Komplexes. Hierzu gehören Thiamin (Vitamin B_1), Riboflavin (Vitamin B_2), Niacin (Vitamin B_3), Pyridoxin (Vitamin B_6), Folsäure, Pantothensäure, Biotin und Cobalamin (Vitamin B_{12}). Sie werden mehrheitlich carriervermittelt im Dünndarm absorbiert.

Die **Mineralstoffe** sind anorganischer Natur. Nach ihrer Konzentration im Körper werden sie in Mengen- und (Ultra-)Spurenelemente unterteilt. Bei den Ultraspurenelementen sind die genauen biochemischen Funktionen noch nicht bekannt. Die wichtigsten **Mengenelemente** sind Natrium, Chlorid, Kalium, Magnesium, Calcium und Phosphor, die wichtigsten **Spurenelemente** Eisen, Zink, Jod, Fluorid, Selen, Kupfer, Mangan, Chrom und Molybdän. Die Mengenelemente werden auch als Elektrolyte (in Körperflüssigkeiten gelöste, positiv oder negativ geladene Teilchen mit elektrischer Leitfähigkeit) bezeichnet. Die Mineralstoffe werden im Dünndarm absorbiert und gelangen (z. T. proteingebunden) über die Pfortader zur Leber.

Funktionen

Die mit der Nahrung zugeführten Mikronährstoffe sind als **Regulatoren** an vielfältigen Stoffwechselprozessen beteiligt. Eine Übersicht gibt ■ Tab. 33 (S. 80 f.).

Provitamin A, Vitamin C und Vitamin E – kurz „ACE" genannt – wirken u. a. als **Antioxidanzien**. Sie bilden das nicht-enzymatische Schutzsystem gegen reaktive Sauerstoffspezies, das ergänzt wird durch das enzymatische Schutzsystem, bestehend aus (selenabhängiger) Glutathionperoxidase, Superoxiddismutase, Katalase und anderen Enzymen. Durch das Zusammenspiel von Vitaminen und Enzymen werden freie Radikale im Körper wirkungsvoll „entgiftet". Hierdurch werden oxidative Schäden an der Erbsubstanz, an Proteinen und an ungesättigten Fettsäuren in Membranen und LDL eingedämmt, was der Entstehung von Arteriosklerose und Krebs entgegenwirkt. Vitamin A schützt vor Infektionskrankheiten, Vitamin D reguliert den Calcium- und Phosphathaushalt (Knochenmineralisierung). Vitamin K ist an der Blutgerinnung beteiligt. Die B-Vitamine fungieren hauptsächlich als **Coenzyme** und greifen als solche in den Intermediärstoffwechsel von Kohlenhydraten, Fetten und Proteinen ein.

Die wesentlichen Aufgaben der Mengenelemente bestehen in der Regulation des Wasserhaushalts, der Reizübertragung und der Knochenmineralisation. Die meisten Spurenelemente sind **Cofaktoren von Enzymen** und damit am Intermediärstoffwechsel der Hauptnährstoffe beteiligt.

Bei chemischen Reaktionen werden die Mikronährstoffe nicht verbraucht. Das bedeutet, sie können **wiederverwendet** werden. Die Höhe des Bedarfs ergibt sich aus der ausgeschiedenen Menge. Verluste über den Darm sind hauptsächlich auf unvollständige Absorption zurückzuführen. Hinzu kommen die Verluste

Zufuhrempfehlungen für Mikronährstoffe

	Vitamin C	Magnesium	Calcium	Eisen
Verlust in 1,5 l Schweiß	Rad: < 2,5 mg	Rad: < 5,5 mg	Rad: < 100 mg	Lauf: < 1,0 mg
Absorptionsquote	50–80 %	35–55 %	30–40 %	(Häm) 23 %
erforderliche Zufuhr	**max. 5 mg**	**max. 16 mg**	**max. 333 mg**	**max. 4,3 mg**
Referenz-Nährstoffdichte	38–50 mg/ 1000 kcal	160 mg/ 1000 kcal	420–540 mg/ 1000 kcal	5,4–7,9 mg/ 1000 kcal
tatsächliche Zufuhr	**30–40 mg/** 800 kcal	**128 mg/** 800 kcal	**336–432 mg/** 800 kcal	**4,3–6,3 mg/** 800 kcal
Bilanz	**+ 25–35 mg**	**+ 112 mg***	**+ 3–99 mg**	**+ 0–2 mg**

Tab. 32:
Ersatz der Mikronährstoffverluste in 1,5 l Schweiß bei einem Energieverbrauch von 800 kcal (Schek, 2001a)

* Dieser Überschuss dürfte den Mehrbedarf an Magnesium durch die Verluste im Urin decken.

in Schweiß und Urin. Besonders die Schweißverluste führen bei Sportlern zu einer höheren Gesamtausscheidung als bei Nichtsportlern.

Zufuhrempfehlungen
Die empfohlenen **Nährstoffdichten** für Vitamine und Mineralstoffe zeigt ■ Tab. 4 (s. S. 14). Eine Zufuhr in der angegebenen Höhe deckt den höheren Bedarf von Sportlern, denn die **Mikronährstoffe gehen nicht überproportional zum Energieverbrauch verloren**. Das heißt, wenn die für die sportliche Betätigung aufgewendete Energiemenge in Form einer vollwertigen Ernährung wieder zugeführt wird, werden die Nährstoffverluste mit Sicherheit gedeckt. Diese Aussage soll am Beispiel der Vitamin-C-Verluste im Schweiß erläutert werden. Eine 67 kg schwere Person verbraucht bei einem 12-km-Lauf (einer 35-km-Radfahrt) rund 800 kcal und verliert etwa 1,5 l Schweiß (s. S. 36). In dieser Schweißmenge sind nicht mehr als 2,5 mg Vitamin C enthalten. Unter Berücksichtigung der Absorptionsquote von 50–80 % müssen höchstens 5 mg Vitamin C verzehrt werden, um den Zusatzbedarf von 2,5 mg zu decken. Bei Einhaltung der empfohlenen Nährstoffdichte für Vitamin C von 38 mg/1000 kcal für Männer bzw. 50 mg/1000 kcal für Frauen werden mit 800 kcal 30 bzw. 40 mg Vitamin C zugeführt, also 25 bzw. 35 mg mehr als erforderlich. Im Fall von Vitamin C dürfte es vergleichsweise schwierig sein, 800 kcal zu verzehren, ohne dabei gleichzeitig 5 mg Vitamin C aufzunehmen. Ein kleiner Apfel (175 g) liefert bereits 20 mg Vitamin C, aber nur 100 kcal. ■ Tab. 32 fasst diese **Bilanz**-Rechnung zusammen und zeigt außerdem solche für Magnesium, Calcium und Eisen.

Untersuchungen von Mikronährstoffverlusten im Belastungsschweiß machen deutlich, dass die Verluste überschätzt werden, wenn die Messdauer auf 30 Minuten beschränkt wird. Denn die Konzentrationen an wasserlöslichen Vitaminen und Mineralstoffen im Schweiß nehmen – mit Ausnahme der extrazellulären Komponenten Natrium (s. u.) und Chlorid – mit zunehmender Belastungsdauer in Form einer Abklingkurve ab und erreichen nach ca. 60

2 Ernährungsbedürfnisse im Trainingsalltag

Mikronährstoff	Funktionen
Vitamine	
β-Carotin (Provitamin A)	Wirkung als Antioxidans (= Schutzstoff vor oxidativen Schäden durch reaktiven Sauerstoff), Ausgangssubstanz für die Bildung von Vitamin A im Körper
Vitamin A	Beteiligung am Sehvorgang, Regulation der Entwicklung von Haut- und Schleimhautzellen, Beeinflussung des Immunsystems
Vitamin D	Regulation der Calciumhomöostase und des Phosphatstoffwechsels (Knochenmineralisation), Beeinflussung der Differenzierung von Epithelzellen in der Haut, Modulation der Aktivität von Zellen des Immunsystems
Vitamin E	Wirkung als Antioxidans in Membranen (v. a. Schutz vor Peroxidation ungesättigter Fettsäuren), Beeinflussung der Gewebshormonbildung und des Immunsystems
Vitamin K	Beteiligung an der Bildung von Koagulationsproteinen (Blut) u. Osteocalcin (Knochen)
Vitamin C	Wirkung als Reduktionsmittel und Antioxidans, Regenerierung anderer Antioxidanzien, Beteiligung an der Synthese von Kollagen, L-Carnitin und Catecholaminen und an der Inaktivierung von Arzneimitteln und Körpergiften, Hemmung der Nitrosaminbildung
Thiamin (Vit. B_1)	als Coenzym Thiaminpyrophosphat Mitwirkung bei Reaktionen im Energiestoffwechsel
Riboflavin (Vit. B_2)	als Coenzym Flavinadenindinucleotid Mitwirkung im oxidativen Stoffwechsel
Niacin	als Coenzym Nicotinamidadenindinucleotid Mitwirkung bei biologischen Redoxreaktionen im Zuge des Auf- und Abbaus von Kohlenhydraten, Fettsäuren und Aminosäuren
Pyridoxin (Vit. B_6)	als Coenzym Pyridoxalphosphat Mitwirkung im Stoffwechsel der Aminosäuren, Beeinflussung des Nervensystems, der Immunabwehr und der Hämoglobinsynthese
Folsäure	als Coenzym Tetrahydrofolsäure Mitwirkung an der Zellteilung und damit -neubildung
Pantothensäure	als Coenzym A Mitwirkung im Intermediärstoffwechsel von Kohlenhydraten, Fetten, Cholesterin und verschiedenen Aminosäuren
Biotin	als Coenzym Biotin Mitwirkung bei der Glucoseneubildung, der Fettsäurebiosynthese und dem Abbau essenzieller Aminosäuren
Cobalamin (Vit. B_{12})	als Coenzym Adenosylcobalamin Mitwirkung am Abbau ungeradzahliger und verzweigtkettiger Fettsäuren, als Coenzym Methylcobalamin Mitwirkung an der Überführung der Speicher- und Transportformen der Folsäure in ihre Wirkform (Coenzym)
Mengenelemente	
Natrium	Beeinflussung des Volumens und des osmotischen Drucks der Flüssigkeit außerhalb der Zellen, Bestandteil der Verdauungssäfte, Beeinflussung des Säure-Basen-Haushalts, Aufrechterhaltung des Membranpotenzials (wichtig für die nervale Reizleitung)
Chlorid	Bestandteil der Salzsäure im Magen, Beeinflussung des Säure-Basen-Haushalts, Erhaltung der Elektrolythomöostase
Kalium	Beeinflussung des Volumens und des osmotischen Drucks der Flüssigkeit innerhalb der Zellen, Erhaltung der Elektrolythomöostase, Wachstum der Zellmasse

Zufuhrempfehlungen für Mikronährstoffe

Mikronährstoff	Funktionen
Magnesium	Beteiligung an der Knochenmineralisation, der Membranphysiologie, der neuromuskulären Reizübertragung, der Muskelkontraktion und der Synthese von Nukleinsäuren, Aktivierung zahlreicher Enzyme (v. a. des Energiestoffwechsels), Cofaktor von ATP
Calcium	Mineralisation von Knochen und Zähnen, Stabilisierung von Zellmembranen, Übermittlung intrazellulärer Signale, Reizübertragung im Nervensystem, elektromechanische Kopplung im Muskel (Kontraktion, Relaxation), Beteiligung an der Blutgerinnung
Phosphor	Bestandteil von Membranen und Nukleinsäuren, Aufrechterhaltung des pH-Werts (Puffer), Regulierung zahlreicher Reaktionen im Intermediärstoffwechsel
Spurenelemente	
Eisen	Bestandteil zahlreicher sauerstoff- und elektronenübertragender Wirkgruppen wie z. B. Hämoglobin, Myoglobin und verschiedene Enzyme (Cytochrome u. a.), Beeinflussung der körperlichen Leistungsfähigkeit, des Immunsystems und der Thermoregulation
Zink	Aktivator bzw. Bestandteil von zahlreichen Enzymen des Kohlenhydrat-, Fett-, Protein- und Nukleinsäurestoffwechsels sowie von Hormonen, Beteiligung an der Insulinspeicherung, Beeinflussung des Immunsystems
Jod	Bestandteil der Schilddrüsenhormone und damit Beeinflussung von Zellwachstum und -differenzierung, Stimulation des Energiestoffwechsels (Wärmebildung)
Fluorid	Funktion bei der Mineralisation von Knochen und Zähnen, Kariesprävention
Selen	als Bestandteil des Enzyms Glutathionperoxidase Schutz vor oxidativen Schäden (u. a. an Lipiden), als Bestandteil einer Dejodase Aktivierung des Schilddrüsenhormons T_3
Kupfer	Bestandteil von Metalloenzymen, die größtenteils dem antioxidativen Schutzsystem angehören, Bestandteil des in den Eisenstoffwechsel eingreifenden Coeruloplasmins
Mangan	Aktivierung zahlreicher Enzyme wie z. B. der Glykosyltransferase, die an der Bildung von Knorpel- und Knochengewebe beteiligt ist
Chrom	Bestandteil des Glucosetoleranzfaktors (Verbesserung der Insulinwirkung)
Molybdän	als Bestandteil von Enzymen Beeinflussung des Stoffwechsels von Nukleotiden und schwefelhaltigen Aminosäuren

Tab. 33:

Die wichtigsten Funktionen von Vitaminen und Mineralstoffen
(nach Schek, 2013c; DGE et al., 2000)

Minuten einen gleichbleibenden Mindestwert. ■ Abb. 21 stellt diesen Zusammenhang für Vitamin C, Magnesium, Calcium und Eisen dar. Die Messungen erfolgten an trainierten Personen bei Belastungen (Fahrradergometer/Laufen) mit konstanter Intensität. Die Ergebnisse beweisen, dass der **Körper sparsam mit seinen Ressourcen umgeht**. Das zeigt sich auch daran, dass die Konzentrationen der genannten Mikronährstoffe im Schweiß nicht nur mit steigender Fließrate (Sättigungsfunktion) linear abnehmen, sondern auch als Folge regelmäßigen Trainings proportional zur höheren Fließrate vermindert sind (Adaptation).

2 Ernährungsbedürfnisse im Trainingsalltag

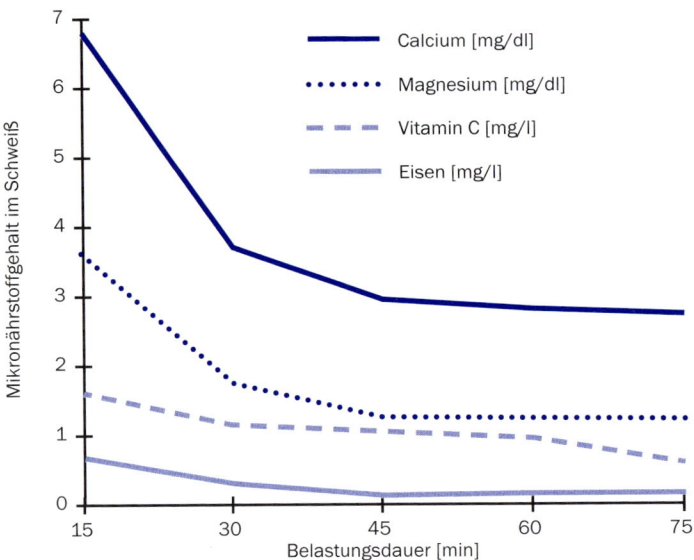

Abb. 21:
Gehalt an Magnesium, Calcium, Eisen und Vitamin C pro Liter Schweiß zwischen der 15. und 75. Belastungsminute (Eck, 1993; Moch, persönliche Mitteilung, 2000)

Eine **Abnahme der Konzentration eines Mikronährstoffs im Blut oder ein Anstieg im Urin** nach intensiver körperlicher Betätigung ist nicht als (beginnender) Nährstoffmangel zu interpretieren. Während sportlicher Betätigung kann es zu Umverteilungen zwischen verschiedenen Körperkompartimenten dergestalt kommen, dass Mikronährstoffe verstärkt vom Blut ins Gewebe aufgenommen werden. In Ruhe gelangen sie dann wieder zurück ins Blut. Eine vermehrte Ausscheidung im Urin, die auf einen erhöhten Umsatz im Gewebe schließen lässt, kann durch Reduktion der Ausscheidung am Folgetag zumindest teilweise kompensiert werden.

Aus den bisherigen Ausführungen kann man schlussfolgern, dass ein **Mikronährstoffdefizit weniger eine Folge der sportlichen Aktivität an sich als vielmehr einer inadäquaten Ernährungsweise** in dem Sinn ist, dass die zur Deckung des (Mehr-)bedarfs an Mikronährstoffen erforderlichen Nährstoffdichten nicht erreicht werden (Machefer et al., 2007).

Kritische Mikronährstoffe
An deutschen Kaderathleten haben Faude et al. (2005) nachgewiesen, dass sie dieselben Mikronährstoffe wie der Durchschnittsdeutsche bzw. -schweizer (Max Rubner-Institut, 2008; Eidgenössisches Bundesamt für Gesundheit, 2012) in unzureichender Menge mit der Nahrung aufnehmen: Vitamin D (12,5 % der [im Jahr 2012 von DGE et al. um den Faktor 4 erhöhten] Zufuhrempfehlung), Folsäure (86 % der [im Jahr 2013 von DGE et al. um ein Viertel herabgesetzten] Zufuhrempfehlung) und Jod (44 % der [aus dem Jahr 2000 von DGE et al. stammenden] Zufuhrempfehlung). Des Weiteren gelten die Vitamine „ACE" und Pyridoxin sowie die Mineralstoffe Magnesium,

Calcium, Eisen und Zink als kritisch in Bezug auf die Versorgung von Leistungssportlern mit Nährstoffen (Beals et al., 2002; Berg et al., 1992; Machefer et al., 2007; Sundgot-Borgen, 1993b; van Erp-Baart et al., 1989). Um einem leistungsbeeinträchtigenden Mangel vorzubeugen, empfiehlt es sich, regelmäßig Lebensmittel mit hoher Dichte an diesen Mikronährstoffen zu verzehren, wofür ■ Tab. 34 und ■ Tab. 35 (S. 85) Beispiele zeigen.

Vitamin D – der „Calciumhomöostase-Regulator" – kann in der Haut durch UVB-Exposition (Sonnenbestrahlung) aus einer Cholesterinvorstufe (7-Dehydrocholesterin) gebildet werden. Dabei hängt die synthetisierte Menge von vielen Faktoren ab, wie z. B. Jahreszeit, Breitengrad, Höhenlage, Aufenthaltsdauer im Freien, Kleidung oder Verwendung von Sonnenschutzmitteln. Prinzipiell ist es möglich, in Deutschland während der Sommermonate eine bedarfsdeckende Menge an Vitamin D zu bilden und Reserven in der Leber und den Skelettmuskeln anzulegen. Diese reichen jedoch nicht aus, um den Körper den gesamten Winter über mit Vitamin D zu versorgen. Auch die Vitamin-D-Zufuhr mit der Nahrung in Form von Fettfischen (z. B. Thunfisch, Makrele, Hering), Eigelb, Milchfett, angereicherter Margarine und Pilzen genügt nicht, um in der dunklen Jahreszeit den „Schätzwert für eine angemessene Vitamin-D-Zufuhr bei fehlender endogener Synthese" von 20 µg/d zu erreichen (DGE et al., 2012), denn Erwachsene nehmen im Durchschnitt nur 2–4 µg Vitamin D pro Tag mit der Nahrung auf.

Da das Risiko einer Unterversorgung mit Vitamin D bei Leistungssportlern ebenso hoch ist wie in der Allgemeinbevölkerung (Close et al., 2013; Constantini et al., 2010; Hamilton et al., 2010; Lehtonen-Veromaa et al., 1999; Lovell, 2008), ist es ratsam, von Oktober bis April täglich 1000 I.E. Vitamin D zu supplementieren. Liegt die Plasmakonzentration an 25-Hydroxy-Vitamin D unter 50 nmol/l, ist auch im Sommer eine Substitution angezeigt. Denn Vitamin D steigert nicht nur die Reifung der Knochenzellen und die Mineralisation des Skeletts, sondern fördert zudem die Proteinsynthese und Zellproliferation in den Skelettmuskeln, verbessert die muskuläre Koordination und moduliert die Aktivität von Immunzellen (Holick, 2006).

Studien, die belegen, dass ein Defizit an Vitamin D die sportliche Leistung beeinträchtigt bzw. eine Vitamin-D-Supplementation sich positiv auf die Leistung auswirkt, sind bislang rar (Schek, 2012b): Lappe et al. (2008) ermittelten, dass eine 8-wöchige Supplementation weiblicher Navy-Rekruten mit 20 µg Vitamin D und 2 000 mg Calcium pro Tag die Inzidenz des Auftretens von Stressfrakturen zu senken vermochte. Close et al. (2013) zeigten, dass eine 8-wöchige Supplementation britischer Athleten mit 125 µg Vitamin D pro Tag die 10-m-Sprintzeit und die Sprungkraft verbesserte.

Folsäure – der „Arteriosklerose-Schutzfaktor" – gehört zum Vitamin-B-Komplex und wird in Deutschland nicht ausreichend mit der Nahrung zugeführt. Nur 21 % der Männer und 14 % der Frauen erreichen die empfohlene Zufuhr (Robert Koch-Institut, 2008). Leistungssportler bilden da keine Ausnahme (Faude et al., 2005). Eine Unterversorgung äußert sich in einer erhöhten Homocysteinkonzentration im Blut (Herzinfarkt-Risiko), einer verminderten Bildung von Blutzellen (Anämie) und einer verringerten Synthese von Antikörpern (Immunschwäche). Der Sauerstofftransport im Blut kann beeinträchtigt werden und Infektionskrankheiten können häufiger auftreten.

Besonders hohe Gehalte an Folsäure haben Weizenkeime und Sojabohnen, aber auch Gemüse, Kartoffeln, Obst, Vollkornerzeugnisse und tierische Produkte sind gute Lieferanten.

2 Ernährungsbedürfnisse im Trainingsalltag

Kritische Vitamine	Lebensmittel
Pyridoxin (Vitamin B_6)	Fleisch/Geflügel: Schweine- (0,5), Rind- (0,5), Kalbfleisch (0,4), Hühner-/Truthahnbrust (0,4) Fisch: Sardine (1,0), Heilbutt (0,4), Flunder (0,3), Scholle (0,2), Kabeljau (0,2) Getreideerzeugnisse: Weizenkeime (3,3), Hirse (0,8), Naturreis (0,7), Vollkornbrot (0,4) Hülsenfrüchte (trocken): Urdbohnen (bis 1,1), Linsen (0,6), Kichererbsen (0,5) Gemüse: Paprika (0,4), Rosenkohl (0,3), Grünkohl (0,3), Bohnen (0,3), Lauch (0,3), Feldsalat (0,3) Obst: Bananen (0,4), Datteln (0,1), Feigen (0,1), Rosinen (0,1), Sanddornbeeren (0,1)
(Pro-) Vitamin A	Gemüse: Karotte (12,0), Fenchel (4,7), Spinat (4,2), Grünkohl (4,1), Feldsalat (3,9), Mangold (3,5), Paprika, rot (2,1), Broccoli (2,0), Kürbis (2,0), Chicorée (1,3), Endivie (1,1), Tomate (0,8) Milchprodukte: Sauermilchkäse (0,06), Sauermilch (0,05), Kefir (0,05), Hüttenkäse (0,05) Fisch: Forelle (0,05), Meeräsche (0,05), Heilbutt (0,03), Katfisch (0,02), Sardine (0,02)
Vitamin C	Obst: Kiwi (bis 300), Johannisbeeren, schwarz (175), Erdbeeren (65), Orange (50), Grapefruit (44), Mango (40), Johannisbeeren, rot (35), Stachelbeeren (35), Honigmelone (30), Pfirsich (17) Gemüse: Paprika (140), Broccoli (115), Meerrettich (115), Rosenkohl (115), Grünkohl (105), Fenchel (95), Blumenkohl (75), Kohlrabi (65), Spinat (50), Rotkohl (50), Wirsing (45)
Vitamin E	Getreideerzeugnisse: Weizenkeime (24,7), Knäckebrot (4,0), Popcorn (2,9), Haferflocken (1,5)

Tab. 34:

Fettarme Lebensmittel mit hohem Gehalt an kritischen Vitaminen (Angabe in mg/100 g in Klammern)

Jod – der „Stoffwechsel-Aktivator" – ist ein Bestandteil der Schilddrüsenhormone und damit an Zellwachstum und -differenzierung beteiligt. Ohne Berücksichtigung von Jodsalz erreichen nahezu 100 % der Bevölkerung die empfohlene Zufuhr nicht (Robert Koch-Institut, 2008), was für Sportler gleichermaßen gilt (Faude et al., 2005). Deutschland zählt zu den endemischen Kropfgebieten. Eine durch extremen Jodmangel hervorgerufene Schilddrüsenunterfunktion geht mit verminderter Leistungsfähigkeit, Müdigkeit, Verstopfung und leichtem Frieren einher. Die beste Jodquelle sind Seefische (z. B. Meeräsche, Schellfisch, Kabeljau). Des Weiteren tragen Milch, Eier und jodiertes Speisesalz zur Versorgung bei.

Den Vitaminen **„ACE"** – den „antioxidativen Prophylaxe-Stoffen" – wird in der Ernährung des Sportlers besondere Bedeutung beigemessen, seit bekannt ist, dass körperliche Belastungen größeren Ausmaßes (z. B. Marathonlauf) bedingt durch den daraus resultierenden oxidativen Stress zellmembran- und erbsubstanzschädigend wirken können. So wird das Auftreten von Ermüdungserscheinungen bei submaximalen Belastungen von mehr als 30 Minuten Dauer teilweise auf die vermehrte Bildung reaktiver Sauerstoffverbindungen, sogenannter freier Radikale, zurückgeführt (Powers & Jackson, 2008; Reid, 2008). Provitamin A (β-Carotin), Vitamin C und Vitamin E fangen solche reaktiven Sauerstoffverbindungen ab und machen sie unschädlich. Um ausreichenden Zellschutz zu gewährleisten, wird Personen, die intensiv Ausdauersport treiben, daher geraten, regelmäßig gelbrotes und grünes Gemüse sowie

Kritische Mikronährstoffe

Kritische Mineralstoffe	Lebensmittel
Magnesium	**Getreideerzeugnisse:** Weizenkeime (250), Hirse (179), Naturreis (155), Haferflocken (140) **Hülsenfrüchte (trocken):** Urdbohnen (245), Mungobohnen (170), Kichererbsen (110), Linsen (75) **Gemüse:** Spinat (60), Fenchel (50), Mais (50), Kohlrabi (45), Meerrettich (35), Erbsen (35) **Obst:** Banane (35), Brombeeren (30), Himbeeren (30), Kiwi (25), Erdbeeren (15) **Milchprodukte:** Buttermilch (15), Magermilch (14)
Calcium	**Milchprodukte:** Magerjoghurt (145), Magermilch (125), Kefir (120), Buttermilch (120), Molke (70) **Gemüse:** Grünkohl (210), Fenchel (110), Broccoli (105), Sellerie (70), Spinat (60) **Hülsenfrüchte (trocken):** Urdbohnen (125), Mungobohnen (120), Kichererbsen (110), Linsen (75) **Getreideerzeugnisse:** Weizenkeime (70), Vollkornbrot (65), Haferflocken (55), Naturreis (25) **Obst:** Orange (40), Kiwi (40), Mandarine (35), Brombeeren (45), Himbeeren (40)
Eisen	**Fleisch/Geflügel:** Rehrücken (3,0), Kalbskotelett (2,1), Rinderfilet (2,1), Hühner-/Putenbrust (1,1) **Fisch:** Sardine (2,4), Meeräsche (1,5), Zander (1,4), Hecht (1,1), Katfisch (1,0), Barsch (1,0) **Hülsenfrüchte (trocken):** Urdbohnen (9,8), Kichererbsen (7,2), Linsen (7,0), Mungobohnen (6,9) **Gemüse:** Spinat (4,0), Mangold (2,7), Fenchel (2,7), Karotte (2,0), Feldsalat (2,0), Grünkohl (1,9), Erbsen (1,8), Zucchini (1,5), Endivie (1,4), Meerrettich (1,4), Broccoli (1,3) **Obst:** Reineclaude (1,1), Beerenfrüchte (0,9–1,3), Kiwi (0,8), Aprikose (0,7)
Zink	**Fleisch/Geflügel:** Kalbsfilet (4,3), Schweinefilet (3,6), Rinderfilet (3,6), Putenbrust (1,8), Fasan (1,0) **Fisch:** Felchen (1,2), Hecht (1,1), Meeräsche (0,6), Flunder (0,5), Kabeljau (0,5), Forelle (0,5) **Milchprodukte:** Sauermilchkäse (1,0), Hüttenkäse (0,5), Buttermilch (0,5), Magerjoghurt (0,4) **Hülsenfrüchte (trocken):** Urdbohnen (5,5), Linsen (5,0), Limabohnen (3,1) **Getreideerzeugnisse:** Weizenkeime (12), Haferflocken (4,4), Vollkornbrot (2,0), Nudeln (1,6) **Gemüse:** Meerrettich (1,4), Erbsen (1,0), Mais (1,0), Broccoli (0,9), Rosenkohl (0,9), Pastinake (0,8)

Tab. 35:

Fettarme Lebensmittel mit hohem Gehalt an kritischen Mineralstoffen (Angabe in mg/100 g in Klammern)

reichlich Obst, insbesondere Zitrus[10]- und Beerenfrüchte, zu essen. Außerdem sollten sie Pflanzenöle tierischen Speisefetten vorziehen. Machefer et al. (2007) zeigten an 19 Teilnehmern des „Marathon des Sables", dass 95 % von ihnen die französischen Zufuhrempfehlungen für Vitamin E und 32 % die für Vitamin C, β-Carotin und Vitamin A nicht erreichten. Als Ursachen nannten die Autoren die geringe Energiezufuhr (2 300 kcal/d bei 5,6 Trainingseinheiten à 15 km pro Woche) und den unzureichenden Verzehr von Gemüse, Obst und pflanzlichen Ölen. Interessanterweise lagen die Plasmakonzentrationen der antioxidativen Vitamine dennoch im Normbereich.

Einige Autoren empfehlen, dass Sportler, die sich intensiv aerob belasten, in der Erholungsphase antioxidative Vitamine in hoher Dosierung supplementieren sollen (u. a. Schroder et

---

[10] In einer nicht placebo-kontrollierten Studie an 10 Elite-Triathleten zeigten Gonçalves et al. (2011), dass tägliches Trinken von 300 ml rotem Bio-Grapefruitsaft über 20 Tage, bedingt durch die darin enthaltenen antioxidativ wirkenden Polyphenole (sekundäre Pflanzenstoffe), die Aktivität der erythrozytären Superoxid-Dismutase reduziert, die Glucosehomöostase verbessert und sowohl die Dichte der Kapillargefäße im Nagelfalz des vierten Fingers als auch die Fließgeschwindigkeit der roten Blutkörperchen dort erhöht. Leistungsparameter wurden nicht erhoben.

al., 2001). Dagegen spricht, dass der sportbedingte oxidative Stress vorübergehend ist und den Körper dazu veranlasst, vermehrt enzymatische und nicht-enzymatische Antioxidanzien in den Muskelfasern bereitzustellen (Adaptation), um Schäden an den biologischen Strukturen abzuwenden (Niess et al., 2002; Powers et al., 2010). Insofern könnte es vielmehr sein, dass „ACE"-Megadosen negative Effekte auf die Leistung und die Gesundheit haben (s. S. 101).

Pyridoxin (Vitamin B$_6$) – der „Aminosäuren-Transformator" – kann defizitär werden, wenn große Proteinmengen verzehrt werden, wie es z. B. Bodybuilder tun; denn der Bedarf an diesem Vitamin ist abhängig vom Proteinumsatz. Ein Mangel äußert sich in unzureichender Hämoglobinbildung (Anämie), wodurch der Sauerstofftransport beeinträchtigt wird, sowie in ungenügender Immunabwehr und neurologischen Störungen. Vitamin B$_6$ ist vor allem in Vollkornprodukten und Hülsenfrüchten enthalten. Aber auch Fleisch, Fisch, Gemüse und Obst tragen zur Versorgung bei.

Eine Verarmung der Reserven an **Magnesium** – dem „Energie-Aktivator" – wird beobachtet, wenn nicht genügend kohlenhydratreiche pflanzliche Lebensmittel verzehrt werden. Mögliche Ursachen hierfür sind neben schlechten Ernährungsgewohnheiten vor allem eiweißreiche Diäten, wie sie zur Gewichtsreduktion oder zum Muskelaufbau (Hypertrophie-Training) herangezogen werden. Muskelkrämpfe und andere neurologische Störungen können die Folge sein. Um einem Magnesiummangel vorzubeugen, wird empfohlen, regelmäßig Naturreis, Erbsen, Beerenfrüchte und Buttermilch zu essen.

Ein Defizit an **Calcium** – dem „Knochen-Stabilisator" – kann auftreten, wenn die Energiebilanz langfristig negativ ist, wenig Milch und Milcherzeugnisse auf dem Speisplan stehen und eine ausreichende Versorgung mit Vitamin D nicht gewährleistet ist. Langstreckenläuferinnen scheinen besonders häufig betroffen zu sein, was u. a. auf einen niedrigen Östrogenspiegel bei geringem Körperfettanteil zurückzuführen ist. Als Folgeerscheinung kann es zu einem frühzeitig einsetzenden Abbau von Knochensubstanz (Osteoporose) und Spontanfrakturen kommen. Gute Calciumquellen sind neben Käse und Sauermilchprodukten auch grünes Gemüse, Hülsenfrüchte und Vollkornbrot.

Von einem Mangel an **Eisen** – dem „Sauerstoff-Transporteur" – sind insbesondere Mittel-/Langstreckenläufer (Dufaux et al., 1981) und Turner (Costantini et al., 2000) betroffen, menstruierende Frauen stärker als Männer (Geschlechtsspezifität), Vegetarier stärker als Mischköstler.

Pflanzliches Nicht-Häm-Eisen wird nur zu 8 % absorbiert (gleichzeitige Zufuhr von Vitamin C erhöht die Absorptionsquote) im Gegensatz zu tierischem Häm-Eisen, das zu 23 % absorbierbar ist. Läufer sind deshalb betroffen, weil beim Aufprall der Fußsohle auf dem Boden in den Kapillargefäßen verstärkt rote Blutkörperchen zerstört werden (Hämolyse), wodurch sich die Eisen-Ausscheidung im Urin und im Schweiß erhöht.

Eine Unterversorgung mit Eisen äußert sich in einer verminderten Blutbildung (Anämie), die eine eingeschränkte Sauerstoffversorgung der Gewebe zur Folge hat, welche wiederum die aerobe Leistungsfähigkeit beeinträchtigt. Darüber hinaus ist Eisen an der Modulation des Immunsystems beteiligt (Gleeson et al., 2001). Gute tierische Eisenquellen sind Wild-, Kalb- und Rindfleisch, gute pflanzliche Eisenquellen Kichererbsen, grünes Gemüse und Salat.

Relativ wenig bekannt ist, dass es beim Abtrainieren zu einer Eisenakkumulation im

Organismus kommen kann und Eisenionen prooxidativ wirken. Das Blutvolumen und die Muskelmasse nehmen ab und aus Hämoglobin und Myoglobin wird Eisen frei, das Männer nicht, Frauen durch die Menstruation teilweise ausscheiden können. Regelmäßige Blutspenden können Abhilfe schaffen und Symptome wie braun-graue Hautpigmentierung, Lebervergrößerung, Gelenkschmerzen u. ä. verhindern (Jacobasch & Bauer-Marinovic, 2004).

Zink – der „Immun-Stimulator" – wird im Urin und im Schweiß ausgeschieden. Eine hohe Eisenzufuhr reduziert die Zinkabsorption. Der Bedarf an Zink erhöht sich durch körperliche Mehrbelastung und Stress (Córdova & Navas, 1998). Eine Überbetonung von Kohlenhydraten in der Kost, wie im extremen Ausdauersport üblich, kann mit einer unzureichenden Zufuhr von Zink einhergehen (Micheletti et al., 2001). Vegetarier nehmen weniger Zink auf als Nicht-Vegetarier, weil pflanzliche Kost weniger Eiweiß und mehr Phytinsäure enthält.

Eine Unterversorgung mit Zink geht mit Müdigkeit, Appetitlosigkeit, verzögerter Wundheilung und erhöhter Infektionsanfälligkeit einher, wodurch die Leistung negativ beeinflusst werden kann. Viel Zink liefern Linsen, Haferflocken, Schweinefleisch und Eier. Supplemente sollten nur bei nachgewiesenem Zinkmangel und in relativ niedriger Dosierung (15 mg/d) eingenommen werden (Zink hemmt die Kupferabsorption). Eine Ausnahme stellt eine akute Erkältung dar: In diesem Fall kann innerhalb von 24 Stunden mit der Einnahme von ≥75 mg Zink/d begonnen werden. Singh und Das (2013) zeigten im Rahmen einer Meta-Analyse, dass dies die Erkältungsdauer um ca. 1 Tag verkürzt, auch wenn der Schweregrad der Symptome nicht beeinflusst wird. Bei Dosierungen >100 mg/d ist mit Übelkeit zu rechnen.

Zink prophylaktisch einzunehmen, wird nicht empfohlen. Gemäß Singh et al. (1994) resultiert eine 6-tägige Supplementierung mit zweimal 25 mg Zink und 1,5 mg Kupfer in einer Blockierung der belastungsbedingten Bildung reaktiver Sauerstoffspezies, was Adaptationsvorgänge u. U. behindern könnte (vgl. „ACE").

Unter Umständen kann auch **Natrium**(chlorid) – der „Ladungs-Transporteur" – als kritischer Nährstoff angesehen werden, denn Verluste von 3,5–7,0 g/d im Belastungsschweiß sind nicht ungewöhnlich. Anders als bei den anderen Mikronährstoffen (s. S. 79) steigt die Konzentration beim Schwitzen mit steigender Fließrate linear an, sodass sich mit zunehmender Belastungsdauer die pro Zeiteinheit ausgeschiedene Menge in Form einer Sättigungsfunktion erhöht. Als Ursache hierfür wird angenommen, dass die in der Schweißdrüse pro Zeiteinheit reabsorbierbare Natriummenge begrenzt ist (Allan & Wilson, 1971). Regelmäßige schweißtreibende Beschäftigungen gehen allerdings – gekoppelt an eine Steigerung der Schweißsekretionsrate – mit einer Erhöhung der Reabsorptionskapazität der Schweißdrüsen einher, sodass die Kochsalz-Konzentration im Schweiß als Funktion der Belastungsdauer bei Trainierten auf einem niedrigeren Niveau ein Plateau erreicht als bei Untrainierten.

Eine Natriumunterversorgung äußert sich bedingt durch Störungen der nervalen Reizleitung in erster Linie in Muskelkrämpfen. Zum Ersatz schweißbedingter Natriumverluste während intensiver Belastungen eignen sich natriumreiche Mineralwässer (auch als Fruchtsaftschorlen) und Glucose-Elektrolyt-Lösungen. Zusätzlich können Salztabletten gelutscht werden. Reichen diese Maßnahmen nicht aus, bietet es sich an, die Speisen etwas stärker (aber nicht übertrieben) zu salzen. Wegen des endemischen Jodmangels sollte, wie bereits erwähnt, bevorzugt jodiertes Speisesalz verwendet werden.

2 Ernährungsbedürfnisse im Trainingsalltag

Risikogruppen für eine Unterversorgung mit Mikronährstoffen

Zu den Risikogruppen für eine unzureichende Versorgung mit einem oder mehreren Mikronährstoffen zählen Sportler mit Zeit-Mengen-Problem, Vegetarier/Veganer und Personen mit einer Energiezufuhr von weniger als 1 200 kcal/d.

Leistungssportler mit Zeit-Mengen-Problem wählen oft fettreiche Snacks (z. B. Schokolade, Kekse, Chips) und stark gezuckerte Getränke (z. B. Limonaden, Colagetränke, Energy Drinks), um ihren Energiebedarf zu decken. Solche Produkte mit hoher Energiedichte, die immer verzehrfertig und weniger voluminös sind als beispielsweise Vollkornprodukte oder Gemüse, haben jedoch den Nachteil, dass sie eine geringe Nährstoffdichte haben, also vergleichsweise wenig Vitamine und Mineralstoffe enthalten. Sie liefern „leere Kalorien" im Sinn mangelnder essenzieller Nährstoffe. Energiekonzentraten wie Riegeln und Formula-Lösungen werden verschiedene Vitamine und Mineralstoffe zugesetzt. Daher eignen sie sich als Zwischenmahlzeiten besser als die o. g. Snacks und Getränke (s. S. 33 f.). Es ist nicht auszuschließen, dass einzelne Vitamine und Mineralstoffe darüber hinaus noch in isolierter Form aufgenommen werden müssen. Klinisch-chemische Untersuchungen geben Aufschluss über den Ernährungsstatus und die Notwendigkeit einer Substitution mit entsprechenden Präparaten.

Vegetarier brauchen ein fundiertes Ernährungswissen, um alle Mikronährstoffe in bedarfsdeckenden Mengen zuzuführen (Australian Institute of Sport, 2009a). Lacto-Vegetarier, wie sie in Ausdauer- und ästhetischen Sportarten häufiger zu finden sind, verzehren zwar Milch und Milcherzeugnisse, verzichten aber auf Fisch, Fleisch, Geflügel und Eier.

Veganer („strenge Vegetarier") meiden alle tierischen Lebensmittel, ernähren sich also rein pflanzlich. Sie benötigen die meisten Ernährungsinformationen, denn Milchprodukte sind gute Quellen für Calcium, Vitamin D und Riboflavin, Seefisch für Jod (sowie die sehr langkettigen ω3-Fettsäuren Eicosapentaen- und Docosahexaensäure bei fettreichen Arten) und Fleisch für Eisen, Zink, Selen und Cobalamin. In pflanzlicher Kost kommen diese Mikronährstoffe in geringeren Mengen oder gar nicht vor und werden zudem in geringerem Umfang absorbiert. Um eine Unterversorgung auszuschließen, sollten regelmäßig klinisch-chemische Untersuchungen durchgeführt werden. Wird ein Mangel festgestellt, sind die jeweiligen Nährstoffe zu substituieren.

Personen, die über längere Zeit eine strenge Reduktionsdiät einhalten, können selbst bei gezielter Nahrungswahl nicht alle Mikronährstoffe in ausreichender Menge zuführen (s. S. 118). In diesem Fall ist es notwendig, vor allem Nährstoffe mit geringer Reservedauer, wie z. B. Vitamin C, die meisten B-Vitamine oder Magnesium, zu substituieren. Um die Entstehung von Mangelzuständen auszuschließen, bietet es sich an, für die Dauer der Diät auf Präparate zurückzugreifen, die alle Vitamine und Mineralstoffe in Höhe der empfohlenen Zufuhr enthalten.

Mikronährstoffpräparate

Leistungssportler, die wenig Gemüse und Obst essen, können unzureichend mit Vitaminen und Mineralstoffen versorgt sein (Machefer et al., 2007). Sollten Blut- und Urinanalysen solche Defizite offen legen, ist es angebracht, kurzfristig zu substituieren.

Langfristig sollten die Sportler jedoch ihre Ernährungsgewohnheiten den Erfordernissen anpassen. Denn „synthetische" Mikronährstoffpräparate sind in keiner Weise mit von Natur aus komplex zusammengesetzten Lebensmitteln zu vergleichen, die neben Vitaminen und Mineralstoffen auch Ballaststoffe und sekundäre Pflanzenstoffe liefern. Nahrungsergänzungen können eine unzureichen-

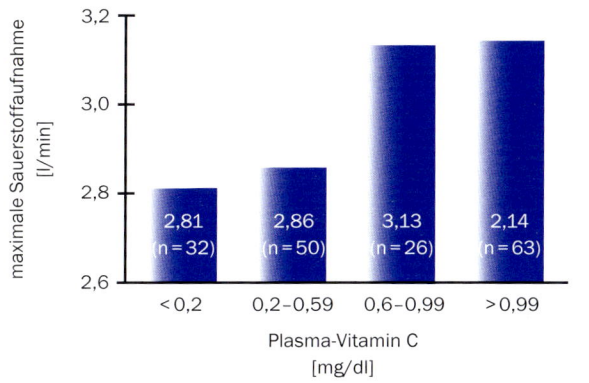

Abb. 22:

Maximale Sauerstoffaufnahme als Funktion der Vitamin-C-Konzentration im Plasma
(nach Buzina & Suboticanec, 1985)

de Lebensmittelauswahl nicht kompensieren (Braun, 2010).

Die zu den Nahrungsergänzungsmitteln (s. S. 104 f.) zählenden Mikronährstoffpräparate sollten nur dann zum Einsatz kommen, wenn eine vollwertige Ernährung (z. B. auf Reisen) nicht möglich ist, oder wenn die Leistungsfähigkeit durch Unterversorgung mit einem oder mehreren Vitaminen und Mineralstoffen bereits herabgesetzt ist, weil in diesem Fall eine möglichst **schnelle Wiederauffüllung der Reserven** notwendig ist. Der Ausgleich eines Nährstoffmangels kann durchaus mit einer Leistungsverbesserung einhergehen. Dagegen kommt es durch eine über dem Bedarf liegende Zufuhr an Mikronährstoffen nicht zu einer Steigerung der sportlichen Leistung. Buzina und Suboticanek (1985) wiesen an 171 männlichen Jugendlichen nach, dass die maximale Sauerstoffaufnahme als Funktion des Plasma-Vitamin-C-Spiegels ansteigt, bis 0,86 mg/l erreicht sind (■ Abb. 22). Diese Konzentration entspricht einer täglichen Zufuhr von rund 80 mg Vitamin C. Eine höhere Vitamin-C-Aufnahme mit der Nahrung ging nicht mit einer Verbesserung der aeroben Kapazität einher. Aus den Ergebnissen dieser Studie kann man schließen, dass Vitamin- bzw. Mineralstoffpräparate bei Personen, die ihren Bedarf mit der Nahrung decken, **keine leistungsfördernden Effekte** haben. Zu demselben Ergebnis kommen Weight et al. (1988), Singh et al. (1992) und Telford et al. (1992).

Sportler, die ihren Energiebedarf decken und sich vollwertig ernähren, führen alle Vitamine – mit Ausnahme von Vitamin D (s. S. 83) – und Mineralstoffe in bedarfsdeckenden Mengen mit der Nahrung zu, weshalb kein Substitutionsbedarf besteht (Telford et al., 1992; Corrigan & Kazlauskas, 2003; Faude et al., 2005). Tatsächlich nehmen viele Leistungssportler regelmäßig zwei und mehr solcher Präparate ein[11], weil sie davon ausgehen, dass sich, erstens, der Bedarf an Vitaminen und Mineralstoffen durch intensives Training so stark erhöht, dass der Einsatz von Supplementen unumgänglich ist, und, zweitens, die Einnahme solcher Präparate die Leistung steigert (Schek, 2012a). Eine Meta-Analyse bezifferte die **Prävalenz der Einnahme** von Mikronährstoffen auf 46 % (Sobal & Marquart, 1994)

---

[11] Die Prävalenz der Supplementierung mit Vitaminen und Mineralstoffen in der deutschen Bevölkerung beträgt 47 % für Frauen und 41 % für Männer (DGE, 2012). Im Breitensport greifen 34 % der Frauen zu Vitaminen und 16 % zu Mineralstoffen, bei den Männern sind es 26 bzw. 30 % (Wasserbacher et al., 2002). Eine anonyme Umfrage bei den Senioren-Leichtathletik-Weltmeisterschaften 2004 ergab, dass 35 % der Teilnehmer Vitamine und 30 % Mineralstoffe einnahmen. Hauptsächliche Ziele waren hier die Förderung der Gesundheit und die Kompensation von Ernährungsfehlern (Striegel et al., 2006).

und eine Auswertung schriftlicher Angaben von 2758 Athleten, die während der Olympischen Sommerspiele von Sydney zu Dopingkontrollen gebeten worden waren, ergab, dass 51 % Vitamine und 21 % Mineralstoffe supplementierten (Corrigan & Kazlauskas, 2003). Solange die **Dosierung** im Bereich der Nährstoffzufuhrempfehlungen liegt, ist die Einnahme von Mikronährstoffpräparaten nicht schädlich, denn Überschüsse werden im Stuhl und im Urin ausgeschieden. Vorsicht ist jedoch bei Präparaten geboten, die 300 % und mehr der für die einzelnen Mikronährstoffe empfohlenen Zufuhrmengen enthalten (Beispiel bei Schek, 2011). Überdosierungen, wie Faude et al. (2005) sie an deutschen Olympioniken für Vitamin E (360 %) und Vitamin K (540 %) nachwiesen, können akute Nebenwirkungen wie Übelkeit, Kopfschmerzen und Magen-Darm-Beschwerden zur Folge haben, Nährstoffimbalancen auslösen und langfristig sogar kanzerogen wirken.

Carlsohn et al. (2011) untersuchten auf der Basis eines 3-tägigen Ernährungsprotokolls die Nährstoffzufuhr eines 19-jährigen international aktiven Schwimmers, der täglich alle 8 Vitamine des B-Komplexes sowie Vitamin E, Calcium, Magnesium, Eisen und Zink einnahm, nicht jedoch Vitamin D. Außerdem verwendete er regelmäßig weitere Nahrungsergänzungsmittel, die Kreatin, Coenzym Q_{10}, Antioxidanzien, Aminosäuren, Sojaproteine und Kohlenhydrate enthielten, weil er Muskelmasse aufbauen wollte. Die Autoren errechneten, dass die Nahrung, die einen durchschnittlichen Energiegehalt von 4350 kcal aufwies, alle Vitamine und Mineralstoffe in Mengen lieferte, die – bis auf Vitamin D (49 %) – deutlich oberhalb der vom Scientific Committee on Food (SCF; seit 2002 EFSA) empfohlenen täglichen Zufuhren lag. Wurden die Mikronährstoffsupplemente in die Berechnungen einbezogen, zeigte sich, dass die vom SCF festgelegten tolerierbaren täglichen Höchstmengen für Vitamin E (228 %), Zink (186 %) und Folsäure (113 %) überschritten wurden. Vitamin-E-Megadosen reduzieren die Plasmakonzentration an Vitamin C, hemmen die Aggregation der Blutplättchen und können die Sterblichkeit im Allgemeinen fördern (Miller et al., 2005). Hochdosiertes Zink beeinträchtigt die Absorption und Bluthomöostase von Calcium, Eisen und Kupfer und soll das Risiko, an Prostata-Krebs zu erkranken, erhöhen. Und eine überhöhte Folsäurezufuhr steht in dem Verdacht, an der Entstehung und Entwicklung von kolorektalem Krebs beteiligt zu sein (Schek, 2012a).

Ein Risiko ganz anderer Art stellt die Einnahme von Mikronährstoffpräparaten dar, die mit verbotenen Substanzen verunreinigt sind, weil Sportler anschließend positiv auf **Doping**mittel getestet werden können. Geyer et al. (2006, zit. in Geyer et al., 2008) fanden in Vitamin C-, Magnesium- und Multivitamintabletten eines deutschen Herstellers, die in Deutschland und Spanien verkauft wurden, „klassische" Anabolika (50 ng Metandienon/g, 5–40 ng Stanozolol/g). Weitere Informationen hierzu finden sich im Abschnitt „Ergogene Hilfen" (s. S. 106 ff.).

> *Fazit*
> Sportler haben einen höheren Mikronährstoffbedarf als Nichtsportler, im Verhältnis zum Energiebedarf fällt dieser jedoch nicht überproportional aus. Unzureichende Aufnahmen mit der Nahrung wurden für Vitamin D, „ACE", Folsäure, Vitamin B_6 sowie Magnesium, Calcium, Eisen, Zink und Jod dokumentiert. Besonders betroffen sind Sportler mit Zeit-Mengen-Problem, (strenge) Vegetarier und Personen, die sich längerfristig unterkalorisch ernähren. In solchen Fällen ist eine Substitution ebenso angezeigt wie regelmäßige Blut- und Urinkontrollen.

Ergogene Hilfen – die Leistungsverbesserer?

Begriffsbestimmungen

Der Begriff ergogen stammt aus dem Griechischen von „ergon" (Arbeit) und „gennan" (erzeugen). Unter **ergogenen Hilfen** versteht man (hochdosierte) Substanzen, Methoden, Therapien und/oder Geräte, die sportrelevante physiologische, biochemische oder psychologische Parameter verbessern sollen, um die Leistungsfähigkeit über das durch Talent, Training und Ernährung erreichbare Maß hinaus zu steigern (Williams, 1989; Williams et al., 2012).

Synonym zu ergogene Hilfen wird der Begriff Leistungsförderer verwendet. Unterschieden wird zwischen legalen und illegalen Leistungsförderern, wobei die illegalen als **Dopingmittel** bezeichnet werden. Als gedopt gilt ein Sportler, wenn er (u. U. notwendigerweise) mit einer Substanz behandelt wurde, die aufgrund ihrer Natur, Dosierung oder Anwendung imstande ist, die Leistung des Athleten im Wettkampf künstlich – und damit unfair – zu steigern (Clasing, 1992).

Verwendungszweck

Zweck der ergogenen Hilfen ist es, die **obere Grenze der körperlichen Leistungsfähigkeit hinauszuschieben**. Die Grenze ist dort, wo die Gewinnung und Ausnutzung der Energie über die genetische Eignung hinaus durch intensives Training und vollwertige Ernährung nicht mehr erhöht werden kann. Leistungsförderer werden eingesetzt mit dem Ziel, die sportliche

Bezeichnung	Zweckbestimmung	Beispiele
physiologische Hilfen	Erhöhung der Energieproduktionsrate und Verzögerung der Ansammlung von Ermüdungsstoffen	Regenerationshilfen (Physiotherapie, Massage), Sauerstoffzufuhr (Atemtechniken, Höhentraining), *Blutdoping*
ernährungsbezogene Hilfen	Vergrößerung der Energiereserven in der Muskulatur, Steigerung der Energieproduktionsrate und Vermehrung des Muskelgewebes	s. Tab. 37, *Alkohol*
pharmakologische Hilfen	physiologische und psychologische Zwecke (siehe dort)	*Anabolika, Stimulanzien (v. a. Amphetamine), Narkotika, Betablocker, Diuretika, Peptidhormone, Kortikoide, Lokalanästhetika, Analgetika**
psychologische Hilfen	Verbesserung erfolgversprechender mentaler Bedingungen und evtl. Verminderung leistungsbeeinträchtigender mentaler Faktoren	psychische Anregung (Aufmerksamkeitstraining, Gedankenkontrolle, bildliches Vorstellungstraining), psychische Beruhigung (Tiefatmung, Autogenes Training, Meditation, Yoga, Qi Gong)
(bio)mechanische Hilfen	Erhöhung der mechanischen Effizienz zur Einsparung physischer und mentaler Energie	Optimierung von Körpermasse/-haltung, Bekleidung und Ausrüstung
soziale Hilfen	Schaffung leistungssportorientierter Rahmenbedingungen und Management des Umfelds	soziale Betreuung, Laufbahnberatung, Sportschule, Finanzierung

Tab. 36:

Einsatzgebiete ausgewählter ergogener Hilfen; Dopingmittel kursiv (nach Williams, 1989)

* Beispiele für diese Substanzgruppen bei Schek, 1995

2 Ernährungsbedürfnisse im Trainingsalltag

Leistung durch Optimierung der Energiebereitstellung bzw. Verzögerung der Ermüdung zu verbessern.

Einteilung

Die ergogenen Hilfen werden in **sechs Gruppen** eingeteilt: physiologische, ernährungsbezogene, pharmakologische, psychologische, (bio-) mechanische und soziale Hilfen. ▪Tab. 36 beschreibt deren Zweck im Einzelnen und gibt Beispiele für alle Kategorien. Unter Doping fällt die Anwendung von Blutdoping (physiologisch), von Arzneimitteln (pharmakologisch) sowie von bestimmten Mengen Alkohol im Wettkampf (ernährungsbezogen). An dieser Stelle wird nur auf **ernährungsbezogene Leistungsförderer** näher eingegangen. In ▪Tab. 37 sind einige der Substanzen aufgelistet, die legal erhältlich sind. Diejenigen, die nicht zu den Nährstoffen wie Aminosäuren, Fettsäuren, Vitaminen oder Mineralstoffen gehören, werden als Wirkstoffe bezeichnet.

Im Folgenden werden einige ernährungsbezogene ergogene Hilfen in Abhängigkeit ihrer Wirkrichtung einer kritischen Betrachtung unterzogen:

- Psyche: Alkohol
- anaerob-alacatazide Energiegewinnung (< 30 s): Kreatin
- anaerob-lactazide Energiegewinnung (1–7 min): Natrium-Bicarbonat Natrium-Citrat, Carnosin, β-Alanin
- aerobe Energiegewinnung (7–15 min): Nitrat, L-Arginin
- Ausdauerleistung: Coffein
- Ausdauerleistung und Gewichtsabnahme: L-Carnitin, mittelkettige Triglyceride, Pyruvat
- Ausdauerleistung und antikataboler Effekt: verzweigtkettige Aminosäuren
- antikataboler Effekt: β-Hydroxy-β-methylbutyrat
- anaboler Effekt: konjugierte Linolsäuren
- körperliche und geistige Leistungsfähigkeit: Taurin
- Abfangen freier Radikale: antioxidative Vitamine
- diverse Wirkungen: Pflanzenpräparate.

Stoffklasse	Beispiele
körpereigene Wirkstoffe und Stoffwechselprodukte	**Kreatin**, Nitrat, L-Carnitin, Pyruvat, β-Hydroxy-β-methylbutyrat (HMB), Taurin, Coenzym Q10, α-Liponsäure, Adenosin
Peptide/Aminosäuren	Carnosin, β-Alanin, L-Arginin, verzweigtkettige Aminosäuren (BCAA = Valin, Leucin, Isoleucin), Tryptophan, Ornithin, Salze der Asparaginsäure
Fette/Fettsäuren	mittelkettige Triglyceride (MCT), konjugierte Linolsäuren (CLA), Lecithin
Vitamine	antioxidative Vitamine (= Provitamin A, Vitamin C, Vitamin E)
Mineralstoffe	**Alkalisalze** (Natrium-Bicarbonat, Natrium-Citrat), Phosphatsalze, Chrom, Bor, Vanadium
sekundäre Pflanzenstoffe	**Coffein**
pflanzliche Enzyme	Bromelain, Papain („fat burner")
Pflanzenextrakte	Ginseng, Tribulus terrestris, Ephedra sinica, Echinacea purpurea u. a.

Tab. 37:

Auswahl derzeit in Deutschland erhältlicher legaler ernährungsbezogener Leistungsförderer (die unter bestimmten Bedingungen an Leistungssportlern als wirksam getesteten Substanzen sind fett gedruckt, die im Text näher beschriebenen Substanzen kursiv)

Andere ernährungsbezogene Hilfen, wie z. B. Coenzym Q_{10}, einzelne Aminosäuren (Ornithin, Tryptophan u. a.), Salze der Asparaginsäure (Aspartate) oder Lecithin, sind an anderer Stelle (Schek, 1995) beschrieben. Eine aktuelle Übersicht über die international erhältlichen Produkte geben Kreider et al. (2010).

Beurteilung ausgewählter ernährungsbezogener Leistungsförderer

Alkohol wird in manchen Sportlerkreisen (z. B. Schützen) als „Zielwasser" kurz vor dem Wettkampf genossen. Bis zu einer Konzentration von 0,5 Promille im Blut wirkt der in Bier, Wein und Schnaps enthaltene Ethanol zweiphasig auf das zentrale Nervensystem: zunächst enthemmend, dann beruhigend. Der Stimulationseffekt erhöht das Selbstbewusstsein (aber auch die Selbstüberschätzung), der Depressionseffekt reduziert die Versagensangst (und damit auch den Tremor). Bei höherer Promillezahl wird aus dem ergogenen jedoch ein „ergolytischer" (Eichner, 1993) Effekt. Die psychomotorische Leistung wird dadurch beeinträchtigt, dass sich die Reaktionszeit verlängert, die Koordination verschlechtert und die Konzentration nachlässt. Auch die Ausdauerleistung wird negativ beeinflusst, denn größere Mengen Alkohol vermindern das Herzschlag- und Lungenvolumen und drosseln die Glucoseneubildung in der Leber, wodurch der Blutzuckerspiegel absinkt (Hypoglykämie). Außerdem erweitert Alkohol die Hautgefäße, wodurch die Wärmeabgabe verstärkt wird und die Körpertemperatur absinkt (Hypothermie). In einigen Sportarten gilt es als Doping, wenn die Blutalkoholkonzentration des Athleten während des Wettkampfs 0,1 Promille überschreitet (WADA, 2013).

Der Einfluss von **Kreatin** auf die sportliche Leistung wird in mehreren Übersichtsarbeiten (Bemben & Lamont, 2005; Schek, 2000b; Terjung et al., 2000; Volek & Rawson, 2004) und einer Meta-Analyse (Branch, 2003) beschrieben: Eine 5-tägige „Kur" mit 20 g/d oder eine 30-tägige Einnahme von 3 g/d dieses meist in Pulver- oder Kapselform angebotenen Stoffes, für dessen körpereigene Synthese die Amonosäuren Glycin, Arginin und Methionin erforderlich sind und der mit tierischen Lebensmitteln aufgenommen wird, zögert bei intermittierenden hochintensiven Belastungen von weniger als 30 Sekunden Dauer die Lactatakkumulation und damit die Ermüdung hinaus, wodurch sich das Trainingspensum erhöhen lässt, was zu einer schnelleren Vergrößerung der Muskelmasse (v. a. in der oberen Körperhälfte) und einer stärkeren Zunahme der Maximalkraft führt.

Dieser Effekt wird allerdings nur bei etwa jedem zweiten Anwender beobachtet und ist umso ausgeprägter, je geringer die Ausgangskreatinkonzentration in den Muskeln ist (bei Anfängern). Ausdauerleistungen werden durch die Einnahme von Kreatin nicht beeinflusst.

Als nachteilig wird die auf Wassereinlagerung in die Muskelzellen beruhende Zunahme des Körpergewichts um rund 2 kg erachtet. Durch den erhöhten Druck in den Zellen steigt überdies das Verletzungsrisiko. Komplikationen wie Durchfall, muskuläre Dysfunktionen und Gelenkverletzungen sind auf hohe Kreatindosen zurückgeführt worden, Evidenz besteht aber nicht (Poortmans & Francaux, 2000).

Robinson et al. (1999) haben an untrainierten Männern den Einfluss einer Kombination von Kohlenhydraten (3 × 92,5 g) und Kreatin (3 × 5 g), innerhalb von sechs Stunden nach einer erschöpfenden Ausdauerbelastung in flüssiger Form zugeführt, auf die Konzentration an Glycogen in der arbeitenden Muskulatur untersucht. Durch die Kreatinzulage erhöhte sich zwar die Gykogensyntheserate, aber auch das Körpergewicht (um 1 kg), sodass es für Ausdauersportler sinnvoller ist, zur Regeneration eine ähnliche Menge Kohlenhydrate (0,8 g/kg/h über vier Stunden) zusammen mit

20 g hochwertigen Proteinen aufzunehmen (s. S. 57).

Stellungnahmen zu den **alkalisierenden Substanzen** Natrium-Bicarbonat und Natrium-Citrat wurden von Requena et al. (2005) und McNaughton et al. (2008) abgegeben. Eine Meta-Analyse zur leistungsverbessernden Wirkung von **Natrium-Bicarbonat** (NaHCO$_3$), besser bekannt als Backpulver (engl. baking soda), findet sich bei Matson und Tran (1993). Natrium-Bicarbonat wird schon seit den 1930er Jahren als ergogene Hilfe vor 1–7 Minuten dauernden hochintensiven Belastungen (50–125% VO$_{2max}$) eingesetzt (sog. „soda loading"; Williams, 1989). 0,3 g NaHCO$_3$ pro kg Körpergewicht (ca. 5 Teelöffel Backpulver, gelöst in mindestens 1 l Wasser, für eine 70 kg schwere Person), 1–3 Stunden vor der anaeroben Belastung eingenommen, erhöhen die HCO$_3^-$-Konzentration und damit die Pufferkapazität des Blutes vor, während und nach der Belastung, wodurch die Abnahme des pH-Werts in Blut und Muskulatur verzögert, die kontraktile Kapazität der arbeitenden Muskeln erhöht und die muskuläre Ermüdung herabgesetzt wird. Eine Leistungssteigerung ist möglich, wenn große Muskelgruppen involviert sind, wobei jedoch zu berücksichtigen ist, dass die Einnahme von Natrium-Bicarbonat häufig Erbrechen und Durchfall auslöst.

Die Einnahme von **Natrium-Citrat** bewirkt einen Anstieg des Blut-pH-Werts, wodurch die Ausschleusung von Lactat aus den Muskelzellen begünstigt wird, was die Rückkopplungshemmung der ATP-Synthese via anaerobe Glykolyse verzögert. Nichtsdestotrotz sind Studienergebnisse an gut trainierten Sportlern, die 2 Stunden vor einer mindestens 1 Minute dauernden hochintensiven Belastung 0,5 g Natrium-Citrat/kg Körpergewicht zu sich nahmen, widersprüchlich. Dies könnte darauf zurückzuführen sein, dass Training im anaeroben Bereich die Pufferkapazität (HCO$_3^-$ im Blut und Carnosin intramuskulär) erhöht. Schabort et al. (2000), die an trainierten Fahrradfahrern den Einfluss von Natrium-Citrat auf eine Ausdauerleistung (40 km) untersuchten, fanden keine Leistungsverbessung. Allerdings klagten 5 von 8 Probanden über Magenkrämpfe und andere gastrointestinale Probleme.

Carnosin ist ein Dipeptid, bestehend aus den Aminosäuren β-Alanin und Histidin, wobei β-Alanin bei der körpereigenen Synthese (es ist das Amin der Asparaginsäure) den limitierenden Faktor darstellt. Es dient größtenteils als intrazellulärer Puffer (7–10% der gesamten Pufferkapazität) und kommt hautpsächlich in den Muskelfasern vor, in „fast twich fibres" in höheren Konzentrationen als in „slow twich fibres" und bei anaerob trainierten Personen in höheren Konzentrationen als bei aerob trainierten und untrainierten.

Durch Supplementierung kann die Carnosin-Konzentration in den Muskeln um 40–80% erhöht werden. Da es nur sehr langsam abgebaut wird, kann es nach dem Absetzen bis zu 4 Monate dauern, bis die Ausgangskonzentrationen wieder erreicht sind.

Weil Carnosin im Verdauungstrakt in seine beiden Bestandteile gespalten wird, wird üblicherweise das preisgünstigere **β-Alanin** verabreicht. Derave et al. (2010) fassen in ihrem Übersichtsartikel zusammen, dass eine tägliche Dosis von 3–6 g β-Alanin, verteilt auf 4–8 Einzeldosierungen von 0,8 g, über einen Zeitraum von 4–10 Wochen nur bei untrainierten Personen zu einer messbaren Verbesserung der anaerob-laktaziden Leistung führte. Nicht selten wurde, v. a. bei Einzeldosierungen über 10 mg/kg Körpergewicht, von Parästhesien (Sensibilitätsstörungen, Kribbeln) und Hitzewallungen berichtet.

Seit 2007 untersucht eine britische Arbeitsgruppe um Larsen, Bailey und Venhatalo die Wirkung von **Nitrat** – in Form von **NaNO$_3^-$** oder

Rote-Beete-Saft – an mehrheitlich untrainierten Probanden. Hintergrund waren Überlegungen, dass die sportliche Leistung durch eine Erhöhung der mechanischen Effizienz gesteigert werden kann und dass Stickstoffmonoxid (NO•), das im Körper über die Zwischenstufe Nitrit aus Nitrat gebildet wird, als Botenstoff sowohl an der Regulation des muskulären Blutflusses (Vasodilatation, Thrombozytenaggregation) als auch an der mitochondrialen Atmung (oxidative Energiebereitstellung) beteiligt ist.

Fünf Studien, in denen im Durchschnitt 350 mg Nitrat/d über 2–14 Tage verabreicht wurden, sind bei Schek (2013a) genauer beschrieben. Gefunden wurden ein Anstieg der Nitritkonzentration im Plasma, eine Abnahme des systolischen Blutdrucks sowie eine Verminderung der $VO_{2(max)}$. Bei intensiver submaximaler bis maximaler Belastung war die Zeit bis zur Erschöpfung verlängert. Hierbei ist von einer dosisabhängigen Wirkung auszugehen: Wylie et al. (2013) zeigten an 10 untrainierten Männern, dass 520 mg Nitrat die VO_2 bei moderater Intensität um 1,7 % reduzieren ($p = 0,06$) und die Zeit bis zur Erschöpfung um 14 % verlängern ($p = 0,05$), während 260 mg keinen und 1 040 mg keinen zusätzlichen Effekt haben. Fraglich ist, ob diese Ergebnisse auf Leistungssportler übertragbar sind.

Problematisch an einer Nitrat-Supplementation ist in jedem Fall zweierlei: Erstens, Nitrat hemmt die Absorption von Jod und dessen Transport in die Schilddrüse. Dies ist bedenklich, weil Jod als Bestandteil der Schilddrüsenhormone an Zellwachstum/-differenzierung und Wärmebildung beteiligt ist und Jodmangel in Deutschland ohnehin endemisch ist. Zweitens, Nitrat wird zu ungefähr 5 % durch bakterielle Einwirkung in der Mundhöhle und im Magen in Nitrit umgewandelt, welches im sauren Milieu des Magens mit Aminen und anderen nitrosierbaren Verbindungen (Amide, Aminosäuren) zu Nitrosaminen reagieren kann, die als stark krebserregend eingestuft werden. Aus diesem Grund wurde der „Acceptable Daily Intake (ADI)" (d. h. die duldbare tägliche Dosis, die ein Leben lang ohne gesundheitliche Beeinträchtigung zugeführt werden kann) für Nitrat auf 3,7 mg/kg/d festgesetzt. Diese Menge wird durch den Verzehr von 250 g Rote Beete, Tiefkühl-Spinat, Eisbergsalat, Kopfsalat, Rettich, Kohlrabi, Fenchel oder Radleschen erreicht und wurde in allen o. g. Studien überschritten.

Der Einsatz von **L-Arginin** basiert auf demselben Wirkmechanismus wie der von Nitrat, denn diese semi-essentielle Aminosäure, ein Zwischenprodukt der Harnstoffsynthese im Ornithinzyklus, ist Ausgangssubstanz für die Bildung von NO•. Bailey et al. (2010) untersuchten den Einfluss einer Einmalgabe von 6 g L-Arginin auf die Leistung von 9 untrainierten Männern während mehrerer kürzerer Belastungen steigender Intensität. Gemessen wurden eine Erhöhung der Nitritkonzentration im Plasma, eine Abnahme des systolischen Blutdrucks sowie eine Verminderung der VO_2 bei mittlerer Belastungsintensität. Bei hoher Belastungsintensität fiel die Zeit bis zur Erschöpfung länger aus. Ob Leistungssportler, die an hohe körperliche Belastungen adaptiert sind, ebenfalls von L-Arginin profitieren, ist nicht klar. Dosierungen über 2 g/d können erhebliche gastrointestinale Beschwerden hervorrufen (Wagenmakers, 1999).

Übersichten zur Anwendung von **Coffein** als Leistungsförderer, das seit dem 01.01.2004 nicht mehr auf der Dopingliste steht, geben Spriet (1995) und Tarnopolsky (1994), Meta-Analysen finden sich bei Doherty und Smith (2005) sowie Tran et al. (2012): Das Alkaloid, das in Guarana (8 %), Espresso (130 mg/100 ml), Mokka (110 mg/100 ml), Filterkaffee (80 mg/100 ml), Tee und Energy Drinks (30 mg/100 ml), Eistee (20 mg/100 ml) Colagetränken (10 mg/100 ml), Kakao (3 mg/100 ml) und Schokolade (20–65 mg/100 g) enthalten ist, bewirkt bei „Respondern" in den ersten 20 Minuten einer mehr als 1-stündigen Belastung eine Glycogeneinsparung infolge gesteigerter Lipolyse, wenn die Zufuhr mindestens 9 mg/kg beträgt (Chesley et al., 1998). Möglicherweise zögert es auch die muskuläre Ermüdung hinaus, indem es indirekt das Verhältnis von Natrium und Kalium in den Muskeln günstig beeinflusst. Außerdem erhöht die anregende Wirkung, die 30–60 Minuten nach der Aufnahme einer Dosis zwischen 50 und 200 mg auftritt und je nach Gewöhnung stärker oder schwächer ausfällt, die Aufmerksamkeit und die Reaktionsfähigkeit.

Vor allem aber verringert Coffein die wahrgenommene Ermüdung, wodurch sich 29 % der Varianz der Leistungsverbesserungen bei erschöpfenden (Ausdauer-)Belastungen erklären lassen (Doherty & Smith, 2005). Gleichzeitig entfaltet Coffein allerdings auch eine bronchokonstriktorische und zentraldiuretische Wirkung. Obwohl bei moderatem Coffeingenuss nicht mit Dehydratation oder Elektrolytimbalance zu rechnen ist (Armstrong et al., 2007), sollen Athleten auf coffeinfreie oder entcoffeinierte Getränke zurückgreifen, wenn eine schnelle Flüssigkeitszufuhr erforderlich ist (American College of Sports Medicine, 2009).

Ein neueres Anwendungsgebiet ist die gezielte Zufuhr von Coffein in hoher Dosis (8 mg/kg Körpergewicht) zusammen mit Kohlenhydraten (4 g/kg Körpergewicht) innerhalb der ersten vier Stunden nach einer erschöpfenden Ausdauerbelastung. Pedersen et al. (2008) konnten nachweisen, dass hierdurch die Muskelglycogen-Resynthese beschleunigt wird, sodass größere Mengen an Glycogen in den Muskelfasern gespeichert werden. Bei empfindlichen Personen kann eine Dosis von mehr als 250 mg allerdings Reizbarkeit, Nervosität, Ruhelosigkeit, Angst, Herzrasen, Schlaflosigkeit, Durchfall, Zittern und/oder Kopfschmerzen hervorrufen.

L-Carnitin wird bei Schek (1994), Heinonen (1996), Brass (1994; 2000; 2004) und Spriet (2011; S. 43) eingehend unter die Lupe genommen: Angeblich wirkt diese als Pulver, Kautablette, Kapsel oder Sirup angebotene Substanz, die im Körper aus den essenziellen Aminosäuren Methionin und Lysin gebildet und außerdem mit tierischer Nahrung aufgenommen wird, in einer Dosierung von etwa 1–2 g/d als „fat burner", wovon sowohl Ausdauersportler als auch Personen, die Gewicht (Fettgewebe) reduzieren wollen, profitieren sollen.

Die propagierte Wirkung würde allerdings voraussetzen, dass Carnitin die Fettsäureoxidation beschleunigt, was an einem verminderten respiratorischen Quotienten (RQ) und an einer gesteigerten Sauerstoffaufnahme (VO_2) erkennbar wäre. Im Gegensatz zu regelmäßigem Ausdauertraining erhöhen Carnitinsupplemente die Fettsäure- und Sauerstoffverfügbarkeit in den Zellen jedoch nicht, was darauf zurückzuführen ist, dass weder oral verabreichtes noch infundiertes Carnitin dessen Konzentration in den Skelettmuskeln erhöht. Selbst bei intensiven Belastungen ist die physiologische Konzentration an freiem Carnitin in den Muskelzellen ausreichend hoch um zu gewährleisten, dass die Geschwindigkeit des carnitinabhängigen Transports langkettiger Fettsäuren durch die innere Mitochondrienmembran deren Oxidation nicht limitiert. So verwundert es nicht, dass in gut kontrollierten Doppelblind-Studien weder die Fettverbrennung noch die sportliche Leistung durch Carnitin positiv beeinflusst werden konnte.

Stephens et al. (2006) erreichten erstmals eine 15-prozentige Erhöhung der Carnitinkonzentration im Skelettmuskel, indem sie übergewichtigen Männern (n = 7) fünf Stunden lang eine Kombination aus Carnitin und Insulin infundierten. Sie ermittelten in Ruhe eine verminderte Pyruvatdehydrogenase-Aktivität, was einer Abnahme des Glucoseanteils an der ATP-Synthese bzw. einer beschleunigten Fettsäureoxidation gleich kommt. Nicht klar ist jedoch, ob diese Wirkungen auf das Carnitin als Fettsäurebindungsmolekül zurückzuführen sind oder ob die Hyperinsulinämie zu einer Steigerung der Synthese von Fettsäuretransportern geführt hat.

Wall et al. (2011) demonstrierten an normalgewichtigen Freizeitsportlern (n = 14), die in zwei Gruppen eingeteilt wurden, dass eine 24-wöchige Zufuhr von zweimal täglich 2 g L-Carnitin-L-Tartrat plus 80 g Kohlenhydraten (zur Erhöhung des Insulinspiegels) im Vergleich zu Kohlenhydraten allein die muskuläre Carnitinkonzentration um 21 % erhöht. In der Carnitingruppe war der Glycogenverbrauch nach einer 30-minütigen Fahrradergometer-Belastung bei 50 % VO_{2max} geringer, die Lactatkonzentration nach einer 30-minütigen Belastung bei 80 % VO_{2max} niedriger und der Energieumsatz bei einem 30-minütigen Leistungstest höher. Hieraus schließen die Autoren, dass in der Carnitingruppe die aerobe ATP-Synthese sowohl aus Fettsäuren (s. o.) als auch aus Glucose verbessert war. Letzteres wird durch vermehrte Bindung von Acetylresten an Carnitin erklärt, wodurch die Pyruvatdehydrogenase weniger rückkoppelnd gehemmt und der Substratdurchfluss durch den Citratzyklus angekurbelt wird. Die Konzentration an Acetylcarnitin war allerdings nicht signifikant erhöht. Inwiefern die Ergebnisse dieser Studie auf Leistungssportler, die trainingsbedingt höhere intramuskuläre Carnitinkonzentrationen aufweisen, übertragbar sind, wird sich in weiterführenden Untersuchungen zeigen müssen.

Ein anderer Ansatz verfolgt die Auswirkung von Carnitinsupplementen auf die Regeneration. Volek et al. (2002) untersuchten an normalgewichtigen Freizeitsportlern die Wirkung von zweimal täglich 1 g L-Carnitin über drei Wochen auf die Erholung vom Bankdrücken. Sie konstatierten eine Reduktion im Ausmaß von Purinabbau, Radikalbildung, Zellmembranläsionen und Muskelkater und stellten die Hypothese auf, dass eine Supplementierung durch eine Aufrechterhaltung der Carnitinkonzentration im Gefäßendothel bzw. die daraus resultierende Steigerung des Blutflusses in den aktiven Muskeln die Stressantwort bei exzentrischen bzw. hochintensiven Belastungen vermindert. Allerdings wurde weder der lokale Blutfluss gemessen, noch wurden Leistungsparameter erhoben.

Bei den **mittelkettigen Triglyceriden** *(medium chain triglycerides, MCT)*, die meist in flüssiger Form angeboten werden, handelt es sich um Fette, bestehend aus Glycerol, das mit drei Fettsäuren einer Kettenlänge von 6, 8, 10 oder 12 Kohlenstoffatomen verestert ist. Sie werden schneller absorbiert und verstoffwechselt als die in der Nahrung üblicherweise vorkommenden langkettigen Triglyceride *(long chain triglycerides, LCT)*.

Im Ausdauersport wird postuliert, dass eine Supplementierung mit MCT die Oxidation von freien Fettsäuren im arbeitenden Muskel erhöhe, wodurch Glycogen eingespart und der Zeitpunkt der Erschöpfung hinausgezögert werden könne. Diese Hypothese wurde in diversen Studien jedoch nicht bestätigt (möglicherweise weil eine Dosis unter 30 g nicht ausreicht). Vielmehr fanden Jeukendrup et al. (1996) im Wesentlichen einen Anstieg der Ketonkörperkonzentration im Blutplasma, was auf eine teilweise Verstoffwechselung der MCT in der Leber schließen lässt. Der respiratorische Quotient (RQ) wurde während einer 3-stündigen Belastung bei 57 % VO_{2max} durch 30 g MCT nicht beeinflusst. Aber bereits bei einer Aufnahme von 15–30 g MCT treten regelmäßig Nebenwirkungen wie Durchfall, Darmkrämpfe, Übelkeit und Schwindelgefühl auf. Der höchste je gemessene Anteil von MCT an der gesamten Energiebereitstellung lag unter 8 % (bei entleerten Glycogenspeichern).

Personen, die MCT als alternative Fettquelle zu LCT bei der Nahrungszubereitung verwen-

2 Ernährungsbedürfnisse im Trainingsalltag

den, versprechen sich hiervon eine Gewichtsabnahme. Die Argumentation stützt sich auf eine Studie an Ratten, die gezeigt hat, dass MCT bei einer insgesamt überkalorischen Ernährung zu einer geringeren Gewichtszunahme führen als äquikalorische Mengen an LCT, was auf eine gesteigerte nahrungsinduzierte Thermogenese (Wärmeproduktion) zurückgeführt wird. Eine Studie an 12 Frauen im Alter zwischen 18 und 30 Jahren und mit einem BMI von 21,4 kg/m^2 (Normalgewicht), die entweder eine MCT- oder eine LCT-angereicherte Diät zu sich nahmen, hat jedoch gezeigt, dass die beiden Diäten keine unterschiedlichen Wirkungen auf die Thermogenese oder die Fettsäureoxidationsrate hatten. Über eine Erhöhung des Grundumsatzes war der Gesamtenergieumsatz am 7. Diättag unter MCT zwar um rund 6% erhöht, dieser Effekt war am 14. Diättag aber bereits nicht mehr nachweisbar (White et al., 1999).

Pyruvat, das Endprodukt der aeroben Glycolyse, das als trinkfertige Lösung in Ampullen auf dem Markt ist, wurde hinsichtlich seiner Wirkungen auf die Ausdauerleistungsfähigkeit und auf die Körperzusammensetzung an Untrainierten untersucht. Stanko et al. (1990) demonstrierten, dass die Zufuhr von je 25 g Pyruvat und 75 g Dihydroxyaceton – ein Umwandlungsprodukt von Pyruvat – über einen Zeitraum von 7 Tagen vor einer erschöpfenden Ausdauerbelastung die Leistungsfähigkeit um 20% erhöhte. Im Rahmen der vorgeschriebenen kohlenhydratreichen Kost (55 bzw. 70 Energie%) bewirkte der Ersatz von 15% der Nahrungskohlenhydrate durch Pyruvat und Dihydroxyaceton, dass es während der Belastung zu einer gesteigerten Aufnahme von Glucose aus dem Blut in die Arm- und Beinmuskulatur kam. Hierbei war die Dauer der Glucoseaufnahme in die Muskeln verlängert, während die Kohlenhydrat- und Fettoxidation pro Zeiteinheit nicht beeinflusst wurde.

Vermutlich regen die supplementierten Glucosevorstufen die Gluconeogenese und die Glycogensynthese in der Leber an. Offen bleibt, ob eine regelmäßige Glucosezufuhr während einer intensiven Ausdaueraktivität einer der Aktivität tagelang vorausgehenden Supplementierung mit Pyruvat und Dihydroxyaceton nicht vorzuziehen ist, wenn man bedenkt, dass Erstere die Leistungsfähigkeit trainierter Personen in einem ähnlichen Ausmaß verbessert (s. S. 56).

Dieselben Autoren (Stanko et al., 1992) untersuchten auch den Einfluss einer Pyruvat-Supplementation in Höhe von 30 g/d auf die Körperzusammensetzung, jedoch ausschließlich an unterkalorisch ernährten (1 000 kcal/d), übergewichtigen Frauen. Sie fanden eine um 37 bzw. 48% ausgeprägtere Körpergewichts- bzw. Fettreduktion in der Verum- als in der Placebogruppe, wobei sie einen methodisch bedingten Messfehler (bioelektrische Impedanzanalyse) nicht ausschließen konnten. Als Wirkmechanismus könnte man annehmen, dass eine erhöhte cytosolische Pyruvat-Konzentration einen „futile cycle" in Gang setzt, bei dem unter Abgabe von Wärme vermehrt aus Pyruvat (über intramitochondriales Oxalacetat) Phosphoenolpyruvat entsteht, welches wieder zu Pyruvat dephosphoryliert wird. Es sei jedoch angemerkt, dass in der Praxis deutlich geringere Dosierungen (3–6 g Pyruvat/d) eingesetzt werden müssten, weil größere Mengen Durchfall hervorrufen.

Die Studienlage zu den **verzweigtkettigen Aminosäuren** (branched chain amino acids, BCAA) wird von Wagenmakers (1999) ausführlich beschrieben. Valin, Leucin und Isoleucin (alle essenziell), die als Tabletten im Handel erhältlich sind, sollen sowohl Ausdauer- als auch Kraftsportlern dienlich sein, indem sie einerseits die „zentrale Müdigkeit" hinauszögern und andererseits eine „antikatabole Wirkung" entfalten. Die „Anti-Müdigkeits-Hypothese" (Blomstrand et al., 1991) basiert auf der Beobachtung, dass die Konzentration an BCAA im Blut bei intensiven Ausdauerbelastungen bedingt durch eine zur Energiegewinnung gesteigerte Aufnahme dieser Aminosäuren in die Muskeln abnimmt, wodurch sich das Verhältnis von Tryptophan zu BCAA im Blut erhöht. Dies soll nach Ansicht der Autoren zu einem gesteigerten Transport von Tryptophan ins Gehirn führen, wo diese Aminosäure in den Neurotransmitter Serotonin umgewandelt werden kann, welcher für die zentrale Ermüdung verantwortlich gemacht wird. Van Hall et al. (1995) widerlegen diese Hypothese jedoch, indem sie im Rahmen einer zweistündigen Fahrradbelastung nachwiesen, dass weder eine Supplementation mit BCAA die Leistung verbessert, noch eine mit Tryptophan sie verschlechtert.

Zur Wirkung von BCAA auf den Muskelproteinumsatz demonstrierte eine Untersuchung an Hunden, denen nach 24-stündiger Nahrungskarenz BCAA infundiert wurden, dass insbesondere Leucin zwar den Proteinabbau vermindert, gleichzeitig aber auch verstärkt oxidiert wird, sodass kein Proteinaufbau erfolgt (Frexes-Steed et al., 1992).

Ein „antikataboler Effekt" wird auch dem Leucin-Abkömmling **β-Hydroxy-β-methylbutyrat** (HMB) nachgesagt, der in Kapseln angeboten wird. Eine Dosis von 3,0 g/d über einige Wochen soll das Auftreten von Muskelschäden durch intensives Krafttraining reduzieren (Nissen et al., 1996). Rowlands & Thomson (2009) legen im Rahmen ihrer Meta-Analyse jedoch dar, dass HMB bei trainierten Kraftsportlern weder die Magermasse noch die Kraft beeinflusst. Grundsätzlich scheint der Nutzen einer antikatabolen Wirkung fraglich, weil der Abbau von Muskelprotein einen Reiz für den Muskelneuaufbau setzt. Nebenwirkungen sind nicht beschrieben worden, aber HMB ist eine Ausgangssubstanz für die Cholesterinsynthese in der Leber.

Konjugierte Linolsäuren *(conjugated linoleic acids, CLA)*, wobei es sich um nicht-essenzielle Isomeren der essenziellen Fettsäure Linolsäure handelt, werden mit dem Ziel eingesetzt, gleichzeitig Körperfett zu reduzieren und Magermasse aufzubauen. Über die metabolischen Wirkungen berichteten sowohl Schek (1999) als auch Kraft und Jahreis (2001): Den Anstoß für die Verwendung von in Kapseln angebotenen CLA gaben Studien an Tieren (Mäuse, Ratten, Küken, Schweine), die auf eine günstige Beeinflussung der Körperzusammensetzung durch CLA schließen ließen. Allerdings wurden sehr hohe CLA-Dosierungen verabreicht (0,5–5,0 % im Futter) und ausschließlich Tiere untersucht, die sich noch in der Wachstumsphase befanden. In dieser Zeit kann neben dem Füllungsgrad der Fettzellen auch noch deren Anzahl beeinflusst werden. Studien an jungen Frauen und Kraftsportlern, die rund 3 g CLA/d einnahmen, kamen zu weniger vielversprechenden Ergebnissen. Bei den Frauen konnten keine Veränderungen in Körpergewicht, fettfreier Körpermasse und Körperfettgehalt festgestellt werden, bei den Kraftsportlern waren eine Abnahme der Fettmasse und eine Zunahme der Magermasse nur bei gleichzeitigem Training über 6 Monate zu beobachten.

Eine weitere Studie (von Loeffelholz et al., 2003) hat ergeben, dass eine 6-monatige Einnahme von täglich 7 g CLA-Öl weder bei Anfängern noch bei Fortgeschrittenen, die 3-mal pro Woche ein standardisiertes, progressives Hanteltraining ausführten, zu Veränderungen in den Parametern Body Mass Index (BMI), Körperzusammensetzung, Blutfettwerte und Serumleptinkonzentration führte. Larsen et al. (2003) stellten fest, dass CLA als Mittel zur Gewichtsreduktion ebenfalls unwirksam sind. Sie weisen überdies darauf hin, dass sich Befunde mehren, wonach die Einnahme des trans-10,cis-12-CLA-Isomers zu Lebervergrößerung und Insulinresistenz führen kann.

Taurin, eine nicht-proteinogene Aminosulfonsäure, die Energy Drinks in verhältnismäßig großen Mengen (1 g/250 ml) zugesetzt ist, soll sowohl die körperliche als auch die geistige Leistungsfähigkeit positiv beeinflussen. Diese Behauptung hält einer wissenschaftlichen Überprüfung jedoch nicht Stand (DGE, 2001): Es existieren nur wenige Studien an älteren Ratten, die eine gesteigerte Kontraktilität der Muskeln nach Taurin-Supplementation vermuten lassen. Beim Menschen, insbesondere beim Kraftsportler, ist der Nachweis einer solchen Wirkung bislang nicht erfolgt. Es wurde auch nicht untersucht, ob Taurin der zentralen Ermüdung bei lang andauernden Belastungen entgegenwirkt. Dies ist jedoch wenig wahrscheinlich, weil das Gehirn in solchen Situationen ohnehin vermehrt Taurin ausschüttet und eine zusätzliche Zufuhr von außen diesen normalen Effekt möglicherweise unterdrückt.

Auf die Stimmung, Aufmerksamkeit, Konzentration und psychomotorische Leistungsfähigkeit des Menschen konnten keine Auswirkungen einer Taurin-Supplementation festgestellt werden (ebd.). Außerdem kann Taurin akute Alkoholwirkungen nicht abschwächen. Dagegen gibt es, allerdings ebenfalls nur im Tierversuch, zahlreiche Hinweise auf Nebenwirkungen, wenn Taurin in größeren Mengen zugeführt wird. Beobachtet wurden eine Herabsetzung der Atemfrequenz, eine negative Beeinflussung des Trinkverhaltens sowie eine neurotoxische Wirkung als Folge einer Anreicherung von Taurin im Gehirn. Es ist nicht auszuschließen, dass diese unerwünschten Effekte die (Ausdauer-)Leistungsfähigkeit beeinträchtigen.

Antioxidative Vitamine („ACE") in Kapselform werden Sportlern angeboten vor dem Hintergrund, dass sie die während körperlicher Betätigung[12] vermehrt gebildeten freien Radikale abfangen sollen, die Zellbestandteile wie Proteine, Fette und Nukleinsäuren schädigen können und teilweise für die Muskelermüdung bei Ausdauerbelastungen verantwortlich gemacht werden (Niess et al., 2002). Dass Supplemente dennoch nicht zwingend erforderlich sind, ist die Kernaussage der Artikel von Berg et al. (1998), König et al. (2000), Venkatraman und Pendergast (2002) sowie Nieß et al. (2008): Tatsächlich entstehen durch den erhöhten Sauerstoffumsatz vorübergehend vermehrt freie Radikale. Regelmäßiges Training führt aber gleichzeitig zu einer Anpassung des körpereigenen enzymatischen Schutzsystems. Darüber hinaus werden bei Deckung des sportbedingten Mehrbedarfs an Energie auch vermehrt antioxidative Vitamine mit der Nahrung aufgenommen und in den Geweben bereit gehalten. Bei einer täglichen Zufuhr von mindestens 100 mg Vitamin C, 25–100 mg Vitamin E und 4 mg β-Carotin können die freien Radikale in der Regenerationsphase neutralisiert werden. Trainingsbedingter oxidativer Stress kann demzufolge ohne den Einsatz von Supplementen überwunden werden.

Die Hypothesen zur leistungsfördernden Wirkung von hochdosierten antioxidativen Vitaminen zielen auf eine Verbesserung des Wirkungsgrades in den arbeitenden Muskelzellen und eine geringere Organermüdung ab. Ernstzunehmende Untersuchungen konnten jedoch keine Verbesserung der muskulären Leistungsfähigkeit nach Supplementierung nachweisen. Stattdessen ist anzunehmen, dass Megadosen antioxidativer Vitamine unerwünschte Effekte haben. Denn einerseits können sie prooxidativ wirken (Nieman et al., 2004), andererseits unterdrückt ein übermäßiges Abfangen reaktiver Sauerstoffverbindungen deren Nutzen als Signalgeber für die Expression zahlreicher antioxidativer und

---

12 Die Bildung reaktiver Sauerstoffspezies wird auch durch extreme Stressbelastungen (allerdings auch körperlicher Art, z. B. im Wettkampf), Exposition gegenüber Umweltnoxen (UV-Strahlung, Ozon), Entzündungen, Traumen, Alkohol und Nikotin begünstigt.

mitochondrialer Enzyme in den Muskelfasern (Powers & Jackson, 2008; Powers et al., 2010; Sen, 2001).

So zeigten Ristow et al. (2009) an trainierten und untrainierten Männern, die einen Monat lang ein Ausdauertrainingsprogramm absolvierten und täglich entweder 1000 mg Vitamin C und 400 I.E. Vitamin E oder ein Placebo erhielten, dass die Einnahme der hochdosierten Vitamine sowohl die sportinduzierte Induktion körpereigener antioxidativer Enzyme als auch die Steigerung der Insulinsensitivität (verbesserte Glucosetoleranz) blockierte. Und Gomez-Cabrera et al. (2008) wiesen nach, dass eine tägliche Einnahme von 1000 mg Vitamin C über zwei Monate den VO_{2max}-steigernden Effekt eines regelmäßigen Ausdauertrainings verhinderte. Daraus ist zu schließen, dass Megadosen antioxidativer Vitamine leistungs- und gesundheitsförderliche Wirkungen reaktiver Sauerstoffspezies, die während sportlicher Betätigung vorübergehend vermehrt gebildet werden, zunichte machen (Schek, 2009).

Pflanzenpräparate erfreuen sich wachsender Beliebtheit, zumal sie als Naturprodukte gemeinhin als harmlos für die Gesundheit angesehen werden (Schek, 2004a). Im Allgemeinen bestehen große Diskrepanzen zwischen den auf dem Etikett angegebenen und den analysierten Mengen an Inhaltsstoffen. Meistens enthalten sie weniger Wirkstoffe als ausgewiesen, manchmal aber auch mehr oder andere, eventuell sogar illegale (Geyer et al., 2008). Da es sich um Nahrungsergänzungsmittel (s. u.) und nicht um Arzneimittel handelt, bedürfen Pflanzenextrakte keiner Zulassung.

Im Ausdauerbereich werden besonders dem chinesischen **Ginseng** (lat. Panax ginseng) und dem sibirischen Ginseng (lat. Acanthopanax senticosus) leistungssteigernde Wirkungen nachgesagt, obwohl experimentelle Untersuchungen in der Mehrzahl keine solchen belegen konnten. In Fällen positiver Ergebnisse kann nicht ausgeschlossen werden, dass kommerziellen Präparaten, deren Zusammensetzung nicht näher untersucht wurde, Stimulanzien beigemengt waren.

Zu den sogenannten anabolen Pflanzensupplementen zählen **Tribulus terrestris** (Mäusedorn), Smilax regelii (Sarsaparille), Dioscorea villosa (Yamswurzel) und Pausinystalia johimbe (Yohimbe). Die propagierten chemischen Reaktionen laufen im Organismus jedoch nicht ab, und so verwundert es nicht, wenn Studien keine Veränderungen in Körpergewicht, Körperfettanteil, Muskelmasse oder Kraft erkennen lassen. Andererseits sind diverse Nebenwirkungen dokumentiert, vornehmlich im Bereich des Magen-Darm-Trakts und der Nieren.

Als Stimulans wird das chinesische Ephedra-Kraut (lat. **Ephedra sinica**, chin. Ma Huang) vermarktet, denn es enthält Ephedrin, welches ähnliche Wirkungen entfaltet wie Adrenalin (engl. epinephrine). Allerdings ist die Verwendung von Ephedrin während Wettkämpfen verboten (WADA, 2013). Außerdem steht die begrenzte Möglichkeit der Leistungsverbesserung in keinem Verhältnis zu den möglichen gesundheitlichen Risiken. Beobachtet wurden subfebrile Temperaturen, Kopfschmerzen, Nervosität, Schlaflosigkeit, Herzrasen, Bluthochdruck, Muskelzittern, epileptische Anfälle, Herzinfarkt und Schlaganfall.

Eine immunstimulierende Wirkung scheint der rote Sonnenhut (lat. **Echinacea purpurea**) zu haben. Er kann einen Beitrag leisten zur Behandlung – nicht jedoch zur Vorbeugung – von Erkältung, Bronchitis und Grippe.

Allgemeine Beurteilung ernährungsbezogener Leistungsförderer

Mit Ausnahme von Alkohol in kleinen Mengen, Kreatin, Alkalisalzen (Natrium-Bicarbonat/-Citrat), und Coffein gilt für die ernährungsbezogenen ergogenen Hilfen, dass sie **ihrem Ruf als Leistungsförderer nicht gerecht werden** (American College of Sports Medicine, 2009; Burke & Deakin, 2006; Maughan et al., 2007; Williams et al., 2012). Hierfür gibt es mehrere allgemeingültige Gründe, die im Folgenden erläutert werden.

Die Adaptation, d.h. die Anpassung des Körpers und seiner Funktionen an einen stetigen Trainingsreiz, ist ein sehr komplexes Geschehen, an dem diverse energieliefernde Stoffe, Enzyme und Zellorganellen (vor allem in der Muskulatur) ebenso beteiligt sind wie z. B. das Herz-Kreislaufsystem und die Lunge.

■Tab. 38 zeigt Änderungen ausgewählter metabolischer und physiologischer Parameter bei Langstreckenläufern im Vergleich zu Untrainierten. Es dürfte klar sein, dass einzelne Substanzen oder auch Kombinationen, die in größeren Mengen von außen zugeführt werden, **weder so vielfältige noch so tiefgreifende Veränderungen** im Stoffwechsel bzw. im Gesamtorganismus bewirken können **wie regelmäßig durchgeführtes körperliches Training**.

Die Zufuhr von Nähr- und Wirkstoffen in einer Höhe, die den Bedarf übersteigt ("viel hilft

Parameter	Untrainierte	Läufer	Differenz [%]
Glycogenkonzentration im Muskel [mmol/g Feuchtmasse]	85	120	+ 40
Mitochondrienzahl im Muskel [pro mm^3]	600	1200	+ 100
Mitochondriendichte im Muskel [Vol.%]	2,2	8,0	+ 265
Ruhe-ATP-Konzentration [mmol/g Feuchtmasse]	3	6	+ 100
Ruhe-Kreatinphosphat-Konzentration [mmol/g Feuchtmasse]	11	18	+ 65
Succinatdehydrogenase-Konzentration [mmol/g Feuchtmasse]	5–10	15–20	+ 135
Phosphofructokinase-Konzentration [mmol/kg Feuchtmasse]	50	50	± 0
maximale Lactatkonzentration [mmol/kg Feuchtmasse]	110	150	+ 35
maximales Herzschlagvolumen [ml/Schlag]	120	180	+ 50
maximale Herzleistung [l/min]	20	30–40	+ 75
Ruhepuls [Schläge/min]	70	40	– 45
maximale Herzfrequenz [Schläge/min]	190	180	– 5
maximale Sauerstoffaufnahme [ml/kg/min]	30–40	65–80	+ 105
Blutvolumen [l]	7,5	9,5	+ 25
Körperfettgehalt [%]	15	11	– 25

Tab. 38:
Vergleich metabolischer und physiologischer Parameter bei Untrainierten und Langstreckenläufern (McArdle et al., 2009)

Ernährungsbezogene Leistungsförderer

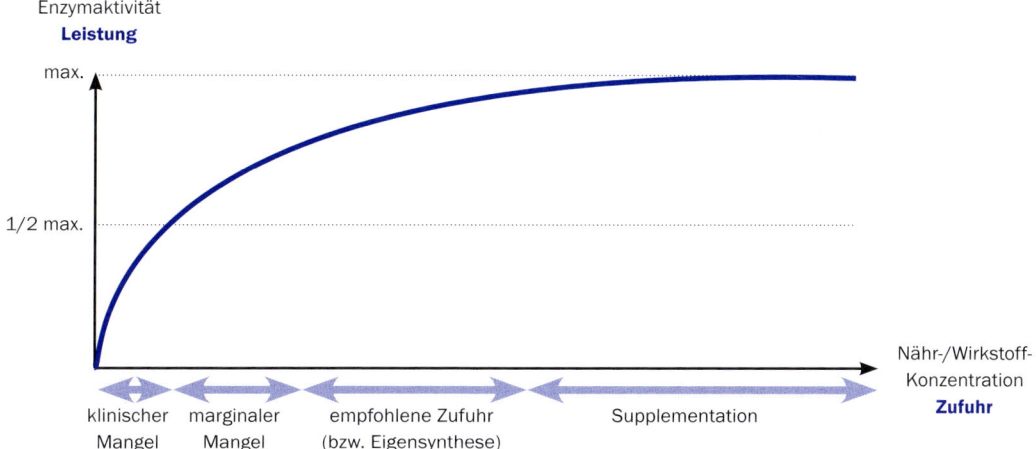

Abb. 23:
Schematische Darstellung der Abhängigkeit der Leistung (Enzymaktivität) von der Zufuhr (Konzentration) an Nähr- bzw. Wirkstoffen

viel"), geht nicht mit Leistungsverbesserungen einher. Das gilt gleichermaßen für Stoffe, die der Körper selbst bildet und die zusätzlich mit der Nahrung aufgenommen werden (z. B. L-Carnitin, Pyruvat, Taurin), für solche, die essenziell sind und daher mit der Nahrung zugeführt werden müssen (z. B. verzweigtkettige Aminosäuren, antioxidative Vitamine) und für solche, für die kein biochemisch begründeter Bedarf besteht, die aber in der Nahrung vorkommen (z. B. mittelkettige Triglyceride, konjugierte Linolsäuren). **Funktionsbegünstigende Wirkungen** von Nähr- und Wirkstoffen können bei kontinuierlicher Dosiserhöhung **nur bis zu Grenzwerten, die der Bedarfsdeckung entsprechen**, nachgewiesen werden (s. ■ Abb. 22, S. 89). Dieses Phänomen ist insofern zu erklären, als Enzymaktivitäten nicht weiter ansteigen, sobald die Stoffe, deren Reaktion die Enzyme katalysieren, eine bestimmte Konzentration im Gewebe erreicht haben. ■ Abb. 23 soll diesen Zusammenhang illustrieren.

In den meisten Fällen halten Hypothesen, die Wirkmechanismen einzelner (hochdosierter) Stoffe im Organismus postulieren und daraus auf eine sinnvolle Supplementation bei Sportlern schließen, einer wissenschaftlichen Überprüfung nicht stand. Ebenso selten werden die Wirkaussagen durch kontrollierte, doppelblind durchgeführte Studien untermauert. Untersuchungen, deren Resultate leistungsfördernde Wirkungen nahelegen, genügen entweder wissenschaftlichen (z. B. statistischen) Kriterien nicht, oder sie berichten von **Placeboeffekten** („der Glaube versetzt Berge"). Eine positive Placebowirkung, die in der Praxis unter Umständen vorteilhaft ist, kann sich allerdings auch ins Gegenteil verkehren, beispielsweise wenn dem Sportler im Wettkampf bewusst wird, dass er die Einnahme eines in seinen Augen hilfreichen Präparats vergessen hat. Er traut sich in diesem Moment keine überdurchschnittliche Leistung mehr zu oder befürchtet sogar eine Leistungsbeeinträchtigung, was

dazu führen kann, dass er tatsächlich schlechter abschneidet als üblich.
Fazit: Ernährungsbezogene ergogene Hilfen ersetzen weder regelmäßiges Training, noch vermögen sie, Ernährungsfehler zu kompensieren. In den angebotenen Dosierungen sind sie zwar untoxisch, die Einnahme sollte aber dennoch nicht verharmlost werden (z. B. mit dem Argument, dass es sich um körpereigene Stoffe handelt). Kurzfristig können Nebenwirkungen wie Kopfschmerzen, Durchfall oder Erbrechen auftreten. Über langfristige Auswirkungen liegen meist keine Erkenntnisse vor.

Nahrungsergänzungsmittel
Gemäß Nahrungsergänzungsmittelverordnung vom 28.05.2004 ist ein Nahrungsergänzungsmittel (NEM) **definiert**[13] als „ein Lebensmittel, das
1. dazu bestimmt ist, die allgemeine Ernährung zu ergänzen,
2. ein Konzentrat von Nährstoffen oder sonstigen Stoffen mit ernährungsspezifischer oder physiologischer Wirkung allein oder in Zusammensetzung darstellt und
3. in dosierter Form, insbesondere in Form von Kapseln, Pastillen, Tabletten, Pillen und anderen ähnlichen Darreichungsformen, Pulverbeuteln, Flüssigampullen, Flaschen mit Tropfeinsätzen und ähnlichen Darreichungsformen von Flüssigkeiten und Pulvern zur Aufnahme in abgemessenen kleinen Mengen, in den Verkehr gebracht wird.

Die europäische Richtlinie 2002/46/EG vom 10.06.2002 nennt als Kategorien für **Inhaltsstoffe** (nicht abschließend): Vitamine, Mineralstoffe, Aminosäuren, essenzielle Fettsäuren, Ballaststoffe sowie verschiedene Pflanzen- und Kräuterextrakte. Viele der zunehmend auch über das Internet zu beziehenden NEM enthalten außerdem Probiotika[14] oder Wirkstoffe wie Kreatin, L-Carnitin, Coenzym Q10 oder Cholin.

Im Leistungssport ist die **Einnahme von NEM weit verbreitet** und, international gesehen, verwenden Athleten nicht selten mehrere NEM gleichzeitig (Carlsohn et al., 2011; Huang et al., 2006; Tscholl et al, 2008; 2010). Eine repräsentative Studie an 1620 norwegischen Elite-Athleten kam zu dem Ergebnis, dass 54 % der Frauen und 51 % der Männer ein oder mehrere NEM verwendeten, vor allem Vitamine, Mineralstoffe und ω3-Fettsäuren, aber auch Kreatin, Ginseng u. a. (Sundgot-Borgen et al., 1993). Von 2 758 Athleten, die bei der Olympiade in Syndey im Jahr 2000 zur Dopingkontrolle gebeten worden waren, gaben knapp 79 % an, NEM und Medikamente einzunehmen: 51 % Vitamine, 21 % Mineralstoffe, 12,5 % Aminosäuren und 22,5 % andere NEM. Die meisten verwendeten ein oder zwei Präparate pro Tag, fast 20 % aber 5 und eine Person sogar 26 Präparate (Corrigan & Kazlauskas, 2003). Der „UK Sport 2005 Drug Free Survey" ergab, dass 60 % von 874 befragten britischen Sportlern NEM einnahmen: 73 % Multivitamine, 70 % Vitamin C, 31 % Echinacea, 30 % Eisen, 11 % Magnesium und 8 % Ginseng (Petróczi et al., 2007). Faude et al. (2005) stellten im Rahmen einer Ernährungserhebung unter 23 deutschen Kaderathleten fest, dass 87 % NEM benutzten, vor allem Vitamin C (70 %), Vitamin E (65 %), B-Komplex (52 %), Magnesium (65 %), Calcium (48 %) und Eisen (43 %). Eine Befragung von 164 jungen deutschen Elite-Athleten (Alter: 16,6 ± 3 Jahre) ergab, dass 80 % mindestens ein NEM verwendeten, allen voran Mineralstoffe und Vitamine (Braun et al., 2009). Zu einem gemäßigteren Ergebnis kam eine von der Stiftung Deutsche Sporthilfe in Auftrag gegebene Studie (Breuer & Hallmann, 2013). Hier gaben 34,3 % von 1 154 anonym befragten Spitzensportlern (Durch-

---
13 Von den NEM abzugrenzen sind die funktionellen und die neuartigen Lebensmittel (s. S. 24).

14 Zum Thema probiotische Bakterienkulturen s. S. 26.

schnittsalter: 22,4 Jahre) an, regelmäßig NEM einzunehmen[15]; 25,4 % beantworteten die Frage allerdings nicht.

Warum gerade Leistungssportler zu NEM greifen, dürfte mehrere **Gründe** haben: erstens, den allgegenwärtigen Leistungsdruck – hohe Leistungsdichte, kurze Karrieredauer, Sponsoringverträge, mediale Präsenz u. a. (Breuer & Hallmann, 2013), zweitens, die aggressive Werbung in Medien und Internet (European Community, 2001; Molino & Márquez, 2009; Beispiel bei Schek, 2011), drittens, das Verhalten von Kameraden und Gegnern (Braun et al., 2009).

Als **Zweck** der Verwendung von NEM nennen Athleten nach Maughan et al. (2007):
- zur Unterstützung der Regeneration (71 %),
- zur Gesunderhaltung (52 %),
- zur Leistungssteigerung (46 %),
- zur Verhinderung/Behandlung von Krankheiten (40 %),
- zur Kompensation einer unausgewogenen Ernährung (29 %).

Problematisch ist, dass Athleten mit der Verwendung von NEM in der Regel nicht abwarten, bis Studien vorliegen, die zweifelsfrei eine mögliche regenerations-, leistungs- oder gesundheitsfördernde Wirkungsweise bei gleichzeitigem Ausschluss von potenziell gesundheitsschädlichen Effekten belegen. Hierzu sei angemerkt, dass in der o. g. Studie der Stiftung Deutsche Sporthilfe (Breuer & Hallmann, 2013) 40,5 % der anonym befragten Spitzensportler angaben, bewusst gesundheitliche Risiken in Kauf zu nehmen (29,7 % beantworteten die Frage nicht).

Ein weiterer, vor der Einnahme von NEM zu berücksichtigender Aspekt ist, dass sie verbotene Stoffe, wie z. B. anabole Steroide oder Stimulanzien, enthalten können, die schlimmstenfalls eine Dopingsperre nach sich ziehen könnten (s. u.).

Das Internationale Olympische Komitee nimmt zur Frage des Einsatzes von NEM folgendermaßen Stellung (IOC, 2011, S. S4): „Athleten, die den Einsatz von Nahrungsergänzungsmitteln in Erwägung ziehen, sollten deren Wirksamkeit, Kosten, Risiken bezüglich Gesundheit und Leistung sowie die Möglichkeit einer positiven Testung auf Dopingsubstanzen bedenken".

Vorsicht Falle

Im heutigen Dschungel der Nahrungsergänzungsmittel ist es meist schwierig, „die Spreu vom Weizen zu trennen". Das gilt für ernährungsbezogene ergogene Hilfen (s. o.) ebenso wie für Mikronährstoffpräparate (s. S. 88 ff.) oder angeblich gesundheitsförderliche Produkte wie Kieselerde, Bienenpollen oder Gelée royale.

Um nicht auf Geschäftemacher hereinzufallen, hat Williams im Jahr 1985 sieben **Richtlinien zur Einschätzung solcher Produkte** veröffentlicht (s. Schek, 2013b). Inzwischen sind sie auf 12 aufgestockt worden (Williams et al., 2012; ■ Tab. 39).

In diesem Zusammenhang sei auch Prof. Victor Herbert, New York, zitiert. Er teilt Quacksalber in drei Typen ein:
1. Menschen, die es zwar gut meinen, aber aus Unkenntnis für falsche Ideen eintreten.
2. Fanatische Überzeugungstäter, die sich auch durch stichhaltige Gegenbeweise nicht umstimmen lassen und statt dessen glauben, eine wichtige Mission zu Ende führen zu müssen.
3. Skrupellose Lügner, die nur den eigenen finanziellen Gewinn im Auge haben und sich diesen mit falschen Versprechen ergaunern.

---

15 5,9 % kreuzten an, regelmäßig zu Dopingmitteln zu greifen; 40,7 % ließen diese Frage unbeantwortet. Als Gründe für mögliches Fehlverhalten nannten 88,6 % der befragten Athleten eigenen Erfolgsdruck, 79,8 % Druck aus dem Umfeld, 69,8 % Streben nach Anerkennung, 57,7 % Existenzangst, 55,5 % Profitgier und 39,3 % fehlendes Unrechtsbewusstsein.

1. Verspricht das NEM eine schnelle Verbesserung der Leistungsfähigkeit oder Gesundheit?
2. Enthält es irgendeine(n) geheimen(n) oder magische(n) Inhaltsstoff/Zusammensetzung?
3. Basiert die Vermarktung hauptsächlich auf Anekdoten, Fallgeschichten, Zeugenaussagen?
4. Werden Star-Athleten oder populäre Persönlichkeiten in die Werbung einbezogen?
5. Wird eine simple Wahrheit über einen Nährstoff in Bezug auf Leistung oder Gesundheit übertrieben dargestellt?
6. Muss die Integrität des wissenschaftlichen und medizinischen Establishments in Frage gestellt werden?
7. Wird das NEM in Sport- oder Gesundheitszeitschriften beworben, deren Herausgeber solche Produkte auch verkaufen?
8. Wird das NEM von derjenigen Person, die es empfiehlt, auch verkauft?
9. Werden als Belege für die Behauptungen Ergebnisse einer einzelnen Studie oder wird schlecht kontrollierte Forschung herangezogen?
10. Ist das Produkt teuer, vor allem im Vergleich zu den Kosten für gleichwertige Nährstoffe in Lebensmitteln des üblichen Verzehrs?
11. Gibt es für eine kürzlich gemachte Entdeckung keine einzige andere Quelle?
12. Sind die Claims (Behauptungen) zu schön, um wahr zu sein? Verspricht das NEM das Unmögliche?

Wenn EINE dieser Fragen mit „Ja" beantwortet werden kann, ist Skepsis geboten, und zusätzliche Informationen sollten eingeholt werden, bevor Geld ausgegeben wird.

Tab. 39:
Richtlinien zur Einschätzung von Nahrungsergänzungsmitteln (nach Williams et al., 2012).

Als vierten Typ könnte man den unmoralischen Geschäftsmann hinzufügen, der absichtlich ohne Deklaration verbotene Stimulanzien, Anabolika o. Ä. unter Nahrungsergänzungsmittel mischt, womit der Athlet einen positiven Doping-Test riskiert (s. u.).

Kontaminiation von NEM mit verbotenen Substanzen
Ein nicht zu unterschätzendes Problem im Leistungssport, das 36 % von jungen Elite-Sportlern nicht bewusst ist (Braun et al., 2009), ist die produktionsbedingte, unabsichtliche Kontamination von NEM mit Substanzen, die gemäß internationaler Dopingregularien verboten sind (Positiv-Liste bei WADA, 2013).

Im Jahr 1999 wiesen Geyer et al. (2000) erstmals in drei in den USA hergestellten NEM (Chrysin/Quercetin, Tribulus terrestris, Guarana) verschiedene anabol-androgene Steroide – sogenannte Prohormone, die in den USA legal vertrieben werden – nach.
In den Jahren 2000/01 untersuchten Geyer et al. (2004) 634 NEM (Mineralstoffe, Vitamine, Kreatin u. a.) von 215 verschiedenen Herstellern aus 13 Ländern, die zum überwiegenden Teil in Geschäften gekauft und nicht via Internet bestellt worden waren. Sie fanden in 14,8 % der Proben 11 verschiedene anabol-androgene Steroide, die nicht auf dem Etikett angegeben waren. 21,1 % der positiv getesteten NEM stammten von Firmen, die Prohormone verkaufen, 9,6 % von Firmen, die

Prohormone nicht verkaufen. Die meisten der positiven Proben waren in Holland (25,8 %), Österreich (22,7 %), Großbritannien (18,9 %) und in den USA (18,8 %) bezogen worden. Hergestellt wurden die entsprechenden NEM ausnahmslos in den USA, Holland, Großbritannien, Italien und Deutschland. Die gefundenen Steroidkonzentrationen lagen im Bereich von 0,01–190 µg/g. Die Aufnahme von 1 µg Nandrolon würde für mehrere Stunden einen positiven Dopingtest für Norandrosteron nach sich ziehen.

Schilt et al. (2002; zit. in de Hoon & Coumans, 2007) wiesen in 13 % von NEM (Vitamine, Mineralstoffe, Kreatin u.a.), die von holländischen Olympioniken eingesetzt wurden, nicht deklarierte verbotene Substanzen nach. 5 von 69 Produkten enthielten Prohormone, 4 Stimulanzien (dreimal Ephedrin, einmal Methamphetamin).

Delbeke et al. (2002) wiesen in einem US-amerikanischen NEM, das Hydroxycitrat, L-Carnitin, Phenylalanin, Vanadium und Guarana-Extrakt enthielt, zwei „klassische" Anabolika nach, die positiv getestet worden wären.

Geyer et al. (2008) gehen davon aus, dass zukünftig neben Prohormonen und Stimulanzien auch vermehrt „klassische" Anabolika, „Designer"-Steroide und β2-Agonisten gefunden werden. Zum Schutz vor unbeabsichtigtem Doping wurde daher die „Kölner Liste" eingerichtet (www.koelnerliste.com), die laufend aktualisiert wird. Hier sind Produkte aufgeführt, die negativ getestet wurden und daher ein geringes Risiko aufweisen.

Fazit
Die meisten ernährungsbezogenen Leistungsförderer sind wirkungslos. Aber auch diejenigen, die positive Effekte haben können, ohne auf der Dopingliste zu stehen (Kreatin, Alkalisalze, Coffein), vermögen Trainings- und Ernährungsdefizite nicht auszugleichen. In Sportlerkreisen ist die Einnahme von Nahrungsergänzungsmitteln weit verbreitet. Dabei werden nicht selten einerseits die vermuteten positiven Effekte auf Leistung und Gesundheit überbewertet, andererseits mögliche Risiken, wie z. B. unerwünschte Wirkungen oder die Möglichkeit einer Kontamination mit verbotenen Substanzen, ausgeblendet.

3 Ernährungsrichtlinien für die Wettkampf-Saison

10 grundlegende Tipps

Für hohe Wettkampfbelastungen, aber auch für Phasen hoher Trainingsumfänge (z. B. in Trainingslagern) gilt:

1. **Bedarfsdeckende Energiezufuhr.** Kritisch kann die Energieversorgung besonders in Zeiten der unmittelbaren Wettkampfvorbereitung oder bei länger dauernden Turnieren (z. B. in den Teamsportarten) werden. Ein vielfältiges Angebot schmackhaft zubereiteter und appetitlich präsentierter Speisen sowie eine entspannte Atmosphäre beim evtl. gemeinschaftlichen Essen bieten sich als flankierende Maßnahmen an (Kontrollmöglichkeit über Gewichtskonstanz).
2. **Adäquate Getränkeauswahl.** Neben der Zusammensetzung und Temperatur kommt es auch auf die Verträglichkeit der Getränke unter Belastung an. Diese muss der Athlet im Vorfeld eines Wettkampfs prüfen. Unwohlsein, Bauchschmerzen und Durchfall wirken sich in jedem Fall leistungsmindernd aus und müssen daher vermieden werden.
3. **Bedarfsangepasste Kohlenhydratzufuhr.** 8–10 g/kg/d bei ausdauerbetonter, 5–7 g/kg/d bei kraftbetonter Wettkampfleistung gewährleisten gut gefüllte Glycogenspeicher. Es ist ratsam, die Kohlenhydratzufuhr stichprobenartig über Ernährungsanalysen zu quantifizieren.
4. **Berücksichtigung von GI und GL.** Während und im Anschluss an den Wettkampf bieten sich Produkte mit hohem Anteil an Zucker und Stärke an (z. B. isotone Getränke, Kohlenhydratgels, Energieriegel, Bananen, Trockenobst), weil sie die Glycogenresynthese fördern. Ansonsten sind Lebensmittel mit hohem Stärke- und Ballaststoffgehalt (z. B. Vollkornerzeugnisse, Obst, Gemüse) vorzuziehen, weil sie vor dem Hungerast schützen.
5. **Nicht zu viel Fett, aber auch keine Fettphobie.** Für optimale Leistungen ist eine Fettzufuhr von mindestens 30 Energie% ratsam. Eine gute Quelle sind kaltgepresste Öle mit hohem Anteil an ω3-Fettsäuren (z. B. Lein- und Walnuss-Öl) und Monoenfettäuren (z. B. Oliven- und Rapsöl), am besten in Verbindung mit Blatt- oder Rohkostsalaten.
6. **Kein völliger Verzicht auf tierische Erzeugnisse.** Als hochwertige Proteinlieferanten dienen magere Fleisch- und Milch(produkt)-Varianten, aber fette Fische (wegen ihres hohen Gehalts an sehr langkettigen ω3-Fettsäuren) Ausdauer- und Kraftsportlern gleichermaßen.
7. **Maßvoller Umgang mit Convenience Food, Süßwaren und Alkohol.** Zu bevorzugen sind Obst(säfte), Gemüse(säfte), Nüsse und Samen, gerade auch als Snacks zwischendurch. Allgemein sollte bei der Lebensmittelauswahl auf Abwechslung und Frische geachtet werden.
8. **Überwachung des Vitamin- und Mineralstoffstatus.** In Phasen suboptimaler Nahrungsaufnahme (z. B. bei Zeit-Mengen-Problem) kann übergangsweise auf Supplemente zurückgegriffen werden. Durch Blut- und Urinkontrollen lässt sich klären, ob ein Defizit an einem der kritischen Mikronährstoffe Vitamin D, „ACE", Folsäure Pyridoxin (Vitamin B_6), Magnesium, Calcium, Eisen, Zink oder Jod besteht.

10 grundlegende Tipps

9. **Keine Radikaldiäten, kein Kalorienzählen.** Wenn durch geringe Körpermasse Leistungsvorteile zu erwarten sind (Gewichtsklassen-, ästhetische Sportarten), müssen Gewichtsreduktionsdiäten unter Aufsicht einer in Ernährungsfragen kompetenten Bezugsperson erfolgen (Anorexia-athletica-Risiko).

10. **Ernährung nicht dem Zufall überlassen.** Wegen der Überschaubarkeit der Zeiträume lassen sich gerade für Wettkämpfe und intensive Trainingsphasen problemlos Speisepläne mit wenig Aufwand im Voraus erstellen, damit alles klappt, wenn es darauf ankommt.

Sportartenbezogene Ernährungsrichtlinien für eine optimale **Regeneration** sind in ■ Tab. 40 zusammengefasst.

Sportarten*	Primäre Ernährungsziele nach dem Sport
Ausdauer: Marathon, Radrennen, Langstreckenschwimmen, Triathlon, Orientierungslauf, Gehen, Skilanglauf ...	*Flüssigkeitsersatz:* mindestens gewichtsverlustausgleichend unmittelbar nach der Belastung in mehreren kleineren Portionen (Rodriguez et al., 2009) *Glycogenresynthese:* ≥ 1,2 g KH/kg/h in den ersten 2–3 Stunden (Burke et al., 2011) oder 0,8 g KH/kg/h + 20 g tierisches Protein (Moore et al., 2009a)
Kraftausdauer: Mittelstrecke, Zeitfahren, Schwimmen, Rudern, Kanu, Eisschnelllauf, Biathlon ...	*Glycogen- und Proteinresynthese:* 0,8 g KH/kg/h + 0,2 g Protein/kg/h in den ersten 2–3 Stunden (Beelen et al., 2010)
Kraft/Schnellkraft: Gewichtheben, Bodybuilding, Kugelstoßen, Wurf, Sprint ...	*Glycogen- und Protein(re)synthese:* 0,8 g KH/kg/h + 0,4 g Protein/kg/h in den ersten 4–5 Stunden (van Loon et al., 2000; Roy & Tarnopolsky, 1998)
Ästhetik: Turnen, Eiskunstlauf, Rhythmische Sportgymnastik, Tanzen, Wasserspringen ...	*Glycogen- und Proteinresynthese:* KH- und Proteinzufuhr innerhalb von 30 min nach der Belastung bei 4–6 g KH/kg/d und 1,4–2,0 g Protein/kg/d (Sundgot-Borgen & Garthe, 2011) *Während Gewichtsreduktionsphasen:* Fokus auf Zufuhr essenzieller Nährstoffe bei max. Energiedefizit von 500 kcal/d (Sundgot-Borgen & Garthe, 2011)
Gewichtsklassen: Ringen, Judo, Karate, Boxen, Bodybuilding ...	wie unter „Ästhetik"
Ballsport: Tennis, Badminton, Fußball, Basketball, Volleyball, Handball, (Eis-)Hockey ...	*Flüssigkeitsersatz und Glycogenresynthese:* KH-reiche Getränke und Snacks unmittelbar nach dem Match und eine KH-reiche Mahlzeit nach einigen Stunden (Ryan, 2005)

Tab. 40:

Sportartbezogene Ernährungsrichtlinien zur Optimierung der Regeneration (Schek, 2013b)

KH = Kohlenhydrate

* Einteilung in Anlehnung an Sundgot-Borgen und Larsen (1993a). Nicht berücksichtigt sind die technischen Sportarten (z. B. Golf, Bowling, Schießen, Reiten, Segeln, Ski alpin, Hoch- und Weitsprung).

3 Ernährungsrichtlinien für die Wettkampf-Saison

Kohlenhydrat-Superkompensation & Co.

Ziele und Zielgruppen

Die Kohlenhydrat-Superkompensation (engl. carbohydrate loading) verfolgt das Ziel, die **Glycogenreserven der Muskulatur** über das mit einer kohlenhydratbetonten Mischkost erreichbare Maß hinaus zu **steigern**, um die Ermüdung bei langdauernden Wettkämpfen hinauszuzögern. Hierzu zählen sowohl Wettkämpfe, die ohne Unterbrechung länger als 90 Minuten dauern (z. B. Marathon, Triathlon), als auch solche, die sich mit Pausen über einen oder mehrere Tage erstrecken (z. B. Tanzturnier, leichtathletischer Mehrkampf). Glaubt man experimentellen Studien und persönlichen Einschätzungen von Athleten, profitieren sie tatsächlich von dieser Maßnahme, deren Anwendung nach Horvath et al. (2000) allerdings nur in Ausnahmefällen angebracht ist.

In Kampfsportarten, die durch eine intervallartige Belastungsstruktur gekennzeichnet sind, bei der hohe mit niedrigen Intensitäten abwechseln, tritt die energetische Begrenzung eher durch eine hohe Lactatproduktion als durch Glycogenentleerung der Arbeitsmuskulatur auf. Dennoch sind an Tagen mit mehreren Kämpfen Leistungsbeeinträchtigungen durch Glycogenverarmung nicht völlig auszuschließen, denn die anaerobe Glycolyse verbraucht sehr viel mehr Glycogen pro Zeiteinheit als die Glucoseoxidation. Andererseits werden mit jedem zusätzlich gebildeten Gramm Glycogen rund 3 ml Flüssigkeit intrazellulär eingelagert, wodurch sich das Körpergewicht erhöht. Daher ist die Kohlenhydrat-Superkompensation nur für diejenigen Kampfsportler geeignet, die in der höchsten Gewichtsklasse antreten. Diejenigen Athleten, die mit ihrem Gewicht an der oberen Grenze ihrer Gewichtsklasse liegen, müssen nach dem Wiegen und in den Wettkampfpausen dafür sorgen, ausreichend Kohlenhydrate zuzuführen (s. „Gewichtmachen", S. 116 f.).

Methoden

Die Kohlenhydrat-Superkompensation, die im Vorfeld des Wettkampfs zur Anwendung kommen soll, geht auf Untersuchungen von Hultman (1967) zurück, der feststellte, dass das geschwindigkeitsbestimmende Enzym der Glycogensynthese noch 24 Stunden nach einer erschöpfenden (muskelglycogenentleerenden) Belastung in aktivierter Form vorliegt, sodass bei entsprechend hoher Kohlenhydratzufuhr kurzzeitig mehr Glycogen in die Muskeln eingelagert werden kann, als „üblicherweise" dort gespeichert wird. Der Autor wies eine muskuläre Glycogensynthese von 12 g/kg/d nach Kohlenhydratdiät und eine von 1,2 g/kg/d nach Fett-/Proteindiät nach.

In einer weiteren Studie zeigten Bergström und Hultman (1967), dass der M. vastus lateralis umso mehr Glycogen speichert, je mehr Kohlenhydrate die Nahrung an den drei Tagen enthält, die auf eine erschöpfende Ausdauerleistung folgen: Nach einer kohlenhydratreichen Kost (70 Energie%) lag der Glycogengehalt dieses Muskels bei 4,1 g/100 g, nach einer gemischten Kost (50 Energie%) bei 2,1 g/100 g und nach einer kohlenhydratarmen Kost bei 0,8 g/100 g. Die Ausdauerfähigkeit bei 75 % VO_{2max}, ermittelt durch Fahrradergometerbelastung bis zur Erschöpfung, betrug nach den drei verschiedenen Kostformen 189, 126 bzw. 59 Minuten. Aus diesen Befunden leiteten die Autoren ab, dass Kohlenhydrat-Superkompensation die Ausdauerleistung verbessert.

Die von Bergström und Hultman (1967) entwickelte **klassische Superkompensations-Methode** wurde von Sherman et al. (1981) verfeinert (■ Abb. 24). Vier Tage vor einem anstehenden Wettkampf ist eine muskelglycogenentleerende Trainingseinheit zu absolvieren. An demselben Tag soll fett- und proteinreich gegessen werden. An den drei

Kohlenhydrat-Superkompensation

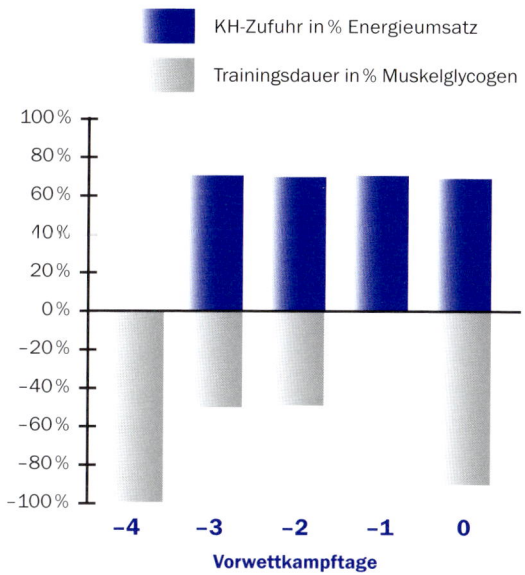

Abb. 24:
Klassisches Superkompensationsmodell
(nach Sherman et al., 1981)

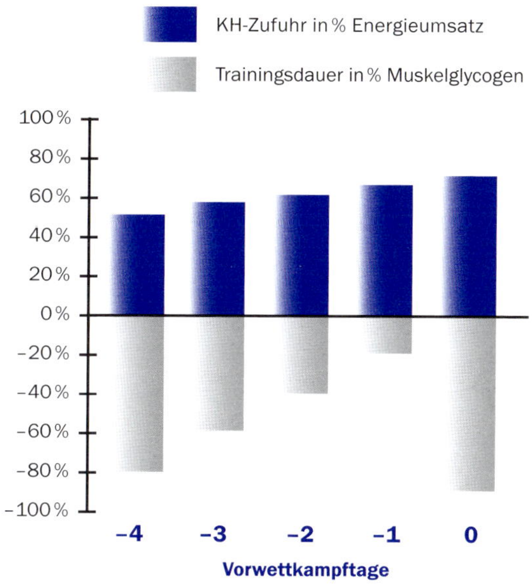

Abb. 25:
Gemäßigtes Superkompensationsmodell
(nach Sherman, 1989)

folgenden Tagen soll der Trainingsumfang (bis auf Null) reduziert werden und die Kost mindestens 70 Energie% Kohlenhydrate enthalten. Derselbe Kohlenhydratanteil empfiehlt sich auch für den Wettkampftag (und den Tag danach, falls eine weitere intensive Leistung ansteht).

Einige Jahre später machte Sherman (1989) deutlich, dass eine vollständige Entleerung der Glycogenreserven in der Arbeitsmuskulatur für eine überproportionale Glycogeneinlagerung nicht erforderlich ist. Da sich sowohl die Erschöpfung nach muskelglycogenentleerendem Training als auch das tagelange kohlenhydratreiche Essen sowie die Trainingsabstinenz am Tag vor dem Wettkampf negativ auf die Stimmung auswirken können, entwickelte er eine **gemäßigte Superkompensations-Methode** (■ Abb. 25), die sog. „tapering"-Technik, bei der das Training „ausläuft". Hiernach soll vier Tage vor dem Wettkampf bei etwa 75 % VO_{2max} 80–90 Minuten lang trainiert werden. Bei gleichbleibender Belastungsintensität soll die Trainingsdauer bis zum Wettkampftag täglich um 15–20 Minuten reduziert werden. In demselben Zeitraum ist die Kohlenhydratzufuhr stufenweise von 50 auf 70 En% am Wettkampftag zu erhöhen. Hierdurch lässt sich der Glycogengehalt der Arbeitsmuskulatur kurzfristig nahezu verdoppeln bzw. die insgesamt im Körper gespeicherte Glycogenmenge um ca. 50 % erhöhen (McArdle et al., 2009).

3 Ernährungsrichtlinien für die Wettkampf-Saison

Weil die „tapering"-Technik ebenso wie das klassische Modell relativ viel Zeit in Anspruch nimmt, entwickelten Fairchild et al. (2002) eine **verkürzte Methode**. Sie besteht in einer erschöpfenden Belastung bei nahe maximaler Intensität (ca. 3 Minuten), gefolgt von einem Kohlenhydratverzehr von 10 g pro kg Körpergewicht in Form von Lebensmitteln mit hohem glykämischen Index (s. ■Tab. 21 und 22, S. 49 f.) innerhalb der darauf folgenden 24 Stunden. In ihrer Studie wiesen die Autoren für alle Muskelfasertypen eine Erhöhung der Ausgangsglycogenkonzentration nach, und zwar um durchschnittlich 73 %.

Erste **Zweifel an der Wirksamkeit des „carbohydrate loading"** äußerten Fogelholm et al. (1991), die als Konsequenz ihrer Untersuchungen an Marathonläufern von dieser Praktik abrieten. Tarnopolsky et al. (1993) wiesen unter Verwendung der „tapering"-Technik (s. o.) zweifelsfrei nach, dass sich die Dauer bis zur Erschöpfung bei einer Fahrradergometerbelastung mit 85 % VO_{2peak} bei Frauen nicht verlängert. Bei den Probandinnen hatte eine 4-tägige Erhöhung des Kohlenhydratanteils in der Kost von 55–60 auf 75 Energie% allerdings auch keinerlei Erhöhung der Muskelglycogenkonzentration bewirkt.

Burke et al. (2000) waren die Ersten, die ein doppelblindes, placebo-kontrolliertes Crossover-Versuchsdesign benutzten, um den Einfluss der Kohlenhydrat-Superkompensation auf die Glycogeneinlagerung und die Leistung zu untersuchen: Die Probanden absolvierten zweimal im Abstand von einer Woche ein 100-km-Zeitfahren, in das vier 4-km- und fünf 1-km-Sprints „eingestreut" waren, nachdem sie während drei Tagen entweder 9 oder 6 g Kohlenhydrate pro kg Körpergewicht bekommen hatten. An den Testtagen erhielten sie jeweils ein kohlenhydrathaltiges Frühstück (2 g/kg) und während der Belastungen ein kohlenhydrathaltiges Getränk (1 g/kg/h). Nach der höheren Kohlenhydratzufuhr in den Tagen vor der Belastung war zwar die in den Muskeln gespeicherte Glycogenmenge erhöht, es zeigten sich aber dennoch keine Leistungsunterschiede. Daraus schließen die Autoren, dass die Erwartung einer Leistungssteigerung durch eine Ernährungsmaßnahme, die aus der Literatur als leistungsfördernd bekannt ist, bereits ausreicht, um die Leistung zu verbessern, es sich also um einen psychischen Effekt handelt. Eine alternative Erklärung wäre, dass die Kohlenhydratzufuhr während der Belastung ein Absinken des Muskelglycogengehalts unter den leistungslimitierenden Bereich verhindert hat.

Allerdings attestiert auch die Studie von McInernay et al. (2005), bei der es nur Wasser zu trinken gab, der Superkompensation keine Wirksamkeit. In diesem Fall wurde ein Studiendesign mit drei aufeinanderfolgenden erschöpfenden Fahrradergometer-Belastungen innerhalb von fünf Tagen gewählt. 24 Stunden vor Tag 1 erhielten die Probanden 6 g Kohlenhydrate/kg, anschließend 12 g/kg/d. Es zeigte sich, erstens, dass eine wiederholte Erhöhung der Glycogenkonzentration in der arbeitenden Muskulatur nicht möglich ist (am 3. Tag war sie höher als am 1. Tag, nicht jedoch am 5. Tag), zweitens, dass die höhere Glycogenkonzentration am 3. Tag keinen Einfluss auf die Leistung hatte (diese fiel am 3. und 5. Tag gleich aus).

Ernährung am Wettkampftag
Nicht nur in der Vorwettkampf-Phase, sondern auch am Tag des Ausdauer-Events selbst wirkt sich eine adäquate Kohlenhydratzufuhr günstig auf die Leistung aus. Eine wichtige Rolle spielen neben der Höhe der Zufuhr aber auch die Art der verzehrten Kohlenhydrate und der Zeitpunkt des Verzehrs.
● **Zwei bis vier Stunden vor Wettkampfbeginn** gegessen, erhöht eine größere kohlenhydratreiche Mahlzeit (200 g) den Leberglycogengehalt und damit die

Glucoseverfügbarkeit während Belastung (Neufer et al., 1987). Um Magen-Darm-Beschwerden vorzubeugen, dürfen die Speisen allerdings nicht zu ballaststoffhaltig sein. Besonders geeignet sind Kartoffeln, Reis und Nudeln. Außerdem sollte getrunken werden. Zur Prähydratation eignet sich natriumreiches Mineralwasser oder eine Kombination aus natriumarmem Mineralwasser mit Salzstangen.

- **45 Minuten vor dem Beginn** (bzw. bei Wettkämpfen mit mehreren Starts in den Pausen) verzehrt, verhindert ein kleiner Imbiss das Absinken des Blutzuckerspiegels (Devlin & Horton, 1989). Empfehlenswert sind stärke- und zuckerhaltige, ballaststoffarme Lebensmittel wie Knäckebrot mit Honig, Zwieback mit Konfitüre, eine reife Banane oder ein Energieriegel. Wenige Minuten vor Belastungsbeginn und in Wettkampfpausen bieten sich überdies isotone Getränke an. Die darin enthaltenen Zucker wirken sich positiv auf die Leistung aus, weil der erwartete Anstieg des Insulinspiegels bedingt durch eine verstärkte Ausschüttung von Stresshormonen (Catecholamine) im Wettkampf ausbleibt (Brouns et al., 1991).
- **Während wettkampfmäßiger Dauerbelastungen** empfiehlt sich eine Kohlenhydratzufuhr von bis zu 65 g/h. Als Kohlenhydratquellen eignen sich im Hinblick auf die meist vorrangige Versorgung mit Flüssigkeit isotone Getränke (Glucose-Elektrolyt-Lösung, Fruchtsaftschorle). Diese Getränke garantieren nicht nur eine schnelle Rehydratation, sondern auch eine hohe Glucoseverfügbarkeit, wodurch die Ausdauerleistungsfähigkeit gesteigert wird (Rehrer et al., 1992). Empfohlen wird eine Zufuhr von 100–150 ml einer 8-prozentigen Lösung alle 15–20 Minuten. Wenn die Kohlenhydratzufuhr Vorrang hat vor der Flüssigkeitszufuhr (z. B. bei extremen Belastungen bei kalter Witterung), bieten sich 17-prozentige Glucosepolymer-Lösungen an. Es besteht außerdem die Möglichkeit, entsprechende Mengen an „Powergel" mit natriumreichem Mineralwasser zu kombinieren. Der Verzehr fester Nahrung, wie z. B. Bananen, Brötchen, Fruchtschnitten, Müsli- und Energieriegel, während der Aktivität empfiehlt sich nur bei Beanspruchungen, die den Rumpfbereich kaum erschüttern, also z. B. bei Radrennen.
- **Im Anschluss an den Wettkampf** hat die Flüssigkeitszufuhr Priorität. Um gleichzeitig Kohlenhydrate zuzuführen, kann beispielsweise Fruchtsaftschorle (Mischungsverhältnis 1:1) getrunken und Trockenobst gegessen werden. Trinken bietet sich insofern an, als zunächst kein Appetit besteht.
- **Wenn der Wettkampf am darauffolgenden Tag fortgesetzt wird,** sollte ausgenutzt werden, dass die Geschwindigkeit der Glycogenresynthese in den ersten beiden Stunden der Regenerationsphase am höchsten ist und insgesamt 24 Stunden erhöht bleibt. Saris (1989) empfiehlt, innerhalb von einem Tag 10 g Kohlenhydrate pro kg Körpergewicht zuzuführen, wobei 200 g bzw. 1,2 g/kg/h bereits in den ersten 2–3 Stunden nach der Belastung verzehrt werden sollen (Burke et al., 2011).

Weil der Insulinspiegel in dieser Zeit weniger stark ansteigt als üblicherweise, bieten sich Lebensmittel an, die rasch und kompakt eine größere Kohlenhydratmenge liefern, wie z. B. Fruchtschnitten, Brot, Cornflakes und Bananen (■ Tab. 41; < 100 g für glykämische Last [GL] von 10). Ist das Hungergefühl nur wenig ausgeprägt, kann auch weiterhin getrunken werden, beispielsweise fettarme Milch(mischgetränke). Eine andere Möglichkeit besteht darin, Mineralwasser zu trinken und Trockenobst zu „knabbern", wobei die Glucose aus dem Trockenobst etwas langsamer im Blut anflutet als aus höher glykämischen Lebensmitteln. Die erste „richtige" und auch die folgenden Mahlzeiten sollten überwiegend aus Lebenmitteln bestehen, die reichlich Kohlenhydrate liefern, ohne den Blutzuckerspiegel überzustrapazieren, wie z. B. Teigwaren, Reis, Kartoffeln und Salat, mit hochwertigem Pflanzenöl zubereitet, zum Abendessen, oder Müsli mit Joghurt und einheimischem Obst zum Frühstück (■Tab. 41; > 100 g für GL von 10).

Wem eine Kohlenhydratzufuhr von 1,2 g/kg/h in den ersten Stunden nach einer erschöpfenden Belastung zu viel ist, kann auf 0,8 g/kg/h zuzüglich 20 g Eiweiß ausweichen (Berardi et al., 2006; Borsheim et al., 2005; Howarth et al., 2009; Ivy et al., 2002; Moore et al., 2009a). Die Proteinzulage bewirkt einen stärkeren Anstieg des Insulinspiegels und beschleunigt die Glycogensynthese, sodass letztlich in etwa gleich viel Glycogen eingelagert wird (van Loon et al., 2000).

- **Falls am Tag nach dem Wettkampf keine weitere intensive Belastung ansteht,** genügt zur Resynthese des Muskelglycogens die im Training übliche vollwertige Kost mit ≥ 50 Energie% Kohlenhydraten.

■Tab. 42 fasst alle wettkampfbezogenen Richtlinien für die Kohlenhydratzufuhr noch einmal zusammen. ■Tab. 43 zeigt am Beispiel eines Marathonlaufs einen möglichen Tages-Speiseplan.

Menge	Lebensmittel (Beispiele)
< 50 g	Mono-/Disaccharide, Popcorn, Weißbrot, Gnocchi (hoher GI), Müsliflocken, Vollkornbrot, Schokoriegel (mittlerer GI)
< 100 g	Kartoffelpüree (hoher GI), Pumpernickel, Reis, Banane (mittlerer GI), Trockenobst (niedriger GI)
< 200 g	Sportlergetränke, Ananas, Melone (hoher GI), Trauben, Kartoffeln, Nudeln (mittlerer GI)
< 400 g	Fruchtsäfte, Erbsen (mittlerer GI), einheimisches Obst, Joghurt (niedriger GI)
> 400 g	Hülsenfrüchte, Milch, Nüsse, Gemüsesäfte, Gemüse (niedriger GI)

Tab. 41:

Einteilung der Lebensmittel nach Mengen, die verzehrt werden müssen, um eine vergleichbare Blutzuckerwirksamkeit (GL = 10) zu erreichen.

GL = glykämische Last, GI = glykämischer Index

Ernährung am Wettkampftag

Um einer Leistungsminderung durch Unterzuckerung vorzubeugen, sollten Ausdauersportler folgende Richtlinien zur Kohlenhydratzufuhr beachten

1. In der Basiskost mindestens 50 Energie% Kohlenhydrate, wobei stärke- und ballaststoffreiche Lebensmittel zu bevorzugen sind.
2. Bei Anwendung von Superkompensations-Techniken 10 g Kohlenhydrate/kg/d, wobei stärke- und ballaststoffreiche Lebensmittel zu bevorzugen sind.
3. 2–4 Stunden vor Wettkampfbeginn die letzte größere Mahlzeit, die stärkereich, aber ballaststoffarm sein sollte.
4. Eine ¾ Stunde vor Wettkampfbeginn (und in den Pausen bei Wettkämpfen mit mehreren Starts) ein kleiner Imbiss, der stärke- und zuckerhaltig sein sollte. Kurz vor Wettkampfbeginn (und in den Pausen) zucker- und natriumhaltige, isotone Getränke.
5. Während Ausdauerbelastungen bis zu 65 g Kohlenhydrate/h (0,2 g/kg alle 15 min) in Form zucker- und natriumhaltiger, isotoner Getränke, evtl. zusätzlich Gels.
6. In den ersten 2–3 Stunden nach dem Wettkampf 200 g Kohlenhydrate (oder 140 g Kohlenhydrate plus 20 g Protein), bevorzugt Lebensmittel mit hohem Anteil an Zucker und Stärke. In den folgenden Stunden weitere 500 g Kohlenhydrate, vor allem stärkereiche Produkte. Insgesamt 10 g Kohlenhydrate/kg/d. Diese Empfehlung gilt nur für den Fall, dass der Wettkampf am Folgetag fortgesetzt wird. Ist dies nicht der Fall, gilt Punkt 1.

Tab. 42:
Empfehlungen für die Kohlenhydratzufuhr im Wettkampf

Zeitpunkt	Nahrung
19:00 Uhr (Vorabend)	Spaghetti mit Tomatenpüree oder Spinat*
08:30 Uhr	Cornflakes mit Joghurt und Früchten
11:00 Uhr	Milchreis mit Banane
13:15 Uhr	Weißbrot mit Honig oder Konfitüre
ab 13:30 Uhr	Isotone Glucose-Elektrolyt-Lösung
ab 17:00 Uhr	Fruchtsaftschorle (1:1), Trockenobst mit Mineralwasser, Milch/Kakao (fettarm)
ab 19:00 Uhr	Pellkartoffeln mit magerem Kräuterquark oder Gemüse-Risotto

Nährstoffverteilung: 70 Energie% Kohlenhydrate und je 15 Energie% Fette bzw. Proteine
Energiezufuhr: 4000 kcal am Wettkampftag

Tab. 43:
Speiseplan für einen Wettkampftag. Beispiel: Marathon um 14:00 Uhr

* Tomatenpüree bzw. Spinat mit fettarmem Frischkäse vermischt als Sauce

3 Ernährungsrichtlinien für die Wettkampf-Saison

„Gewichtmachen" und Diäten

Ziele und Zielgruppen

Unter „Gewichtmachen" versteht man die **rapide Gewichtsreduktion vor Wettkämpfen** in Sportarten mit Gewichtsklassen. Hierzu gehören im Wesentlichen die Kampfsportarten (z. B. Ringen, Karate, Judo, Boxen) und das Bodybuilding. Sowohl bei Ringern (Dale & Landers, 1999; Oppliger, 2003) als auch bei Bodybuildern (Mangweth et al., 2001) wurde gezeigt, dass mehr als die Hälfte der Athleten vor Wettkämpfen unangemessene Methoden zur Gewichtsreduktion praktizieren. Die Kampfsportler versprechen sich von einer kurzfristigen Gewichtsabnahme in einer Größenordnung von 2–3 kg pro Woche (5–7 kg insgesamt), in der nächst niedrigeren Gewichtsklasse auf einen potenziell schwächeren Gegner zu treffen. Tatsächlich können die angewendeten Methoden die Leistungsfähigkeit und die Gesundheit beeinträchtigen (American College of Sports Medicine, 1996; Braun, 2010).

Methoden

Um 5–10 % ihres Körpergewichts abzunehmen, **reduzieren** die Athleten in den letzten 3–4 Wochen vor dem Wettkampf die tägliche **Energiezufuhr**. Am Tag vor dem Wiegetermin und an diesem Tag selbst schränken sie neben der Energie- auch die **Wasser- und Speisesalzzufuhr** ein und **erhöhen gleichzeitig die Flüssigkeitsabgabe** (Training mit Wärmestau durch Thermokleidung, Sauna, Entwässerungsmittel, Abführmaßnahmen). Die **Dehydratation**, die aus den genannten Maßnahmen resultiert, hat eine reduzierte muskuläre Durchblutung und eine erhöhte Neigung zu Muskelkrämpfen zur Folge.
Durch eine starke Einschränkung der Nahrungsaufnahme kann es zu **unterdurchschnittlichen Glycogenreserven** in Leber und Muskeln kommen. Zudem kann eine längerfristig unter dem Bedarf liegende Energiezufuhr zu einer **Unterversorgung mit Vitaminen** („ACE", Vitamin-B-Komplex) **und Mineralstoffen** (Magnesium, Calcium, evtl. Eisen) führen. Um Mangelerscheinungen vorzubeugen, können diese Mikronährstoffe supplementiert werden. Ratsam sind Dosierungen, die in etwa den Referenzwerten für die Nährstoffzufuhr entsprechen.
Um Wasser und Kohlenhydrate „aufzufüllen", muss die Zeit zwischen Wiegen und Wettkampfbeginn genutzt werden. Allgemeingültige Aussagen über das Ernährungsverhalten in dieser Zeit sind insofern schwierig, als die vorangegangene Gewichtsreduktion unterschiedlich groß sein kann, der Abstand zwischen Wiegen und Wettkampfbeginn von der Sportart abhängt (und selbst innerhalb der Sportart noch variabel ist) und der Bedarf an Kohlenhydraten mit der Notwendigkeit der Flüssigkeitszufuhr konkurriert (Baum, 2002).

Ernährung am Wettkampftag

- **Unmittelbar nach dem Wiegen** sollte ein Kampfsportler wegen der bestehenden Dehydratation 2 l einer isotonen Glucose-Elektrolyt-Lösung trinken. Bei Bedarf kann er zusätzlich Salztabletten mit Mineralwasser zu sich nehmen. Ist der zeitliche Abstand zum ersten Kampf geringer als drei Stunden, wird empfohlen, auf feste Nahrung zu verzichten, da sie die Magen-Darm-Passage der Flüssigkeit beeinträchtigen würde. Vielmehr sollte bis etwa eine halbe Stunde vor dem Kampf regelmäßig weiter getrunken werden. Ist der zeitliche Abstand größer, z. B. wenn der Wiegezeitpunkt am Abend vor dem Wettkampftag liegt, kann nach der initialen Trinkphase auch feste Nahrung mit einem möglichst großen Anteil an Kohlenhydraten bei gleichzeitig geringem Gehalt an Ballaststoffen (z. B. Nudelgericht, Risotto) verzehrt

werden. Außerdem sollten weitere 2–3 l Flüssigkeit (z. B. natriumreiches Mineralwasser) aufgenommen werden.
- Am Wettkampftag ist es ratsam, **unmittelbar nach Beendigung jedes Kampfes** ausreichend zu trinken (z. B. Fruchtsaftschorle, Glucose-Elektrolyt-Lösung), denn die Dauer bis zur nächsten Belastung ist häufig nicht kalkulierbar. Feste Lebensmittel sollten kohlenhydratreich, aber ballaststoffarm sein (z. B. Banane, Energieriegel) und in kleinen Mengen verzehrt werden.
- **Nach dem letzten Kampf** empfiehlt es sich, die Flüssigkeits- und Kohlenhydratzufuhr fortzusetzen, wobei Lebensmittel mit hohem Gehalt an (komplexen) Kohlenhydraten besonders empfehlenswert sind.

Unangemessene bzw. angemessene Gewichtsreduktionsdiäten

Zahlreiche Sportler machen öfter als einmal pro Jahr eine Diät um abzunehmen. Als Begründung werden hauptsächlich Wettkämpfe bzw. der **Beginn der Wettkampfsaison** angeführt. Neben den Sportlern, die in Gewichtsklassen antreten (z. B. Kampfsportler, Bodybuilder), profitieren auch solche Athleten von einer Gewichtsreduktion, bei denen sich ein „Fliegengewicht" vorteilhaft auf die Leistung auswirkt (z. B. Skispringer, Jockeys, Leichtgewichtruderer, Turner). Außerdem können optische Gesichtspunkte eine Rolle spielen, vor allem bei Frauen (z. B. Eiskunstläuferinnen, Rhythmische Sportgymnastinnen, Schwimmerinnen, Leichtathletinnen). Was von Fastenkuren und Diäten mit extremen Nährstoffrelationen („Crashdiäten") zu halten ist, wird im Folgenden besprochen. Außerdem werden mehrere empfehlenswerte Diäten zur Gewichtsreduktion vorgestellt.

Das **totale Fasten** (Wasserfasten, Nulldiät) ist die radikalste Form der Energierestriktion. Auf Nahrung wird vollständig verzichtet. Dem Körper werden nur Wasser (mindestens 3 l/d) und Nahrungsergänzungsmittel (v. a. Vitamine, Mineralstoffe) zugeführt. In der ersten Woche liegt die Gewichtsabnahme bei 600–800 g pro Tag, in der zweiten bei 400–600 g pro Tag; danach stabilisiert sie sich auf einem Niveau von knapp 400 g pro Tag (Ditschuneit et al., 1979).

Die anfänglich starke Gewichtsabnahme ist zu einem großen Teil auf Wasserverluste zurückzuführen. Diese sind an den Abbau von Glycogen und Protein gekoppelt, die pro Gramm bis zu 3 ml Wasser binden, während es bei Fett nur etwa 0,3 ml/g sind. Aber auch in der darauf folgenden Zeit sind die Gewichtsverluste nicht mit einer Abnahme des Körperfettgehalts gleichzusetzen. Ein Abbau von Magermasse (inkl. Myokard) lässt sich bei Nulldiät nicht verhindern, weil weder Glucose noch (essenzielle) Aminosäuren aufgenommen werden.

Obwohl sich das Gehirn der veränderten Stoffwechsellage weitgehend anzupassen vermag, indem es anstelle von Glucose verstärkt aus Fettsäuren gebildete Ketosäuren als Energiequelle nutzt, benötigt der Körper dennoch eine Mindestmenge an Glucose zur Deckung des Energiebedarfs von roten Blutkörperchen und anderen Zellen. Diese Glucose liefern die Leber und die Nieren durch Synthese von Glucose aus Glycerol, Lactat, Alanin und Glutamin (Gluconeogenese). Beide Aminosäuren und auch ein Teil des Lactats stammen aus dem Abbau von Muskelprotein[16].

Die mangelnde Kohlenhydratzufuhr hat zur Folge, dass die Glycogenreserven von Muskeln und Leber nicht aufgefüllt werden können, wodurch die körperliche Leistungsfähigkeit stark beeinträchtigt wird. Auch das Allge-

---

16 Alanin entsteht sowohl direkt als auch – wie Lactat – indirekt aus den Aminosäuren Glycin, Cystein, Serin, Threonin und Tryptophan, die zunächst in Pyruvat umgewandelt werden. Glutamin entsteht aus Glutamat, das wiederum über α-Ketoglutarat aus den Aminosäuren Arginin, Histidin und Prolin gebildet werden kann.

3 Ernährungsrichtlinien für die Wettkampf-Saison

meinbefinden kann bedingt durch Müdigkeit, Kopfschmerzen, erhöhte Kälteempfindlichkeit sowie trockene Haut und Schleimhäute herabgesetzt sein. Ein weiterer Nachteil ist, dass das Hungern ein Risiko für die Entstehung von Essstörungen (v. a. Magersucht) birgt.

Um dem Abbau körpereigener Proteine entgegenzuwirken, werden beim **modifizierten Fasten** (proteinsparendes Fasten, proteinsubstituierendes Fasten) etwa 30 g hochwertiges Eiweiß, 30 g Kohlenhydrate, 2 g essenzielle Fettsäuren sowie Vitamine und Mineralstoffe beispielsweise in Form von Formula-Lösungen verabreicht. Eine Abnahme der körperlichen Leistungsfähigkeit kann hierdurch jedoch nicht verhindert werden.

Beim modifizierten Fasten liegt die Gewichtsabnahme in der ersten Woche bei 500–650 g pro Tag, in der zweiten Woche bei 400–500 g pro Tag und danach bei etwas mehr als 350 g pro Tag (Ditschuneit et al., 1979).

Die Zeit nach einem totalen oder modifizierten Fasten ist durch eine rasche Gewichtszunahme gekennzeichnet. Zum einen wird verstärkt Wasser in den Körper eingelagert (Glycogen-/Proteinsynthese), zum anderen wird bei gleicher Energiezufuhr wie vor der Fastenkur mehr Energie in Form von Fett gespeichert, weil der Grundenergieumsatz als Folge eines solchen „energetischen Notstands" um bis zu 20 % reduziert sein kann.

Diäten mit extremen Nährstoffrelationen, wie sie in regelmäßigen Abständen in den Medien propagiert oder in reißerischer Aufmachung in Buchform veröffentlicht werden, betonen in aller Regel die Zufuhr von einem oder zwei Hauptnährstoffen. Der „fehlende Nährstoff" und die Eintönigkeit der Kost resultieren in einer unterkalorischen Ernährung, die letztlich zu der Gewichtsabnahme führt.

Wie beim Fasten fällt die Gewichtsabnahme zu Beginn der Diät am stärksten aus, weil die Glycogenreserven verbraucht werden, was zu Beeinträchtigungen der körperlichen Leistungsfähigkeit führt. Auf Dauer haben die meisten dieser „Crashdiäten" sowohl eine Unterversorgung mit essenziellen Nährstoffen als auch eine Überversorgung mit Stickstoff, Cholesterin und Purinen zur Folge (■ Tab. 44). Es kann zu einem Anstieg der Fett- und Harnsäurekonzentration im Blut kommen, wodurch die Entstehung von Arteriosklerose und Gicht begünstigt wird. Mit solchen Diäten wird in aller Regel kein dauerhafter Erfolg erzielt. Andererseits bergen sie das Risiko, Heißhungerattacken und sogar Essstörungen (v. a. Ess-Brech-Sucht) auszulösen.

Zu den **empfehlenswerten, weil leistungserhaltenden Reduktionsdiäten** zählen das „FdH" (nach mediterranem Vorbild), die energiereduzierte Mischkost, die KFZ-Diät und eine gemäßigte low-carb-Diät. Werden täglich etwa 1 000 kcal weniger zugeführt als verbraucht, reduziert sich das Körpergewicht um ca. 1 kg pro Woche, wobei hauptsächlich Fett abgebaut wird. Geringer als **1 200 kcal/d** zuzüglich des geschätzten trainingsbedingten Energieverbrauchs sollte die Energiezufuhr nicht sein. Denn diese Energiemenge ist mindestens erforderlich, um den Bedarf an (essenziellen) Nährstoffen zu decken und einen Abbau von Magermasse zu verhindern. ■ Tab. 45 zeigt beispielhaft für einen trainingsfreien Tag einen 1 200-kcal-Speiseplan, der den Bedarf an allen Vitaminen gerade deckt.

Das **„FdH"** („Friss die Hälfte") ist eine sehr einfache Methode zur Gewichtsreduktion. Es muss nur bei jeder Mahlzeit die Portionsgrö-

Tab. 44: (rechts)
Beurteilung von bekannten Diäten mit extremen Nährstoffrelationen (Schek, 2013c)

Gewichtsreduktionsdiäten

Name: Konzept	Bewertung
Zitronensaft-Kur: ausschließlich Zitronensaft mit Ahornsirup und Cayennepfeffer	• medizinisch riskante Fehlernährung • Muskelproteinabbau • Scheinerfolg (Wasserverluste)
Reis-Diät: 400–800 kcal/d in Form von Reis (mit Apfelmus), nach 4 Wochen zusätzlich Fleisch und Gemüse	• Unterversorgung mit Eiweiß, essenziellen Fettsäuren, Vitaminen und Mineralstoffen • eintönig • kein Lerneffekt
Hollywood-Diät: ca. 450 kcal/d in Form von Ananas, Grapefruit, Tomaten, Fleisch, Fisch und Eiern; wenig Flüssigkeit	• Unterversorgung mit Wasser und Nährstoffen • Überversorgung mit Cholesterin und Eiweiß • geringe Lebensmittelauswahl • evtl. Verstopfung • kein Langzeiterfolg
Mayo-Kur: Obst, Gemüse, Fleisch, Eier (bis zu 3 Stück pro Tag), kein Fett, wenig Flüssigkeit	• wie Hollywood-Diät
Kuhn-Kur: ca. 900 kcal/d in Form von 1 kg Magerquark oder Magerfisch, zusätzlich wenig Obst oder Gemüse	• Unterversorgung mit essenziellen Nährstoffen • Überversorgung mit Eiweiß • eintönig und fade im Geschmack • Verstopfung • kein Lerneffekt
Banting-Diät: uneingeschränkter Verzehr von Fleisch, wenig Flüssigkeit	• Unterversorgung mit Wasser und essenziellen Nährstoffen • Überversorgung mit Eiweiß, Purinen und Cholesterin • extrem einseitig • Verstopfung • kein Lerneffekt
Lutz-Diät: 800–1200 kcal/d in Form eiweißreicher Lebensmittel mit „normalem" Fettanteil, starke Einschränkung der Kohlenhydratzufuhr	• Unterversorgung mit Kohlenhydraten, Ballaststoffen, Vitaminen und Mineralstoffen • Überversorgung mit Fett, Eiweiß, Cholesterin und Purinen • wenig sättigend • Verstopfung • fraglicher Langzeiterfolg
Atkins-Diät: uneingeschränkter Verzehr von Eiweiß und Fett, Verbot aller kohlenhydrathaltigen Lebensmittel wie Getreideerzeugnisse, Obst und Gemüse	• medizinisch riskante Fehlernährung • Unterversorgung mit Kohlenhydraten, Ballaststoffen, Vitaminen und Mineralstoffen • Überversorgung mit Fett, Eiweiß, Cholesterin und Purinen • Verstopfung • fraglicher Langzeiterfolg

3 Ernährungsrichtlinien für die Wettkampf-Saison

Mahlzeit	Menge	Lebensmittel
1. Frühstück	50 g 0,5 l 1 Stück	Trauben-Nuss-Getreideflocken Magermilch Orange
2. Frühstück	2 Scheiben ½ EL 40 g	Vollkornbrot Margarine Thunfisch in Wasser
Mittagessen	90 g 150 g 250 g 1 EL	Hühnerbrust Blumenkohl Broccoli Margarine
Zwischenmahlzeit	1 Stück	Karotte
Abendessen	2 Scheiben ½ EL 40 g	Vollkornbrot Margarine Thunfisch in Wasser

Tab. 45:
1 200-kcal-Diät mit der empfohlenen Menge aller Vitamine

ße halbiert werden. Unter der Voraussetzung, dass die Lebensmittelauswahl auf der Basis des mediterranen Ernährungskreises (s. S. 20 f.) erfolgt, ist es möglich, den Bedarf an essenziellen Nährstoffen zu decken. Wegen der geringeren Verzehrsmengen kann es häufiger zu Hungergefühlen kommen, was als nachteilig empfunden wird. Trinken hilft gegen den Hunger. Da kalorienfreie Getränke zu bevorzugen sind, bieten sich Wasser, ungezuckerter Früchte- und Kräutertee sowie in Maßen Kaffee, schwarzer und grüner Tee an. FdH nach mediterranem Vorbild ist leichter durchzuhalten als FdH auf der Basis „gut bürgerlichen" Essens (Schek, 2003b).

Bei der **energiereduzierten Mischkost** wird die Verminderung der täglichen Energiezufuhr nicht nur über einen verminderten Lebensmittelverzehr, sondern auch über eine veränderte Lebensmittelauswahl erreicht. Bevorzugt werden Lebensmittel mit geringer Energie- und hoher Nährstoffdichte wie Gemüse, Kartoffeln, Obst, magerer und mittelfetter Fisch und fettarme Milch(produkte). Getreideerzeugnisse runden den Speiseplan ab, wobei solche aus dem vollen Korn besonders empfehlenswert sind, weil sie Ballaststoffe liefern, die der Entstehung von Hungergefühlen vorbeugen. Ergänzend dürfen in kleinen Mengen auch Pflanzenöle, Eier und magere Fleischsorten verzehrt werden. An Proteinen soll grundsätzlich nicht gespart werden, weil sie besser sättigen als Kohlenhydrate und Fette. Gemieden werden sollten Produkte mit hohem glykämischen Index (s. S. 49 f.) und Fast Food.
In jedem Fall muss ausreichend getrunken werden, wobei auf kalorienfreie Getränke (s. o.) zurückgegriffen werden sollte. Zu vermeiden ist ständiges Kalorienzählen, da hierdurch Verhaltensweisen gefördert werden, die bei Essstörungen häufig zu beobachten sind. Zu den Diäten, die auf dem Konzept der energiereduzierten Mischkost basieren, gehören z. B. die Brigitte-Diät, die Fit-for-Fun-Diät und Weight Watchers®.

Gewichtsreduktionsdiäten

Die Grundlage der **KFZ-Diät** (Adam & Schimpf, 2001) ist eine liberalisierte **K**ohlenhydrat- und reduzierte **F**ett-**Z**ufuhr bei insgesamt negativer Energiebilanz. Das Konzept beruht auf der Erkenntnis, dass Fettsäuren, die der Körper nicht benötigt, zu einem größeren Teil im Fettgewebe eingelagert werden als überschüssige Glucose, die zunächst in Fettsäuren umgewandelt werden muss. Durch weitgehende Trennung von Fett- und Kohlenhydratzufuhr soll die Fettspeicherung zusätzlich erschwert und die Zufuhr von Fett mit der Nahrung darüber hinaus reduziert werden.

Ein Tagesspeiseplan könnte wie folgt aussehen:
- Erstes Frühstück: Müsli mit Magermilch und Früchten.
- Zweites Frühstück: Vollkornbrot mit Marmelade und Magerquark.
- Mittagessen: Kartoffeln, Hartgrießnudeln oder Vollkornreis mit Gemüse und Salat (fettarm zubereitet).
- Zwischenmahlzeit: Rohkost (Tomaten, Karotten), Beerenfrüchte und/oder Buttermilch.
- Abendessen: Fisch, Fleisch oder Käse (fettarme Sorten) mit Gemüse und Salat sowie als Spätmahlzeit Joghurt.

Daneben muss ausreichend getrunken werden (kalorienarme Getränke). Mit dieser Ernährungsweise kann nicht nur eine dauerhafte Gewichtsabnahme von mindestens 2 kg in 3 Wochen – bei Erhaltung der Glycogenreserven – erzielt werden, sondern auch eine insgesamt günstige Beeinflussung der Ernährungsgewohnheiten.

Wenn parallel zur Gewichtsabnahme **Muskelmasse aufgebaut** werden soll und die Glycogenreserven eine untergeordnete Rolle spielen, wie z. B. im Bodybuilding (Hypertrophie-Training), bietet sich eine **gemäßigte low-carb-Diät** an. Gemäß Philipps und Zemel (2011) lässt sich die Energierestriktion gut durchhalten, weil die Kost bedingt durch den hohen Proteinanteil sehr sättigend ist. Folgende Nährstoffverteilung sollte angestrebt werden: 40–45 Energie% Kohlenhydrate, 25–30 Energie% Proteine, 30 Energie% Fette. Hierbei ist darauf zu achten, dass größere Mengen Milchprodukte und Fisch in den Speiseplan integriert werden. Das Calcium und das Leucin aus den Milcherzeugnissen fördern die Gewichtsabnahme[17], die langkettigen ω3-Fettsäuren aus dem Fisch wirken sich positiv auf die Blutfette aus. (Erhitztes) Gemüse und Hülsenfrüchte als Kohlenhydratquellen gewährleisten, dass die Verdauung in Gang bleibt.

Fazit

Für Wettkampftage gelten im Wesentlichen dieselben Ernährungsrichtlinien wie für Tage mit mehreren Trainingseinheiten: Auf der Grundlage einer ausgewogenen, vollwertigen Mischkost kommt zwecks Optimierung von Leistung und Regeneration der Aufnahme von Wasser, Kohlenhydraten und Proteinen vor, während und nach dem Sport eine zentrale Rolle zu. In der Diskussion ist, inwiefern die seit ca. 45 Jahren vor intensiven Ausdauerbelastungen praktizierte Kohlenhydrat-Superkompensation eine physiologische oder vielleicht eher eine psychologische Grundlage hat. Als neuer Ansatz für Sportler, die Gewicht reduzieren wollen, wird eine gemäßigte low-carb-Methode diskutiert.

---

17 Zemel et al. (2000) zitieren eine eigene Studie an Übergewichtigen, in der verschiedene Lebensmittel isokalorisch durch 450 g Joghurt ersetzt wurden; die Gewichtsabnahme nach einem Jahr betrug 4,9 kg. Das Calcium aus Milchprodukten senkt den Calcitriol-Spiegel, wodurch die Hemmung der Expression des Uncoupling Protein 2 (UCP2) reduziert wird, d. h., es entsteht weniger ATP bzw. mehr Wärme bei der Oxidation von Nährstoffen (ca. 270 kcal/d aus Fettsäuren). Leucin stimuliert die ATP-abhängige Mitochondriensynthese in den Skelettmuskeln. Es fördert die dortige Fettsäureoxidation (bis 300 kcal/d), während die Energiespeicherung in den Adipozyten gehemmt wird (Philipps & Zemel, 2011).

4 Gestörtes Essverhalten und Essstörungen

Abnormes Verhalten vs. Krankheit

Begriffsbestimmungen
Unter gestörtem Essverhalten versteht man ein von der Norm abweichendes Essverhalten, das allerdings noch steuerbar ist. Im Fall der Orthorexia nervosa (Fixierung auf „gesundes" Essen) und der Anorexia athletica (sportinduzierte Pseudoanorexie) weist das Essverhalten zwar Abnormitäten auf, Krankheitscharakter besteht jedoch nicht. Anders bei der Anorexia nervosa (Anorexie, Magersucht), der Bulimia nervosa (Bulimie, Ess-Brech-Sucht) und den Nicht Näher Bezeichneten Essstörungen (*eating disorder not otherwise specified*, EDNOS; z. B. Binge-Eating-Disorder) – diese Essstörungen zählen zu den psychosomatischen Erkrankungen (Schek, 2001b).

Entwicklung
Das Wissen um eine **Leistungsverbesserung durch (moderate) Gewichtsabnahme** kann Störungen des Essverhaltens im Sinn einer Anorexia athletica auslösen. Diese sind jedoch vorübergehender Natur bzw. vollständig reversibel. In Abhängigkeit von der Trainingsphase (außerhalb der Saison), spätestens aber nach Beendigung der sportlichen Laufbahn kann die Ernährung selbstbestimmt umgestellt werden und es kommt zu einer Gewichtszunahme.
Es gibt allerdings Sportler, bei denen sich aus einer Anorexia athletica eine Anorexia oder Bulimia nervosa entwickelt. Diese Sportler sind soziokulturell – Leistungsdruck, Schlankheitsideal, freizügige Sportbekleidung – und psychisch „vorbelastet" (Johnson, 1994; Krentz, 2012).
Zu den **psychischen Faktoren**, die ursächlich an der Entstehung von Essstörungen beteiligt sind, zählen vor allem fehlende Strategien zur Stressbewältigung, mangelnder Identitätssinn und geringes Selbstwertgefühl. Außerdem neigen die Betroffenen zu extremer Zielstrebigkeit, Perfektionismus, gestörter Körperwahrnehmung und einem Gefühl von Kontrollverlust. Athleten, die in ihren Handlungsweisen und Zielen maßgeblich sowohl von ihrem Leistungsniveau als auch von Trainern, Eltern, Lehrern, Teamkollegen, Sponsoren und Funktionären beeinflusst werden, meinen in restriktivem Essen und körperlicher Hyperaktivität eine Möglichkeit gefunden zu haben, kompensatorisch **Kontrolle** auszuüben. Eine Bedrohung dieser Kontrolle, z. B. in Form einer Verletzung oder eines Trainerwechsels, kann ungesunde Maßnahmen zur Gewichtsregulierung wie Fasten, selbstinduziertes Erbrechen und/oder den Missbrauch von Abführmitteln, Entwässerungsmitteln sowie Appetitzüglern zur Folge haben. Verselbstständigen sich diese Verhaltensweisen, verschärft sich das Gefühl des Kontrollverlusts. Dies wiederum fördert das Auftreten von Heißhungerattacken, die nicht selten zu depressiven Verstimmungen führen, welche sogar in eine Suizidgefährdung münden können.

Häufigkeit
Frauen sind von Ess(verhaltens)störungen häufiger betroffen als Männer (Stoutjesdyk & Jevne, 1993). Wegen dieser Geschlechtsspezifität werden entsprechende Untersuchungen häufiger an Frauen durchgeführt (Meta-Analysen bei Hausenblas & Carron, 1999; Smolak et al., 2000). An der ersten repräsentativen Studie zur Häufigkeit des Auftretens von Ess(verhaltens)störungen im Leistungssport (Sundgot-Borgen, 1993a) nahmen 522 norwegische **Elite-Athletinnen** aus 35 Sportarten sowie 448 Nichtsportlerinnen zur Kontrol-

le teil. Als essgestört eingestuft wurden 18 % der Athletinnen und 5 % der Nichtsportlerinnen. 43 Athletinnen erfüllten die Kriterien für Anorexia athletica, 7 die für Anorexia nervosa und 40 die für Bulimia nervosa.

In einer ebenfalls repräsentativen Folgestudie, an der 1 620 Elite-Sportlerinnen und -Sportler sowie 1 696 gesunde Frauen und Männer zur Kontrolle teilnahmen, kamen Sundgot-Borgen & Torstveit (2004) zu dem Ergebnis, dass mehr Sportler (13,5 %) als Nichtsportler (4,6 %) von einer Ess(verhaltens)störung betroffen sind. 20 % der Elite-Athletinnen (9 % der Kontrollen) und 8 % der **Elite-Athleten** (0,5 % der Kontrollen) wurden anhand eines Fragebogens und eines klinischen Interviews als essgestört klassifiziert. 2 % der Athletinnen litten an Anorexia nervosa, jedoch keiner der Athleten. Die Prävalenz für Bulimia nervosa betrug 6 % bei den Sportlerinnen und 3 % bei den Sportlern. Zu ähnlichen Ergebnissen an großen Kollektiven kommen Johnson et al. (1999) sowie Byrne und McLean (2002) (vgl. ■ Tab. 46, S. 124 f.).

Nach Baum (2006) stellt die Problematik der Ess(verhaltens)störungen im Spitzensport ein unterschätztes Problem dar. In einer von der Stiftung Deutsche Sporthilfe in Auftrag gegebenen anonymen Umfrage unter 1 154 deutschen Spitzensportlerinnen und -sportlern gaben 9,6 % der Befragten an, unter gestörtem Essverhalten zu leiden; 52,2 % verneinten dies, 38,2 % gaben keine Antwort (Breuer & Hallmann, 2013). Im Rahmen einer Ernährungserhebung an 18 Kaderathletinnen und 5 Kaderathleten identifizierten Faude et al. (2005) eine Mittelstreckenläuferin mit Anorexia athletica. Sie hatte einen BMI von 16,1 kg/m^2 und nahm 1 130 kcal/d zu sich, was 53 % des Richtwerts für die Energiezufuhr entspricht.

Gemäß der Interview-Studie von Lobinger und Knobloch (2010), im Rahmen derer 73 Fälle von Essverhaltensstörungen benannt wurden, besteht in Deutschland auf Seiten der Trainerinnen (n = 18) und Trainer (n = 27) ein insgesamt begrüßenswertes Problembewusstsein. Gleichzeitig wünschen sich diese eine verstärkte Berücksichtigung von Fragen zu sportlergerechter Ernährung und Essverhaltensstörungen im Rahmen der Trainerausbildungen.

Risiko-Sportarten

Das Risiko für die Entwicklung einer Ess(verhaltens)störung ist am höchsten bei Athleten, die wettkampfmäßig an sportlichen **Disziplinen** teilnehmen, **die Schlankheit bzw. ein bestimmtes Körpergewicht erfordern**. Dieses Phänomen ist darauf zurückzuführen (Clasing et al., 1997), dass die Leistung in den entsprechenden Sportartengruppen unter anderem vom Körpergewicht abhängt, welches daher einer gewissen Kontrolle bedarf.

In **ästhetischen Sportarten** ist ein niedriges Körpergewicht für den Bewegungsablauf günstig. Darüber hinaus besteht die Vorstellung, dass mit einem schlanken Körper eine höhere Bewertung bei den Punktrichtern erzielt werden kann. Bei **Sportarten mit Gewichtsklassen** kann durch kurzfristige Gewichtsreduktion vor Wettkämpfen ein Vorteil erzielt werden, wenn der Gegner in der nächst niedrigeren Gewichtsklasse relativ schwächer ist. Bei **Ausdauersportarten** bedeutet ein niedrigeres Körpergewicht (genaugenommen: ein geringerer Körperfettanteil) bei gleicher absoluter maximaler Sauerstoffaufnahme eine höhere relative maximale Sauerstoffaufnahme und damit eine Verbesserung der Ausdauerleistungsfähigkeit.

Die frühere der beiden repräsentativen norwegischen Studien (Sundgot-Borgen, 1993a) lieferte den Beweis, dass **Athletinnen** in Disziplinen[18], die Schlankheit oder ein bestimmtes Gewicht betonen, häufiger essgestört sind (25 %) als solche in anderen Sportarten (12 %). Sundgot-Borgen und Larsen (1993a)

---

18 Die einzelnen Disziplinen sind in ■ Tab. 40 (s. S. 109) aufgeführt.

4 Gestörtes Essverhalten und Essstörungen

Sportart: Probanden (Autor)	Ergebnisse
11 Sportarten*: 562 Studentinnen 883 Studenten (Johnson et al., 1999)	Frauen: 2,8 % subklinische Anorexie, 9,2 % subklinische Bulimie, 1,1 % klinische Bulimie (DSM-IV), 10,8 % regelm. Fressattacken, 5,5 % regelm. Abführen; Männer: 13,0 % regelm. Fressattacken, 2,0 % regelm. Abführen
Kraftausdauer: 10 Sportarten**: 155 Sportlerinnen 108 Sportler 263 Kontrollen (Byrne & McLean, 2002)	In Disziplinen mit geringem Körpergewicht: 15 % Frauen und 5 % Männer mit Anorexie/Bulimie sowie 16 % Frauen und 1 % Männer mit Nicht Näher Bezeichneter Essstörung; zum Vergleich: 2 % (7 %) der „normal gebauten" Sportlerinnen und 1 % (5 %) der Nichtsportlerinnen mit Anorexie/Bulimie (anderer Essstörung)
Skilanglauf und Biathlon: 91 Sportlerinnen (Jakob et al., 1996)	2 Fälle von bulimischer Anorexie (BMI < 17 kg/m²), 14 Fälle von Untergewicht (BMI < 19 kg/m²); 33 % Oligo-, 25 % Amenorrhö; Abnahme der Knochendichte innerhalb von 2 Jahren um 4 bzw. 6 % bei 2 amenorrhöischen Sportlerinnen
Leichtathletische Laufdisziplinen: 13 Läuferinnen, 14 Nichtsportlerinnen, 18 postmenopausale Frauen (Frederick et al., 1992)	Mittel- und Langstreckenläuferinnen: höheres Anorexie-Risiko als andere Gruppen; 2 von 13 Probandinnen amenorrhöisch
Langstreckenlauf: A) 91 Läuferinnen (Cobb et al. 2003) B) 7 Läuferinnen mit Amenorrhö, 9 Läuferinnen ohne Amenorrhö, 6 Nichtsportlerinnen (Klock & DeSouza, 1995)	A) 25 % der Frauen mit Risiko für eine Essstörung; 25 % oligomenorrhöisch, 10 % amenorrhoisch; um 6 % geringere Knochendichte (Wirbelsäule) bei den Risiko-Frauen (15 mit menstrueller Unregelmäßigkeit, 8 ohne) B) Amenorrhöische Läuferinnen hatten geringeres Körpergewicht und höheres Alter bei Menarche als eumenorrhöische Frauen; 3 der 7 Frauen gefährdet, an Anorexie oder Depression zu erkranken
Schwimmen: A) 87 weibliche, 71 männliche Sportler verschiedener Leistungsniveaus B) 12 Athletinnen, 19 Athleten, 13 weibliche, 20 männliche Kontrollen (Rosenvinge et al., 1993)	A) 3,5 % der Frauen und 2,8 % der Männer gefährdet, Essstörungen zu entwickeln; kein Zusammenhang zwischen Risiko und Leistungsniveau B) Schwimmer: 1 Frau mit Bulimia nervosa (DSM-IV), 3 Fälle von Überessen, 3 Fälle von Erbrechen, 14 Fälle von Übertraining
Rudern: Leichtgewicht: 17 Frauen, 63 Männer Schwergewicht: 56 Frauen, 26 Männer (Sykora et al., 1993)	Frauen: 25,4 % Fasten; 20,0 % Fressattacken, 13,2 % Erbrechen; Männer: 57,0 % Fasten, 12,3 % Fressattacken, 2,5 % Erbrechen; kaum Unterschiede zwischen Leicht- und Schwergewichtsrudern; stärkste Gewichtsschwankungen hatten Leichtgewichtsruderer
Bodybuilding: 12 Wettkampfsportlerinnen 91 Freizeitsportlerinnen 92 Nichtsportlerinnen (Walberg & Johnston, 1991)	42 % der Teilnehmerinnen an Wettkämpfen (14 % der Freizeitsportlerinnen bzw. 5 % der Nichtsportlerinnen) berichteten von Anorexie in der Vergangenheit, 67 % (55 % bzw. 38 %) von Angst vor dem Dickwerden; 86 % (23 % bzw. 13 %) hatten Oligo-/Amenorrhö; der Körperfettgehalt betrug 17,7 % (20,5 % bzw. nicht gemessen)
Aerobic: 30 Instruktorinnen (Olson et al., 1996)	Bei ca. 40 % der Probandinnen besteht ein Risiko für Ess(verhaltens)-störungen; 17 % gaben Anorexia nervosa, 23 % Bulimia nervosa in früherer Zeit an

Risiko-Sportarten für Essstörungen

Sportart: Probanden (Autor)	Ergebnisse
Rhythmische Sportgymnastik: 12 Gymnastinnen, 11 Nichtsportlerinnen (Sundgot-Borgen, 1996)	Je 2 Sportlerinnen mit Anorexia nervosa (DSM-III-R), subklinischer Anorexie, Fressattacken, Abführmittelabsus und Fastenkuren; 4 Sportlerinnen mit verzögerter Menarche (15 Jahre), hiervon 2 mit unregelmäßigem Zyklus und 2 amenorrhöisch; 1 Stressfraktur
Kunstturnen: 25 Turnerinnen, 21 Kontrollen (O'Connor, 1995)	61% der Turnerinnen und 24% der Kontrollen hatten länger als 3 Monate keine Periode; bei den Turnerinnen besteht eine negative Korrelation zwischen der fixen Idee des Schlankseins und der Energiezufuhr (1400 kcal/d) bzw. der Knochendichte
Ballett: 10 Ballerinas mit Stressfrakturen, 10 Ballerinas ohne Stressfrakturen, 10 Nichtsportlerinnen (Frusztajer et al., 1990)	Anorexie-Risiko bei Ballett-Tänzerinnen mit Stressfrakturen höher (50%) als bei anderen Gruppen (je 30%); 80% (vs. 40% bzw. 20%) lagen mehr als 25% unterhalb des Idealgewichts
Tanzen: 21 Tänzerinnen, 29 Nichtsportlerinnen (Evers, 1987)	33% (vs. 14%) Anorexie-gefährdet; 29% (vs. 10%) konsumierten weniger als zwei Drittel der empfohlenen Energiezufuhr
Eiskunstlauf: 23 Frauen, 17 Männer (Rucinski, 1989)	48% der Frauen Anorexie-gefährdet; negative Korrelation zwischen Risiko und Zufuhr von Energie (1170 kcal/d), Eisen und Vitamin B_1
Volleyball: 23 Frauen (Beals, 2002)	Rund die Hälfte der Frauen macht Diät, Energiezufuhr (2250 kcal/d) unterhalb des Verbrauchs (2800 kcal/d), Unterversorgung mit Eisen, Vitamin B_{12} und Vitamin C bei 3, 1 bzw. 4 Sportlerinnen, 17% amenorrhöisch

Tab. 46:

Studien zum Auftreten gestörten Essverhaltens bei leistungsmäßig sporttreibenden Jugendlichen und jungen Erwachsenen in verschiedenen Sportarten

* American Football (384 Männer), Basketball, Leichtathletik, Schwimmen (135 Frauen), Turnen, Ringen, Geländelauf, Rudern, Tennis, Ski nordisch, Volleyball

** 6 Sportarten/Disziplinen, die Schlankheit bzw. eine niedriges Körpergewicht betonen – Ballett, Turnen, Leichtgewicht-Rudern, Schwimmen, Langstreckenlauf, Wasserspringen – sowie 4 Sportarten mit „normal gebauten" Aktiven: Tennis, Hockey, Volleyball, Basketball

berechneten, dass die Verbreitung vom Ess(verhaltens)störungen in ästhetischen (34%), Gewichtsklassen- (27%) und (Kraft-)Ausdauersportarten (20%) höher ist als in technischen (13%), Ballspiel- (11%) und (Schnell-)Kraftsportarten (7%). Die geringste Energiezufuhr (kcal) bezogen auf das Körpergewicht (kg) und die wöchentlichen Trainingsstunden (h) hatten diejenigen Athletinnen, die an Wettkämpfen in Ausdauer- (1,9 kcal/kg/h bzw. 41,6 kcal/kg) und ästhetischen (2,0 kcal/kg/h bzw. 36,3 kcal/kg) Sportarten teilnahmen (Sundgot-Borgen, 1993b). Diese Studienergebnisse werden durch 14 zwischen 1987 und 2002 durchgeführte Untersuchungen mit geringeren Probandenzahlen untermauert, wie ■ Tab. 46 zeigt.

In der norwegischen Folgestudie (Sundgot-Borgen & Torstveit, 2004) wurde erneut der Einfluss von Sportarten auf die Entstehung von Ess(verhaltens)störungen untersucht, diesmal allerdings bei Frauen und Männern.

Die höchste Prävalenz für gestörtes Essverhalten trat bei Athletinnen in ästhetischen Sportarten (42 %) auf, gefolgt von Gewichtsklassen- (30 %), (Kraft-)Ausdauer- (24 %), technischen (17 %) und Ballsportarten (16 %). Bei den **männlichen Athleten** wurde die höchste Prävalenz für gestörtes Essverhalten in Sportarten gegen die Schwerkraft (z. B. Skispringen, Stabhochsprung; 22 %) ermittelt, gefolgt von Gewichtsklassen- (18 %), (Kraft-)Ausdauer- (9 %), Ball- (5 %) und technischen Sportarten (5 %).

Folgeschäden
Sportler, die mit dem Ziel, an Gewicht abzunehmen oder ein niedriges Gewicht zu halten, weniger Energie zuführen, als die alters- und geschlechtsspezifischen Richtwerte für die Energiezufuhr vorgeben, nehmen nicht alle Nährstoffe in ausreichender Menge mit der Nahrung auf (Schek, 2002a). Eine solche Mangelernährung geht langfristig mit **abnehmender körperlicher und geistiger Leistungsfähigkeit** einher. Bei Frauen führen Dauerstress (z. B. im Umgang mit Lebensmitteln, Trainingszeiten und/oder nahestehenden Personen), ein geringer Körperfettgehalt und eine Unterversorgung mit Energie, Proteinen und Eisen zu einem Mangel an weiblichen Geschlechtshormonen und zu einem Ausbleiben der Regelblutung (Beals, 2002; Shakhlina, 2008). Frühzeitiger Knochenschwund ist eine Folge sowohl von Östrogenmangel als auch von unzureichender Calcium- und Vitamin-D-Zufuhr.
Das gleichzeitige Auftreten von Ess(verhaltens)störung, Menstruationsstörung und Osteoporose wird als **athletische Triade** bezeichnet (American College of Sports Medicine, 2007b; Platen, 2000; Putukian, 1994). Die aus der Abnahme der Knochenmineraldichte resultierende **Neigung zu Stressfrakturen** ist mit einer Aufrechterhaltung des Leistungsoptimums nicht vereinbar. Eine Beendigung der sportlichen Karriere kann die Folge sein.

Auf der Basis von Fragebögen, die von 348 Athletinnen ausgefüllt worden waren, die keine oralen Kontrazeptiva verwendeten, ermittelten Sundgot-Borgen und Larsen (1993b), dass mehr als die Hälfte der Athletinnen mit Risiko für eine Ess(verhaltens)störung an menstruellen Dysfunktionen wie Oligo- oder Amenorrhö litt. Mit Hilfe eines Ernährungsprotokolls, das 92 essgestörte Sportlerinnen drei Tage lang geführt hatten, konnte Sundgot-Borgen (1993b) nachweisen, dass Anorektikerinnen (athletica und nervosa) weniger Energie, Kohlenhydrate, Proteine, Calcium und Vitamin D aufnahmen als für aktive Frauen empfohlen.

Therapie
Eine erste (anonyme) Anlaufstelle kann das niedrigschwellige Medium Internet bieten, z. B. unter www.bzga-esstoerungen.de oder www.proyouth.eu. Für kurative Zwecke ist eine **interdisziplinäre Therapie** auf freiwilliger Basis jedoch unabdingbar. Neben einem Psychotherapeuten sollten auch Ernährungsberater und Arzt in die Behandlung einbezogen werden.
Bei der Aufarbeitung der psychischen Probleme, wie z. B. der Versagensängste, hat sich die **Verhaltenstherapie** bewährt. Die Heilungsrate (Besserung bis vollständiges Verschwinden der Symptome) wird auf etwa 75 % geschätzt. Zur Normalisierung des Körpergewichts und des Umgangs mit Lebensmitteln eignet sich ein **Anti-Diät-Kurs**. Der Sportler muss wieder lernen, das Essverhalten von äußeren Einflüssen (Emotionen u. a.) zu lösen. Zur Remineralisierung der Knochen, wie sie bei Sportlerinnen mit Anorexia athletica erforderlich werden kann, empfiehlt sich eine **Substitution mit weiblichen Geschlechtshormonen, Calcium und Vitamin D**.
In jedem Fall ist darauf zu achten, dass das Umfeld mit den Betroffenen respektvoll, tolerant, fair und vor allem geduldig umgeht, sie nicht bevormundet und weder Mitleid noch Missbilligung äußert.

Anorexia athletica

Kriterien

Bei der Anorexia athletica handelt es sich um eine anorektische Reaktion bei Sportlern, die zwischen ungestörtem Essverhalten und Magersucht liegt. Zur Diagnose schlägt Sundgot-Borgen (1993a) elf mögliche Kriterien vor (■ Tab. 47), von denen folgende fünf Kriterien unbedingt vorliegen müssen: **Untergewicht (mehr als 5 % unter dem Referenzgewicht),** Fehlen von den Gewichtsverlust erklärenden organischen Erkrankungen, übertriebene Angst vor Gewichtszunahme, Beschränkung der Nahrungszufuhr sowie Magen-Darm-Beschwerden.

Mehrere Autoren regen an, das durch Referenzgewicht oder BMI definierte Kriterium Untergewicht mit Hilfe des Körperfettgehalts und/oder der **Konstitution** (s. S. 139) zu objektivieren. Bewiesen ist, dass Sportler(innen) mit metromorphem Körperbau und einem BMI kleiner als 19 stärker gefährdet sind, an Magersucht zu erkranken, als solche mit leptomorphem Körperbau (Fröhner & Wagner, 2002). In Abhängigkeit von der Sportart sollte der **Körperfettanteil** bei Männern im Bereich von 5–10 % (Turnen, Laufen, Radsport, Schwimmen, Tennis, Fußball, Basketball, Ringen) bzw. 11–15 % (Leichtathletik, Softball, American Football, Gewichtheben) liegen, bei Frauen zwischen 12 und 15 % (Turnen, Laufen) bzw. 15 und 20 % (andere Sportarten) (Storlie, 1991). Wilmore und Costill (1997, zit. in Shakhlina, 2008) ermittelten, dass Gewichtheber (5–12 %) und Footballer (6–14 %) mehrheitlich unter diesen Werten liegen und Frauen in allen untersuchten Sportarten teilweise deutlich geringere Körperfettanteile aufweisen. Bei Turnerinnen, Läuferinnen, Radfahrerinnen, Triathletinnen, Fünfkämpferinnen, Ruderinnen und Eisschnellläuferinnen wurden im Durchschnitt 8–15 % Körperfett gemessen, in den anderen Sportarten (z. B. Schwimmen, Skilanglauf, Kanu, Fechten, Reiten, Trampolin, Volleyball, Basketball) durchschnittlich 10–17 %. Den geringsten Fettanteil hatten Bodybuilder (Männer: 5–8 %, Frauen: 6–12 %).

Absolute Kriterien
- Gewichtsverlust, der zu einem Körpergewicht führt, das mehr als 5 % unter dem für Alter und Körpergröße erwarteten Gewicht liegt
- Fehlen organischer Erkrankungen oder anderer Störungen, die den Gewichtsverlust erklären könnten
- übertriebene Angst, fettleibig zu werden
- Nahrungsverweigerung (Restriktion der Energiezufuhr auf weniger als 1200 kcal/d)
- Magen-Darm-Beschwerden

Relative Kriterien
- Körperschemastörung
- Abführverhalten (selbstinduziertes Erbrechen, Laxanzien, Diuretika u.ä.)
- Fressattacken
- Menstruationsstörungen (Oligo-/Amenorrhö)
- verspätete Pubertät
- zwanghafte körperliche Betätigung

Tab. 47:
Diagnostische Kriterien der Anorexia athletica (Sundgot-Borgen, 1993a)

Vorbeugung
An erster Stelle steht, dem Sportler bewusst zu machen, wie bedeutsam eine energiebedarfsdeckende, kohlenhydratreiche und vielseitige Ernährung für die Leistungsfähigkeit ist. Diese **Aufklärung** kann durch Eltern, Trainer, Lehrer, Ärzte oder Ernährungsfachkräfte erfolgen. Um die Umsetzung zu prüfen, bietet es sich an, gelegentlich in Form eines Ernährungsprotokolls die Energie- und Nährstoffzufuhr zu kontrollieren. Strikt zu vermeiden ist regelmäßiges Wiegen, besonders in der Gruppe, und das Kommentieren von Körpergewicht und Figur. Wenn eine moderate Gewichtsabnahme unerlässlich ist, um die Leistung zu optimieren, sollte in jedem Fall eine **Ernährungsberatung** in Anspruch genommen werden. Das Zielgewicht darf nicht zu niedrig angesetzt werden, außerdem ist dem Sportler für die Gewichtsabnahme Zeit zu lassen. Eine moderate Energierestriktion in Form einer Betonung des Verzehrs von Gemüse, Salat und Obst bei gleichzeitiger Reduktion der Zufuhr versteckter und sichtbarer Fette ist wünschenswert. Abzulehnen sind Fastenkuren und Crashdiäten. Kalorienzählen sollte vermieden werden. Abführende Maßnahmen zum „Gewichtmachen" vor Wettkämpfen sollten unterlassen werden.

Das US-amerikanische Olympische Komitee gibt Trainern folgende Hinweise:
1. Bewerten Sie die positive Wirkung eines geringeren Körpergewichts auf die sportliche Leistung nicht über.
2. Betonen Sie die Rolle einer vollwertigen Ernährung auf die Leistungsfähigkeit und Karriere.
3. Setzen Sie realistische Ziele, das Zielgewicht, die Methode und die Geschwindigkeit der Gewichtsreduktion betreffend.
4. Heißen Sie auf keinen Fall Abführmaßnahmen gut.

Anorexia nervosa

Kriterien
In Deutschland wird die Anorexie üblicherweise anhand der „International Classification of Mental Disorders" (ICD-10) diagnostiziert (Dilling et al, 2011). Hiernach müssen folgende Kriterien erfüllt sein:
1. **Mindestens 15% unterhalb des Referenzgewichts liegendes Körpergewicht** oder BMI < 17,5 kg/m^2.
2. Selbstherbeigeführter Gewichtsverlust durch Vermeidung hochkalorischer Speisen und darüber hinaus durch selbstinduziertes Erbrechen, Gebrauch von Abführmitteln, Entwässerungsmitteln oder Appetitzüglern und/oder übertriebene körperliche Aktivitäten.
3. Körperschemastörung und überwertige Idee, dick zu sein.
4. Endokrine Störung auf der Hypothalamus-Hypophysen-Gonaden-Achse.
5. Bei Erkrankungsbeginn vor der Pubertät: Störung der pubertären Entwicklung einschließlich des Wachstums, die nach Remission häufig reversibel ist.

In den USA wird zur Diagnose das „Diagnostic and Statistical Manual of Mental Disorders" (DSM-IV-TR) herangezogen (American Psychiatric Association, 1994). Den genauen Wortlaut der Kriterien gibt ■ Tab. 48 wieder. Beide Klassifikationssysteme unterscheiden einen restriktiven und einen bulimischen Subtyp. Die **restriktiven Anorektiker** wenden keine unangemessenen Maßnahmen zur Gewichtsabnahme wie Erbrechen, Abführen usw. an. Die **bulimischen Anorektiker** ergreifen solche Maßnahmen, unter Umständen in Verbindung mit Heißhungerattacken.

Krankheitszeichen
Anorektikerinnen haben häufig Menstruationsstörungen (Amenorrhö, i.e. Ausbleiben

Anorexia nervosa

1. Weigerung, das Minimum des für Alter und Körpergröße normalen Körpergewichts zu halten (z. B. Gewichtsverlust, der zu einem Körpergewicht führt, das dauerhaft weniger als 85 % des erwarteten Gewichts beträgt, oder Ausbleiben einer während der Wachstumsperiode zu erwartenden Gewichtszunahme, was zu einem Körpergewicht von weniger als 85 % des zu erwartenden Gewichts führt).
2. Ausgeprägte Ängste vor einer Gewichtszunahme und davor, dick zu werden, trotz bestehenden Untergewichts.
3. Störung in der Wahrnehmung der eigenen Figur und des Körpergewichts, übertriebener Einfluss der Figur oder des Körpergewichts auf das Selbstwertgefühl oder Leugnen des Schweregrades des gegenwärtigen geringen Körpergewichts.
4. Bei postmenarchalen Frauen das Vorliegen einer Amenorrhö, d.h. das Ausbleiben von mindestens drei aufeinanderfolgenden Menstruationszyklen. (Amenorrhö wird auch angenommen, wenn die Periode nur nach Verabreichung von Hormonen wie z. B. Östrogen eintritt.)

Subtypen

A. Restriktive Typen: haben keine regelmäßigen „Fressattacken" (binge eating) und verwenden keine „Abführmaßnahmen" (purging), wie z. B. selbstinduziertes Erbrechen oder Missbrauch von Laxanzien und Diuretika.

B. Binge eating/purging Typen: haben regelmäßige „Fressattacken" und verwenden „Abführmaßnahmen" wie z. B. selbstinduziertes Erbrechen oder Missbrauch von Laxanzien und Diuretika.

Tab. 48:
Diagnostische Kriterien der Anorexia nervosa nach DSM-IV-TR
(American Psychiatric Association, 1994)

---

der Regelblutung), Untertemperatur, einen erniedrigten Blutdruck, Wasseransammlungen im Gewebe, trockene Haut, Störungen des Haar- und Nagelwachstums sowie Veränderungen im Blutbild. Die Abmagerung kann so weit gehen, dass der Tod durch Verhungern eintritt.

Früherkennung

Weil Essstörungen und Leistungssport nicht miteinander vereinbar sind, ja sogar „fortgeschrittene Formen von Magersucht auch nach psychosomatischer Behandlung nicht mehr dem Hochleistungssport zuzuführen sind" (Jakob et al., 1996), ist es wichtig, erste Anzeichen für Essstörungen richtig zu deuten und ernst zu nehmen. ■Tab. 49 listet **Warnhinweise für anorektisches Verhalten auf**. Sobald ein Sportler durch mehrere dieser Hinweise auffällt, sollte er mit der Vermutung einer sich entwickelnden Essstörung konfrontiert und umgehend an qualifizierte Fachleute vermittelt werden, denn vielen Magersüchtigen fehlt die Einsicht in ihre Krankheit, weil sie Gefühle von Einzigartigkeit und Autonomie entwickelt haben. Sie halten sich für etwas Besonderes/Besseres, weil sie es nicht nötig haben, zu essen wie alle anderen. Hilfe bieten stationäre oder ambulante Psychotherapien oder deren Mischformen.

4 Gestörtes Essverhalten und Essstörungen

Anorektisches Verhalten (restriktive Anorexia nervosa, Anorexia athletica)	**Bulimisches Verhalten** (Bulimia nervosa, bulimische Anorexia nervosa, Anorexia athletica)
• Gewichtsabnahme bis unter das ideale Wettkampfgewicht, das außerhalb der Saison bestehen bleibt	• Wiederholte größere Gewichtsschwankungen innerhalb kurzer Zeiträume
• Wiederholte Kommentare zum eigenen Dicksein, obwohl das Gewicht unterhalb der Norm liegt	• Zunehmende Kritik des eigenen Körpers und der Figur
• Unzufriedenheit mit und häufiges Sprechen über Körpergewicht und Figur (Oberschenkel, Gesäß, Hüften)	• Exzessive Beschäftigung mit Körpergewicht, -umfang, und -zusammensetzung
• Ritualisierte Handlungen und dauernde Beschäftigung mit Lebensmitteln, Diäten und Kalorienzählen	• Essen im Geheimen und Entwenden von Lebensmitteln
• Vermeidung von Gelegenheiten, mit anderen (z. B. Teamkollegen) zusammen zu essen	• Keine „Fressorgien" in Gegenwart von anderen Personen
• Erwähnung von Schuldgefühlen nach dem Essen	• Angst, nicht mit dem Essen aufhören zu können
• Extremes Interesse an den Ernährungsgewohnheiten anderer Menschen	• Regelmäßiges Verschwinden kurz nach dem Essen, vor allem nach dem Verzehr größerer Nahrungsmengen
• Ablehnung, größere Mengen zu essen, um an Gewicht zuzunehmen	• Nervosität, wenn nach dem Essen keine Möglichkeit zum Alleinsein besteht
• Tragen weiter, ausgeleierter Kleider, um das magere Äußere zu kaschieren	• Gerötete Augen, vor allem nach dem Aufsuchen von Toilette, Badezimmer, Dusche o. ä.
• Dauerndes Trinken von Light-Limonaden oder Wasser und Kauen von Kaugummi	• Geruch nach Erbrochenem in Toilette, Badezimmer, Dusche, Mülleimer o. ä.
• Zwanghaftes Sporttreiben, auch über das vorgeschriebene Trainingspensum hinaus	• Phasen strenger Kalorienrestriktion und/oder exzessiven Sporttreibens
• Häufiges Klagen über Verstopfung	• Übermäßiger Abführmittelgebrauch
• Schwindelgefühle, Gleichgewichtsstörungen und Stimmungsschwankungen ohne ersichtlichen Grund	• Essen bei depressiven Verstimmungen, z. B. wegen Einsamkeitsgefühlen
• Wasseransammlungen, die nicht durch prämenstruelle Ödeme erklärbar sind	• Eigene oder interfamiliäre Probleme mit Alkohol oder Drogen
• Amenorrhö; Stressfrakturen	• Oligomenorrhö

Tab. 49:
Anzeichen für Essverhaltensstörungen (modifiziert nach Johnson, 1994)

Bulimia nervosa

Kriterien
Gemäß ICD-10 müssen zur Diagnose der Bulimia nervosa folgende Kriterien erfüllt sein:
1. **Andauernde Beschäftigung mit Essen sowie Heißhungerattacken**, bei denen große Nahrungsmengen in kurzer Zeit konsumiert werden.
2. Versuche, dem dickmachenden Effekt des Essens durch verschiedene Verhaltensweisen entgegenzuwirken.
3. Krankhafte Furcht, dick zu werden.
4. Häufig Auftreten von Anorexie in der Vergangenheit.

Die DSM-IV-TR-Kriterien sind in ■ Tab. 50 angegeben. Auch hier werden zwei Subtypen unterschieden. Die **abführenden Bulimiker** wenden Abführmaßnahmen wie selbstinduziertes Erbrechen und/oder Medikamentenmissbrauch an, die **nicht-abführenden Bulimiker** fasten stattdessen und/oder treiben exzessiv Sport.

Krankheitszeichen
Bulimiker haben oft Narben und Schwielen auf dem Handrücken. Bedingt durch das Erbrechen von saurem Magensaft leiden sie an Entzündungen der Speiseröhre, an Zahnschäden und geschwollenen Speicheldrüsen. Hinzu kommen menstruelle Unregelmäßigkeiten, aber auch Muskelschwäche, Austrocknungserscheinungen und Haarausfall. Wie die Anorexie kann auch die Bulimie zum Tod führen. In diesem Fall sind starke Störungen des Elektrolythaushalts (v.a. eine Abnahme der Kaliumkonzentration im Blut), wie sie durch mehrmaliges tägliches Erbrechen bei gleichzeitiger

---

Bulimia nervosa
1. Wiederkehrende Anfälle von Heißhunger. Eine „Fressattacke" ist gekennzeichnet durch:
   a. eine in einem bestimmten Zeitraum (z. B. innerhalb von 2 Stunden) verzehrte Nahrungsmenge, die deutlich größer ist als diejenige, die die meisten Menschen in einem ähnlichen Zeitraum und unter ähnlichen Bedingungen verzehren würden, und
   b. das Gefühl eines Verlusts der Kontrolle über die Nahrungsaufnahme während einer „Fressattacke" (z. B. das Gefühl, nicht mit dem Essen aufhören zu können, oder nicht kontrollieren zu können, was und wie viel man isst).
2. Wiederkehrende, unangemessene kompensatorische Verhaltensweisen zur Vermeidung von Gewichtszunahme, wie z. B. selbstinduziertes Erbrechen, Missbrauch von Laxanzien, Diuretika o. a. Arzneimittel, Fasten oder exzessive sportliche Betätigung.
3. Sowohl die „Fressattacken" als auch das unangemessene kompensatorische Verhalten treten seit drei Monaten durchschnittlich mindestens zweimal pro Woche auf.
4. Das Selbstwertgefühl wird über Gebühr von der Figur und dem Körpergewicht beeinflusst.
5. Die Störung tritt nicht ausschließlich während anorektischer Phasen auf.

Subtypen
A. Abführende Typen: bedienen sich regelmäßig selbst-induziertem Erbrechen oder dem Missbrauch von Laxanzien und Diuretika.
B. Nicht-abführende Typen: benutzen andere unangemessene kompensatorische Verhaltensweisen wie Fasten oder exzessive sportliche Betätigung, bedienen sich jedoch nicht regelmäßig selbstinduziertem Erbrechen oder dem Missbrauch von Laxanzien und Diuretika.

Tab. 50:
Diagnostische Kriterien der Bulimia nervosa nach DSM-IV-TR
(American Psychiatric Association, 1994)

4 Gestörtes Essverhalten und Essstörungen

Kriterien	Anorexia nervosa	Bulimia nervosa
Beginn	frühe Adoleszenz (13–18 Jahre)	späte Adoleszenz (19–35 Jahre)
Gewicht	deutlich erkennbares Untergewicht	Schwankungen um Normalgewicht
Maßnahmen	Diät, exzessiver Sport, evtl. Erbrechen	Erbrechen, Laxanzien, Diuretika, Fasten, Sport
Kontrollverhalten	rigide Kontrolle (Nahrungsrestriktion); evtl. Kontrollverlust	Kontrollverlust (Heißhungerattacken) → Schuldgefühle
Charakterzüge	zwanghaft, unflexibel, sozial zurückgezogen, sexuell uninteressiert	impulsiver, flexibler, sozial integrierter, sexuell aktiver
Krankheitseinsicht	Leugnen der Krankheit	Zugeben der Krankheit
Gemeinsamkeiten	Unzufriedenheit mit Figur und Gewicht; Körperwahrnehmungsstörungen; Angst vor Gewichtszunahme; selbstzerstörerische Tendenzen; Mangelernährung mit Folgen wie Elektrolytungleichgewicht, Zyklusstörung, Osteoporose	

Tab. 51:
Unterschiede und Gemeinsamkeiten der Anorexia und Bulimia nervosa

Einnahme von Abführ- und Entwässerungsmitteln entstehen können, die Ursache von Herzrhythmusstörungen bzw. Herzversagen.

Früherkennung
Wie im Fall der Anorexie gibt es auch **Warnhinweise für bulimisches Verhalten** (s. ■ Tab. 49, S. 130). Der Sportler sollte auf sein Verhalten angesprochen und zur Abklärung bzw. Behandlung an Fachleute für Essstörungen verwiesen werden. Daneben kann auch ein Beitritt zu einer Selbsthilfegruppe oder ein Umzug in eine Wohngemeinschaft hilfreich sein.

■ Tab. 51 zeigt Unterschiede und Gemeinsamkeiten der Krankheitsbilder Anorexia nervosa und Bulimia nervosa.

Fazit
Gestörtes Essverhalten (Anorexia athletica) und Essstörungen (Anorexia nervosa, Bulimia nervosa, EDNOS) stellen ein unterschätztes Problem dar. Besonders gefährdet sind Frauen, die wettkampfmäßig an Sportarten teilnehmen, die Schlankheit (ästhetische Sportarten) oder ein bestimmtes Gewicht (Gewichtsklassen-/Ausdauersportarten) voraussetzen. Aber auch Männer sind zunehmend betroffen, v.a. in Sportarten gegen die Schwerkraft und in Gewichtsklassen-/Aussportarten.
Athleten, Trainer und Umfeld sollten für die Symptome sensibilisiert werden, damit frühzeitig eine Therapie eingeleitet werden kann, um Folgeschäden zu vermeiden.

Glossar[19]

Die ernährungswissenschaftlichen Begriffe sind **blau + fett** gekennzeichnet, die sportwissenschaftlichen **schwarz + fett**. *Blauer Kursivdruck* verweist auf Begriffe, die näher erläutert sind.

Absorption (auch Resorption): Auf die enzymatische Zerkleinerung der Nahrung (= Verdauung) folgende Aufnahme niedermolekularer Nahrungsbestandteile und Wasser aus dem Darm in den Körper.

Ad libitum: nach Belieben, ohne Einschränkung. In Bezug auf die Nahrungsaufnahme bedeutet ad libitum beispielsweise, dass jemand essen darf, so viel und wann er möchte.

Aerob (oxidativ): Unter Verwendung von Sauerstoff. Der Abbau von *Fettsäuren* im Organismus erfolgt ausschließlich aerob; *Glucose* dagegen kann aerob und *anaerob* verstoffwechselt werden.

Aminosäuren (auch Aminocarbonsäuren): Die kleinsten Bausteine der Peptide und *Proteine*. Von den 20 proteinogenen (eiweißbildenden) Aminosäuren (AS) sind acht *essenziell* (Valin, Leucin, Isoleucin, Threonin, Methionin, Lysin, Phenylalanin, Tryptophan), vier nicht-essenziell (Alanin, Serin, Asparaginsäure, Glutaminsäure) und acht semi-essenziell (Glycin, Cystein, Asparagin, Glutamin, Arginin, Tyrosin, Prolin, Histidin).
Essenziell bedeutet unentbehrlich in dem Sinn, dass eine Aufnahme mit der Nahrung zwingend erforderlich ist, wogegen der Begriff nicht-essenziell auf eine ausreichende körpereigene Synthese hinweist, wodurch die Aufnahme mit der Nahrung entbehrlich wird. Semi-essenzielle AS müssen unter bestimmten Umständen mit der Nahrung aufgenommen werden, z. B. wenn im Säuglingsalter oder bei Krankheit die endogene Bildung den metabolischen *Bedarf* nicht zu decken vermag.

Anabolika: Synthetisch hergestellte Steroide, die mit dem männlichen Sexualhormon Testosteron verwandt sind. Sie wirken eiweißaufbauend (anabol) und in gewissem Umfang wie das männliche Sexualhormon (androgen). Dosierungen, die zu einer *Kraft*steigerung führen, wirken bei Frauen vermännlichend (virilisierend), während es bei Männern zum Rückgang der Testosteronproduktion mit Hodenverkleinerung und Libidoverlust kommt. Weitere Nebenwirkungen sind Arteriosklerose, Herzinfarkt, Leberfunktionsstörungen und Leberkrebs. Seit 1976 stehen Anabolika auf dem *Doping*index des Internationalen Olympischen Komitees (IOC).

Anaerob: Ohne Verwendung von Sauerstoff. Der Abbau von *Glucose* zu *Lactat* ist ein anaerober Prozess (anaerob-lactazide Energiegewinnung) ebenso wie die Abspaltung eines Phosphatrests von *ATP* bzw. KP (anaerob-alactazide Energiegewinnung). Die anaerobe Energiegewinnung geht schneller, ist aber unökonomischer und in wesentlich geringerem Umfang möglich als die *aerobe* Energielieferung.

Atmung: Die äußere Atmung umfasst den Gasaustausch in der Lunge sowie den Transport

---

[19] Modifiziert nach Röthig & Prohl (2003), Schek (1997a) und Schek (2013c)

Glossar

von Sauerstoff (O_2) und Kohlendioxid (CO_2) im Blut. Mit innerer Atmung, auch Zell- oder mitochondriale Atmung genannt, ist die *aerobe* (oxidative) Energiebereitstellung zwecks *ATP*-Synthese gemeint.

ATP (Adenosintriphosphat): Universeller Energieträger in allen Zellen, der unmittelbar zur Verfügung steht und überdies energieliefernde Prozesse reguliert. Durch enzymatische Abspaltung von einer bzw. zwei Phosphatgruppen entstehen ADP (Adenosindiphosphat) bzw. AMP (Adenosinmonophosphat) sowie je 32,3 kJ/mol.
Die Energie für die Resynthese stammt aus *anaeroben* (Spaltung von Kreatinphosphat oder Abbau von Glucose zu *Lactat*; schnell, aber mengenmäßig stark begrenzt) und *aeroben* Prozessen (Abbau von *Glucose*, *Fettsäuren* und *Aminosäuren*).

Ausdauer: *Konditionelle Fähigkeit*, eine *Belastung* über einen möglichst langen Zeitraum aufrechterhalten zu können. Kurzbezeichnung für die allgemeine *aerobe* dynamische Ausdauer, die die Kurzzeitausdauer (35 Sekunden bis 2 Minuten, z. B. 400-m-Lauf = Kurzstrecke), die Mittelzeitausdauer (2–10 Minuten, z. B. 1500-m-Lauf = Mittelstrecke), die Langzeitausdauer I (10–35 Minuten, z. B. 5000-/10000-m-Lauf = Langstrecke), die Langzeitausdauer II (35–90 Minuten, z. B. 21 km = Halbmarathon), die Langzeitausdauer III (90–360 Minuten, z. B. 42 km = Marathon) und die Langzeitausdauer IV (> 6 Stunden, z. B. 100 km = Ultramarathon) umfasst. Mit Ausdauertraining ist im Allgemeinen Langzeitausdauertraining gemeint, vornehmlich in Form lang dauernder Belastungen mit mäßiger *Intensität*, die durch Intervallmethoden mit geringer Intensität ergänzt werden können. Es erhöht u. a. den Prozentsatz an Typ-I-Muskelfasern (langsam kontrahierend, mit vielen Mitochondrien für überwiegend aerobe Energiegewinnung).

Ausdauerfähigkeit: Zeit, die vergeht, bis bei vorgegebener *Intensität* die *Erschöpfung* eintritt.

Ausdauerleistung: Zeit, die benötigt wird, um eine vorgegebene Distanz zu bewältigen.

Ausdauerleistungsfähigkeit: *Intensität* in absoluten oder relativen Zahlen, bei der die anaerobe *Schwelle* erreicht ist.

Ausgewogen: Adjektiv zur Kennzeichnung der wünschenswerten Zusammensetzung der Kost in Bezug auf die *Hauptnährstoffe*. Die Angabe erfolgt in *Energieprozent*. Sportlern wird eine ausgewogene Basiskost mit 50–55 Energie% *Kohlenhydraten*, 15 Energie% *Proteinen* und 30-35 Energie% *Fetten* empfohlen.

Ballaststoffe: Nahrungsbestandteile überwiegend pflanzlicher Natur, die durch das menschliche Enzymsystem im Dünndarm nicht zu absorbierbaren Komponenten abgebaut, aber teilweise oder vollständig von der Dickdarmflora fermentiert werden können. Es wird unterschieden zwischen wasserlöslichen Polysaccharid-Ballaststoffen (z. B. Pektine), wasserunlöslichen Polysaccharid-Ballaststoffen (z. B. Cellulosen) und wasserunlöslichen Nicht-Kohlenhydrat-Ballaststoffen (z. B. Lignine). Ballaststoffe haben gesundheitsprotektive Wirkungen und sind v. a. in Vollkornprodukten, Gemüse und Obst enthalten.

Bedarf: siehe *Nährstoffbedarf*.

Belastung: Gesamtheit der Einflüsse (physisch und psychisch), die von außen auf einen Menschen einwirken. Die individuelle Auswirkung einer Belastung wird Beanspruchung genannt. Für das sportliche Handeln sind vor allem die Belastung der physiologischen Systeme und des Bewegungsapparates sowie die psychischen Belastungen von Bedeutung.

Glossar

Belastungsintensität (Intensität): Grad der muskulären Beanspruchung, der in absoluten oder relativen Zahlen ausgedrückt werden kann. Die *Leistung* (in Watt), die Geschwindigkeit (in Metern/Sekunde) oder die Sauerstoffaufnahme (in Litern/Minute) geben „absolute Intensitäten" wieder im Gegensatz zur relativen *Sauerstoffaufnahme* (in Prozent der maximalen Sauerstoffaufnahme; % VO_{2max}).
Es werden supramaximale (> 100 % VO_{2max}), maximale und submaximale (< 100 % VO_{2max}) Belastungsintensitäten unterschieden. Letztere werden weiter untergliedert in hoch- (> 80 % VO_{2max}), mittel- (50–80 % VO_{2max}) und niedrig- (< 50 % VO_{2max}) intensiv.

Breitensport: Unterbegriff von *Freizeitsport*. Als Abgrenzung zum *Leistungssport* ist damit die amateurhafte sportliche Betätigung der breiten Bevölkerung in Sportvereinen gemeint. Diese kann auch wettkampfmäßig praktiziert werden.

Brennwert: Unter dem (physiologischen) Brennwert eines Lebensmittels bzw. der Nahrung versteht man diejenige Energiemenge, die bei der *oxidativen* Verstoffwechselung im Organismus freigesetzt wird.

Doping: Gemäß World Antidoping Agency (WADA) die Einnahme von Mitteln aus verbotenen Substanzklassen (z. B. *Anabolika*) sowie die Anwendung von verbotenen Methoden (z. B. Blutdoping). Beweggründe für diese Verbote sind die Gefährdung der sportlichen Fairness einerseits und die Gefährdung der Gesundheit andererseits.

Elektrolyte: *Mineralstoffe* (Mengenelemente), die im gelösten Zustand als Ionen vorliegen und bei der Regulation des osmotischen Drucks, als Bestandteile der Knochen sowie für die Erregbarkeit der Muskeln, der peripheren Nerven und des zentralen Nervensystems eine wichtige Rolle spielen. Einige von ihnen, z. B. Natrium, Magnesium und Calcium, werden Sportlergetränken zugesetzt.

Energiedichte: Energiemenge in kcal oder kJ, die in 1 g oder 100 g eines Lebensmittels enthalten ist.

Energieprozent (Energie%): Einheit zur Angabe des Gehalts an *Makronährstoffen* in der Nahrung in Bezug auf die Energiezufuhr.
Beispiel zur Umrechnung in Gewichtseinheiten: 50 Energie% Kohlenhydrate in einer Kost, die 2 800 kcal liefert, entsprechen 1 400 kcal Energie aus *Kohlenhydraten* (0,50 × 2 800 kcal) bzw. 350 g Kohlenhydraten, weil 1 g Kohlenhydrate rund 4 kcal liefert (1 400 kcal : 4 kcal/g). *Proteine* liefern ebenfalls 4 kcal/g, *Fette* dagegen 9 und Alkohol 7 kcal/g.

Energieumsatz: Energiemenge (in Kilojoule oder Kilokalorien), die pro Zeiteinheit verbraucht und nachgeliefert wird. Die Bestimmung kann mittels direkter oder indirekter Kalorimetrie erfolgen. Bei der indirekten Kalorimetrie werden *Sauerstoffaufnahme* und Kohlendioxidabgabe über den Atem gemessen. Der Gesamtenergieumsatz setzt sich aus Ruhe-, Arbeits-/Freizeit- und Trainingsenergieumsatz zusammen (letzterer entfällt bei Nichtsportlern).

Ergogene Hilfen (Leistungsförderer): Substanzen, Methoden, Therapien und Geräte, die sportrelevante physiologische, biochemische oder psychologische Parameter verbessern (sollen), um die *Leistungsfähigkeit* über das durch Talent, Training und Ernährung erreichbare Maß hinaus zu steigern. Es wird unterschieden zwischen illegalen Leistungsförderern (*Doping*mitteln) und legalen Leistungsförderern, wozu viele *Nahrungsergänzungsmittel* zählen.

Erholung: siehe *Regeneration*.

Ermüdung: Unfähigkeit, eine vorgegebene *Intensität* aufrecht zu erhalten. Reversible Herabsetzung der *Leistungsfähigkeit*, die meist akut auftritt, aber bei *Übertraining* auch chronisch sein kann. Ursächlich wird zwischen peripherer (muskulärer) und zentraler (mentaler) Ermüdung unterschieden.

Erschöpfung: Unfähigkeit, (selbst bei verminderter *Intensität*) die sportliche *Belastung* fortzusetzen.

Essenziell (auch unentbehrlich): Das Adjektiv beschreibt den Umstand, dass eine Aufnahme mit der Nahrung unabdingbar ist, weil eine (ausreichende) körpereigene Synthese nicht möglich ist. Zu den essenziellen Nahrungsbestandteilen gehören neben Wasser acht *Aminosäuren*, zwei *Fettsäuren*, 13 *Vitamine* und zahlreiche *Mineralstoffe* (u. a. *Elektrolyte*).

Fette: Im engeren Sinn sind mit Fetten Triglyceride (Neutralfette) gemeint, die sich wie andere Lipide durch ihre Unlöslichkeit in Wasser bzw. ihre Löslichkeit in organischen Lösungsmitteln auszeichnen. Triglyceride setzen sich aus einem Glycerolmolekül und drei meist unterschiedlich langen *Fettsäure*molekülen zusammen und stellen den wichtigsten Energiespeicher im menschlichen Organismus dar.

Fettfreie Körpermasse: siehe *Magermasse*.

Fettsäuren: Einwertige aliphatische Carbonsäuren, die v.a. an Glycerol gebunden in tierischen und pflanzlichen *Fetten* und Ölen vorkommen, jedoch auch am Aufbau anderer Stoffe, wie z.B. Phospho- und Sphingolipide (Lipoide), beteiligt sind. Nach der Anzahl an Kohlenstoffatomen werden kurz-, mittel- und langkettige Fettsäuren unterschieden, nach der Anzahl an Doppelbindungen gesättigte, einfach ungesättigte und mehrfach ungesättigte Fettsäuen. Die langkettigen mehrfach ungesättigten Fettsäuren Linolsäure (omega-6 = ω6) und α-Linolensäure (ALA; omega-3 = ω3), die nur von Pflanzen synthetisiert werden und hauptsächlich in Form von Speiseölen zugeführt werden, sind *essenzielle* Nahrungsbestandteile, müssen also mit der Nahrung zugeführt werden. Aus ALA können die sehr langkettigen mehrfach ungesättigten ω3-Fettsäuren Eicosapentaensäure (EPA) und Docosahexaensäure (DHA) gebildet werden, die in größeren Mengen nur in Fischöl vorkommen.

Fließgleichgewicht: Synonyme sind dynamisches Gleichgewicht und steady state, was ausdrückt, dass Zu- und Abfluss (z. B. von Lactat) sich in veränderlichen Mengen die Waage halten, sodass die *Konzentration* im Pool (z. B. Blut) unverändert bleibt. Dieser Zustand, der durch Konstanz von Kreislauf-, *Atmungs*- und *Stoffwechsel*kriterien während einer dynamischen Arbeit von konstanter *Intensität* gekennzeichnet ist, wird durchschnittlich nach 2–6 Minuten erreicht und kann über lange Zeit aufrechterhalten werden.

Freizeitsport: Oberbegriff für sämtliche sportlichen Strömungen, die vom *Leistungssport* abzugrenzen sind. Beispiele: *Breitensport*, Spaßsport, Gesundheitssport, Alternativsport.

Glucose: Einfachzucker (siehe *Kohlenhydrate*), der in Honig und Obst vorkommt sowie beim enzymatischen Abbau von Haushaltszucker, Stärke und anderen Kohlenhydraten im Dünndarm freigesetzt wird. Zur Aufnahme von Glucose in die Körperzellen ist *Insulin* erforderlich. Glucose dient hauptsächlich als Energiequelle (*aerob* und *anaerob*) und Kohlenstofflieferant und kann in begrenztem Umfang als *Glycogen* in Muskulatur und Leber gespeichert werden. Das Gehirn deckt seinen Energiebedarf nahezu ausschließlich mit

Glossar

Glucose, die im Intermediär*stoffwechsel* aus glucogenen *Aminosäuren*, nicht jedoch aus *Fettsäuren* synthetisiert werden kann. Ein unter die Norm absinkender Blutzuckerspiegel (< 60 mg/dl = Unterzuckerung/Hypoglykämie) beeinträchtigt die *Leistung*.

Glykämischer Index (GI): Verhältniszahl zur Beschreibung der Blutzuckerwirksamkeit kohlenhydrathaltiger Lebensmittel in Relation zu Glucose. Definitionsgemäß der Quotient aus der Fläche unter der 2-stündigen Blutzuckerverlaufskurve nach Verzehr von 50 g *Kohlenhydraten* aus einem Lebensmittel und der entsprechenden Fläche nach Verzehr von 50 g *Glucose*. Je höher der GI, umso schneller gelangt die Glucose ins Blut.

Glykämische Last (GL): Maß für die Blutzuckerwirksamkeit kohlenhydrathaltiger Lebensmittel. Definitionsgemäß das Produkt aus dem *glykämischen Index* der jeweiligen verzehrten Lebensmittel und deren Gehalt an verfügbaren *Kohlenhydraten* in Gramm pro Portion, dividiert durch 100. Hierbei errechnet sich der Kohlenhydratgehalt pro Portion aus der Kohlenhydratdichte des Lebensmittels (g Kohlenhydrate/100 g Lebensmittel) und der Portionsgröße (g). Je höher die GL, umso mehr Glucose gelangt ins Blut.
Praktisches Beispiel: gekochte Karotten und reife Bananen weisen einen ähnlichen GI auf, Bananen bei gleicher Portionsgröße wegen ihrer höheren Kohlenhydratdichte aber eine mehr als 4-mal so hohe GL.

Glycogen: Aus *Glucose* aufgebautes Polysaccharid, das in der Muskulatur und der Leber gespeichert werden kann (max. 400 g) und als rasch mobilisierbares Reservekohlenhydrat im tierischen *Stoffwechsel* eine wichtige Rolle spielt.

Hauptnährstoffe: Sammelbezeichnung für *Kohlenhydrate*, *Fette* und *Proteine*. Sie liefern den größten Teil der Nahrungsenergie sowie *essenzielle* Nahrungsbestandteile.

Höhentraining: Training zur Verbesserung der *Leistungsfähigkeit* in 2000–3000 m ü. M., d. h. unter hypoxischen Bedingungen (reduzierter Sauerstoffpartialdruck). Es wirkt nach 2–3 Wochen über eine Adaptation der Sauerstofftransportsysteme und wird meist vor Wettkämpfen eingesetzt.

Insulin: Anabol (aufbauend) wirkendes Hormon, das bei Blutglucosekonzentrationen von > 100 mg/dl von der Bauchspeicheldrüse (Pankreas) ins Blut abgegeben wird und senkend auf den Blutzuckerspiegel wirkt, indem es die Aufnahme von *Glucose* in die Leberzellen und die dortige *Glycogen*synthese fördert, die Aufnahme von Glucose in die Muskelzellen und die dortige Glycogensythese sowie Glucoseoxidation ankurbelt, die Aufnahme von Glucose in die Fettzellen und die dortige Triglyceridbildung erhöht. Des Weiteren steigert Insulin die *Protein*synthese und hemmt die Glucoseneubildung auch Nicht-Kohlenhydratvorstufen (Gluconeogenese). Produziert die Bauchspeicheldrüse kein oder zu wenig Insulin oder wirkt es an den Zielorganen zu schwach, kann es zur Hyperglykämie (Blutzucker > 200 mg/dl) kommen, wodurch es zu einer vermehrten Glucose- und Wasserausscheidung im Urin kommt (Diabetiker).

Intensität: siehe *Belastungsintensität*.

Kohlenhydrate: Stoffklasse, die einerseits die süß schmeckenden, wasserlöslichen Monosaccharide (Einfachzucker, z. B. *Glucose* = Traubenzucker) und Disaccharide (Zweifachzucker; z. B. Saccharose = Haushaltszucker), andererseits die neutral schmeckenden, nicht oder nur schlecht wasserlöslichen Polysaccharide (Mehrfachzucker) umfasst.
Die Polysaccharide werden gemäß ihrer Ver-

daulichkeit mit Hilfe körpereigener Enzyme weiter unterteilt. Verdaulich sind Stärke (pflanzlicher Energiespeicher) und *Glycogen* (tierische Energiereserve), unverdaulich sind Pektine, Hemicellulosen, Cellulosen sowie andere *Ballaststoffe* (pflanzliche Gerüstsubstanzen).
Die Kohlenhydrate sind der Hauptbestandteil der Nahrung und dienen vor allem der Versorgung des Organismus mit Energie sowie der Lieferung von Kohlenstoffatomen für Biosynthesen im Intermediär*stoffwechsel*.

Konditionelle Fähigkeiten: Sammelbezeichnung für die überwiegend energetisch determinierten motorischen Eigenschaften, die Voraussetzung zum Vollzug körperlicher Tätigkeiten und insbesondere sportlicher Bewegungshandlungen sind. In der Trainingslehre werden *Ausdauer, Kraft, Schnelligkeit* und Beweglichkeit unter der Bezeichnung konditionelle Fähigkeiten zusammengefasst. Sie sind von den koordinativen Fähigkeiten abzugrenzen, die ebenfalls zu den motorischen Eigenschaften zählen, deren Ausprägung aber überwiegend von der Qualität der Steuerungsprozesse bestimmt wird.

Konstitution: Erscheinungsbild eines Individuums auf der Basis seiner genetischen Voraussetzungen und von Umwelteinflüssen. Es wird zwischen den drei extremen Körperbautypen metromorph/athletisch (ausgeprägte Muskulatur, breite Schultern, großer Brustkorb), pyknomorph/pyknisch (wenig ausgeprägtes Muskelrelief, kurze Extremitäten, Neigung zu Fettansatz im Bauchraum) und leptomorph/leptosom (schmalwüchsig, feingliedrig, geringes Körpergewicht) – jeweils etwa 10 % – unterschieden. 70 % der Bevölkerung sind Mischtypen.

Konzentration: Quotient aus der Masse eines Stoffs (z. B. *Glucose, Lactat*) und dem Volumen des Lösungsmittels (z. B. Wasser, Blut). Angabe meist in mg/dl oder mmol/l.

Kraft: Physikalische Größe (Masse multipliziert mit Beschleunigung) bzw. *konditionelle Fähigkeit* eines Muskels, gegen einen Widerstand zu kontrahieren, ohne seine Länge zu verändern (isometrische Arbeitsweise), einen Widerstand zu überwinden und sich dabei zu verkürzen (konzentrische Arbeitsweise), einem Widerstand nachgebend entgegenzuwirken und sich dabei zu verlängern (exzentrische Arbeitsweise), in einem Zyklus zunächst Brems-, dann Beschleunigungsarbeit zu verrichten (reaktive Arbeitsweise). Die Erscheinungsformen der Kraft sind *Maximalkraft, Schnellkraft* und *Kraftausdauer*. Durch Krafttraining kommt es zur Muskelhypertrophie, d. h., die Muskelfaserdichte steigt an, wobei prozentual besonders die Typ-II-Muskelfasern (schnell kontrahierend, mit wenig Mitochondrien) zunehmen.

Kraftausdauer: Fähigkeit des neuromuskulären Systems, eine möglichst große Kraftstoß- bzw. Impulssumme in einer gegebenen Zeit gegen höhere Lasten zu produzieren. Im Kraftausdauertraining müssen *Belastungen* von 50–60 % der *Maximalkraft* gewählt werden, deren Dauer 2 Minuten nicht überschreiten sollte (bei einer Pausenlänge zwischen den Serien von 0,5–1 Minute), damit überwiegend *anaerobe* Anpassungen erfolgen.

Lactat (Milchsäure): Endprodukt des *anaeroben* Abbaus von *Glucose*, der hauptsächlich bei Belastungsbeginn (Sauerstoffschuld), bei schwerer statischer Muskelarbeit und bei *Belastungen* im *Schnellkraft*bereich zur Energiebereitstellung herangezogen wird. In der Folge erhöhen sich die Konzentrationen an Lactat und Protonen (H^+) in der arbeitenden Muskulatur und im Blut, was zur Übersäuerung (Azidose) führen kann. In Ruhe beträgt die Lactatkonzentration im Blut 1 mmol/l. Im Hochleistungsbereich kann sie auf 25 mmol/l ansteigen (Blut-pH: 6,9). Die Lactatmessung im Stufentest dient der Bestimmung der aeroben und anaeroben *Schwelle*.

Leistung: Die physikalische Leistung entspricht der mechanischen Arbeit (Produkt aus *Kraft* und Weg), die pro Zeiteinheit verrichtet wird (Einheiten: Newtonmeter/Sekunde = Joule/Sekunde = Watt), die metabolische Leistung der Energie, die pro Zeiteinheit *aerob* und *anaerob* umgesetzt wird, um die physikalische Leistung zu erbringen. Dieser *Energieumsatz* kann aus der *Sauerstoffaufnahme* abgeleitet werden. Im Wettkampfsport versteht man unter Leistung ganz allgemein das Ergebnis einer komplexen sportlichen Handlung, also z. B. die Laufzeit über eine bestimmte Strecke, die Punktbewertung für eine Turnübung oder die erzielten Tore in einem Fußballspiel.

Leistungsfähigkeit: Die zu einem bestimmten Zeitpunkt maximal zu realisierende *Leistung* eines Sportlers in einer bestimmten Sportart. Sie hängt im Wesentlichen von den Anlagen und Umwelteinflüssen, insbesondere dem *Training*, ab, aber auch von Ernährung, Psyche und anderen Faktoren.

Leistungsförderer: siehe *ergogene Hilfen*.

Leistungsniveau: siehe *Trainiertheitsgrad*.

Leistungssport (Spitzensport): Soziales System, in dem alle Strukturen, die den wettkampforientierten Sport insgesamt prägen, im Hinblick auf ihre Funktionalität zur am Weltrekord ausgerichteten Leistungssteigerung bzw. zum Sieg bei internationalen Konkurrenzen organsiert werden. Es wird staatlich gefördert (nationale Repräsentanz) und das Handeln der Sportler, die sich vorrangig aus A-, B- und C-Kaderathleten rekrutieren, hat sich dem gennannten Ziel auf Zeit unterzuordnen. Das zentrale Steuerungs- und Koordinierungsorgan ist der Bereich Leistungssport im Deutschen Olympischen Sportbund (DOSB).

Magermasse (fettfreie Körpermasse; engl. lean body mass, LBM): Differenz von Körpermasse und Fettmasse. Wird größtenteils durch die Muskelmasse determiniert und anthropometrisch bestimmt (z. B. Hautfaltendickenmessung).

Makronährstoffe: Energieliefernde Nahrungsbestandteile, die mehrheitlich hochmolekulare Komplexe bilden. Sie umfassen *Hauptnährstoffe*, Alkohol und *Ballaststoffe*.

Maximalkraft: Komponente der *Schnellkraft*. Höchster *Kraft*wert (in Newton), der bei maximaler Willkürkontraktion gegen einen unüberwindlichen Widerstand realisiert wird. Abhängig von Muskelquerschnitt, Muskelfaserzusammensetzung und willkürlicher Aktivierungsfähigkeit möglichst vieler motorischer Einheiten eines Muskels in einem kurzen Zeitraum. Im Maximalkrafttraining werden Lasten von 60–85 % des individuellen Maximums verwendet. Die Bewegungsausführung ist zügig bis langsam und die Pausendauer zwischen den Serien beträgt 2 Minuten. Innerhalb einer *Trainingseinheit* wird der völlige *Erschöpfung*szustand der beteiligten Muskulatur angestrebt.

Metabolismus: siehe *Stoffwechsel*.

Mikronährstoffe: Nicht-energieliefernde Nahrungsbestandteile mit *essenzieller* Wirkung. Hierzu zählen *Vitamine* und *Mineralstoffe*.

Mineralstoffe: *Essenzielle* anorganische *Mikronährstoffe*, die in Abhängigkeit von der im Körper vorliegenden Konzentration in Mengenelemente *(Elektrolyte)* und Spurenelemente (z. B. Eisen, Zink, Jod, Fluor, Selen) unterteilt werden und biochemisch gesicherte Funktionen haben. Bei den Ultraspurenelementen (z. B. Silicium, Vanadium), die wie die Spurenelemente in geringen Konzentrationen (< 50 mg/kg) im Körper vorkommen, ist die Essenzialität nur tierexperimentell bestätigt und sind die spezifischen Funktionen noch nicht geklärt.

Muskelkater: Muskelschmerzen, die ca. 24 Stunden nach ungewohnten exzentrischen Muskelkontraktionen, wie z. B. durch Bergabläufe, auftreten und bis zu einer Woche andauern können. Ursächlich sind nicht sich anhäufendes *Lactat*, sondern Mikrorisse innerhalb der Muskelfasern.

Nährstoffbedarf: Diejenige Menge eines Nährstoffs, die mit der Nahrung aufgenommen werden muss, um die Homöostase dieses Nährstoffs im Organismus sicherzustellen (d. h. einen Mangel zu verhindern) und dadurch die Aufrechterhaltung seiner Funktionen zu gewährleisten.

Nährstoffdichte: Nährstoffmenge in einem Lebensmittel im Verhältnis zum *Brennwert* (Energiegehalt) desselben Lebensmittels. Je höher der Nährstoffgehalt und/oder je geringer der Energiegehalt ist, umso höher ist die Nährstoffdichte.

Nahrungsergänzungsmittel (NEM): Lebensmittel in arzneitypischer Darreichungsform (z. B. Kapseln, Tabletten, Brausetabletten, Pulver), die ernährungsphysiologisch bedeutsame Stoffe wie *Vitamine*, *Mineralstoffe* (u. a. *Elektrolyte*), *Aminosäuren*, *essenzielle Fettsäuren*, *Ballaststoffe*, Pflanzen- und Kräuterextrakte enthalten und die Kost aufwerten, die Gesundheit fördern oder die Leistung steigern sollen. Der Nutzen ist vielfach jedoch fraglich und Risiken sind nicht auszuschließen.

Osmolalität: Menge an osmotisch aktiven Teilchen (z. B. *Elektrolyte*, *Glucose*) bezogen auf die Masse des Lösungsmittels (z. B. Wasser, Blut). Angabe in osm/kg bzw. mol/kg.

Osmolarität: Menge an osmotisch aktiven Teilchen (z. B. *Elektrolyte*, *Glucose*) bezogen auf das Volumen des Lösungsmittel (z. B. Wasser, Blut). Angabe in osm/l bzw. mol/l.

Oxidativ: siehe *aerob*.

Proteine: Makromoleküle, die aus 20 verschiedenen proteinogenen (eiweißaufbauenden) *Aminosäuren* bestehen. Die pro Tag von einem Erwachsenen auf- und abgebaute Menge an körpereigenen Proteinen beträgt 250–300 g. Gemäß ihren zahlreichen Funktionen werden Struktur-, Transport-, Enzym- und andere Proteine unterschieden. Darüber hinaus können sie als Energiequelle genutzt werden.

Referenzwerte für die Nährstoffzufuhr: Von deutschen, österreichischen und schweizerischen Ernährungsgesellschaften (D-A-CH) erarbeitetes Tabellenwerk, in dem *Zufuhrempfehlungen*, *Schätzwerte* und *Richtwerte* für eine angemessene Nährstoff-, Energie- und Wasserzufuhr aufgeführt sind. Zeigt ein Ernährungsprotokoll, dass die Referenzwerte nicht erreicht werden, ist dieser Befund nicht zwangsläufig mit einer Unterversorgung gleichzusetzen. Ein Nährstoffdefizit lässt sich nur durch klinisch-chemische Untersuchung des Ernährungsstatus ermitteln.

Regeneration (Erholung): Wiederherstellung der *Leistungsfähigkeit* (physisch und psychisch) nach entsprechender Beanspruchung durch diverse regenerative Maßnahmen. Hierzu zählen allgemeine Maßnahmen wie Ruhe, Schlaf, Urlaub und gesunde Ernährung, psychische Maßnahmen wie Autosuggestion oder diverse Entspannungstechniken, passive körperliche Methoden wie Massage, Sauna oder Bäder, aktive körperliche Methoden wie

Glossar

lockeres Belasten mit niedriger *Intensität* oder Wechsel der Bewegungsform.
Im Training wird regelmäßig ein Wechsel von Beanspruchung und Regeneration eingesetzt, um langfristig die Leistungsfähigkeit zu erhöhen. Eine zu geringe Erholung führt zum *Übertraining*, eine zu ausgedehnte Erholung zum Detraining.

Richtwerte: Innerhalb der *Referenzwerte für die Nährstoffzufuhr* formulierte Orientierungshilfen, die aus ernährungswissenschaftlicher und gesundheitspolitischer Sicht geboten erscheinen, wenn kein durchschnittlicher *Nährstoffbedarf* benennbar ist, wie z. B. für nichtessenzielle Nährstoffe. Sie sollen die Zufuhr innerhalb bestimmter Grenzbereiche regeln. Richtwerte gibt es für Energie, Wasser, *Fett*, Cholesterin, *Kohlenhydrate*, *Ballaststoffe*, Alkohol, Speisesalz und Fluorid.

Sauerstoffaufnahme (VO_2): Sauerstoffmenge, die pro Zeiteinheit im Körper verwertet werden kann (in Litern/Minute oder Millilitern/Minute/Kilogramm Körpergewicht). Die maximale Sauerstoffaufnahme (VO_{2max}), auch als *aerobe* Kapazität bezeichnet, entspricht derjenigen Sauerstoffmenge, die bei schwerer dynamischer Arbeit großer Muskelgruppen unter *Atmung* von Luft auf Meereshöhe maximal aufgenommen werden kann (100 % VO_2). Das heißt, bei höherer *Intensität* kann die oxidative Energiebereitstellung nicht weiter gesteigert werden.
Die VO_{2max} ist das zuverlässigste Kriterium der maximalen *Leistungsfähigkeit* von Herz-Kreislauf-System, Atmung und *Stoffwechsel*. Sie wird mittels *Spiroergometrie* in einem Stufentest auf einem Laufband- oder Fahrradergometer bestimmt und ist von Alter, Geschlecht, Körpergewicht und *Leistungsniveau* abhängig. Untrainierte erreichen etwa 2–3 l/min, (Hoch-)*Leistungssportler* 4–6 l/min. Die Intensität einer *Belastung* kann als Prozentsatz der maximalen Sauerstoffaufnahme (% VO_{2max}) beschrieben werden.

Schätzwerte: Anstelle von *Zufuhrempfehlungen* herausgegebene Werte für die Nährstoffzufuhr, wenn der durchschnittliche *Nährstoffbedarf* nicht mit ausreichender Genauigkeit bekannt ist. Die zugrunde liegenden Daten sind experimentell gestützt oder aus dem Verzehr angemessen ernährter Gesunder abgeleitet. Schätzwerte gibt es für die zwei sehr langkettigen ungesättigten *Fettsäuren* EPA und DHA, β-Carotin, die *Vitamine* D, E, K, Biotin und Pantothensäure sowie für die *Mineralstoffe* Natrium, Kalium, Chlorid, Kupfer, Mangan, Selen, Chrom und Moybdän.

Schnelligkeit: Physikalische Größe (Geschwindigkeit als Quotient aus zurückgelegtem Weg und dafür benötigter Zeit) bzw. *konditionelle Fähigkeit*, die es ermöglicht, innerhalb kürzester Zeit auf Reize zu reagieren und komplexe Bewegungen mit maximaler bzw. supramaximaler *Intensität* auszuführen, wobei durch eine sehr kurze *Belastungsdauer* eine Leistungslimitierung ausgeschlossen wird.
Die supramaximale Schnelligkeit ist eine über der individuell-maximalen Schnelligkeit liegende Geschwindigkeit, die beim Sprinttraining unter sog. Zwangsbedingungen, z. B. Zugläufe an Gummibändern, erreicht wird. Schnelligkeitstraining zielt darauf ab, azyklische, zyklische oder auch kombinierte Bewegungen so oft hintereinander bzw. so lange wie möglich ohne deutlichen Geschwindigkeitsverlust aufrechtzuerhalten. Dabei wird besonderer Wert auf kurze Belastungsphasen (< 8 Sekunden) mit ausreichend langen *Regenerationspausen* zwischen den einzelnen Wiederholungen (> 60 Sekunden) gelegt.

Schnelligkeitsausdauer: Synonym für *aerobe* Kurzzeitausdauer (6–20 Sekunden). Wettkampfspezifische Widerstandsfähigkeit gegen ermüdungsbedingten Geschwindigkeitsabfall bei zyklischen Bewegungen mit maximalen Kontraktionsgeschwindigkeiten. Im leichtathletischen Sprint beispielsweise erstreckt sich ihr leistungsbestimmender Einfluss auf die Phase der gleich bleibenden maximalen Geschwindigkeit und insbesondere auf die Phase des Geschwindigkeitsabfalls.

Schnellkraft: Fähigkeit, einen möglichst großen Kraftstoß bzw. Impuls in der zur Verfügung stehenden Zeit zu produzieren. Sie setzt sich aus de Komponenten Start-, Explosiv- und *Maximalkraft* zusammen. Azyklische Bewegungen wie Schläge, Sprünge und Würfe stellen hohe Anforderungen an die Schnellkraft. Schnellkrafttraining ist durch kurzzeitig explosiv ausgeführte Maximalkontraktionen gegen hohe Lasten (90–100 %) oder supramaximale Lasten (bis 150 %), bezogen auf die individuelle Maximallast, und durch Pausenlängen von mindestens 5 Minuten zwischen den Serien gekennzeichnet.

Schnellkraftausdauer: Fähigkeit, über einen möglichst langen Zeitraum schnellkräftige Bewegungen zu wiederholen und dabei Ermüdungserscheinungen hinauszuzögern. Sie gewinnt an Bedeutung, wenn schnelle azyklische Bewegungen wie Einzelübungen, Spiel- und Kampfaktionen in kurzen Abständen öfters wiederholt werden.

Schwelle, aerobe: *Leistung* bei einer *Lactatkonzentration* im peripheren Kapillarblut von 2 mmol/l. Geringste *Intensität*, bei der ein Anstieg der Lactatkonzentration im Vergleich zum Ruhewert gemessen werden kann.

Schwelle, anaerobe: *Leistung* bei einer *Lactatkonzentration* im peripheren Kapillarblut von 4 mmol/l. Höchstmögliche *Intensität*, die unter Aufrechterhaltung eines *Fließgleichgewichts*zustandes (steady state) zwischen Produktion und Elimination von Lactat während längerdauernder Arbeit beibehalten werden kann. Parameter zur Beurteilung des Dauerleistungsvermögens.

Spiroergometrie: Direkte und kontinuierliche Registrierung der *Atmung* und der Gasstoffwechselwerte während einer dosierbaren Arbeit. Sie erlaubt die Beurteilung der *Leistungsfähigkeit* sowie des Leistungsverhaltens von Herz-Kreislauf-System und *Stoffwechsel*.

Spitzensport: siehe *Leistungssport*.

Sportarten: Teilgebiete des Sports, die durch bestimmte Regeln strukturiert sind und innerhalb derer verschiedene Disziplinen unterschieden werden, wovon 301 olympisch sind. Es gibt kein offizielles Klassifikationssystem. Beispielhaft seien die Einteilung nach Teilnehmern in Individual- und Mannschaftssport, nach Jahreszeiten in Sommer- und Wintersport, nach Art der Durchführung in *Ausdauer*- und *Kraft*sport, nach Sportgerät in Ball-, Rad-, Ski-, Reit- und Motorsport genannt.
Olympisch sind die Sportarten Badminton, Baseball, Basketball, Bogenschießen, Boxen, Fechtsport, Fußball, Gewichtheben, Handball, Hockey, Judo, Kanurennsport, Leichtathletik, Moderner Fünfkampf, Radsprint, Reitsport, Ringen, Rudersport, Schwimmen, Segelsport, Softball, Sportschießen, Taekwondo, Tennis, Tischtennis, Triathlon, Turnen, Volleyball, Wasserball (Sommerspiele) sowie Biathlon, Bobsport, Curling, Eishockey, Eislauf, Rennrodeln, Skisport (Winterspiele).

Steady state: siehe *Fließgleichgewicht*.

Stoffwechsel (Intermediärstoffwechsel, Metabolismus): Gesamtheit der chemischen Reaktionen im Organismus, wobei Substrate mit Hilfe von katalysatorisch wirkenden Enzymen umgesetzt werden. Zu den Hauptfunkti-

Glossar

onen zählen die Gewinnung von Energie aus Nährstoffen (Energiestoffwechsel), die Bereitstellung von Bausteinen für die Synthese körpereigener Makromoleküle aus Nährstoffen (Baustoffwechsel) sowie der Auf- und Abbau von Molekülen, die für spezielle Zellfunktionen benötigt werden (Betriebstoffwechsel).

Substitution: Künstliche Zufuhr von dem Organismus nicht ausreichend zur Verfügung stehenden Stoffen, z. B. in Form von *Nahrungsergänzungsmitteln*, zwecks Behebung eines defizitären Zustands.

Superkompensation: Leistungssteigerung über das Ausgangsniveau hinaus als Anpassung auf in Bezug auf die Dauer optimierte Trainingsbelastung mit anschließender *Ermüdung* und darauffolgender *Erholung*.
Unter Kohlenhydrat-Superkompensation wird die Einlagerung einer den Ausgangswert überschreitenden *Glycogen*menge nach i. w. S. muskelglycogenentleerender *Belastung* verstanden.

Supplementation (Supplementierung): Künstliche Zufuhr von dem Organismus physiologischerweise oder über die Nahrung ausreichend zur Verfügung stehenden Stoffen, z. B. von *Nahrungsergänzungsmitteln* zur angeblichen Leistungssteigerung.

Supplemente: I. e. S. Nährstoffe, die nicht über Lebensmittel, sondern in Form von Nahrungsergänzungsmitteln und Medikamenten mit *Vitamin-* und *Mineralstoff*zusatz zugeführt werden, i. w. S. *Nahrungsergänzungsmittel*.

Supplementierung: siehe *Supplementation*.

Thermoregulation: Zusammenwirken der Mechanismen der körpereigenen Wärmebildung und -abgabe mit dem Ziel, die Körperkerntemperatur des Menschen als homoiothermes (gleichwarmes) Wesen im Bereich von 35,8–37,2 Grad Celsius konstant zu halten. In kalter Umgebung verengen sich die Blutgefäße in der Haut und wird die Wärmebildung in der Muskulatur durch Tonussteigerung und evtl. Zittern erhöht, in warmer Umgebung stellen sich die Hautgefäße weit und werden die Schweißdrüsen aktiviert.
Körperkerntemperaturen unter 25 bzw. über 42 Grad Celsius sind nicht mit dem Leben vereinbar. Die bei längeren *Ausdauerbelastungen* zu beobachtenden Steigerungen der Körperkerntemperatur auf bis zu 40 Grad Celsius sind vermutlich das Resultat überforderter Abkühlungsmechanismen, können aber auch als aktive Sollwert-Verstellung interpretiert werden, da *Stoffwechsel*prozesse bei steigender Temperatur schneller ablaufen.

Trainiertheitsgrad (Leistungsniveau): Grad der Anpassung des Organismus an *Training*sreize, der sich in der erreichten sportlichen *Leistungsfähigkeit* widerspiegelt. Es wird beispielsweise unterschieden zwischen Untrainierten und Trainierten, wobei Letztere weiter unterteilt werden können in *Freizeit-/Breitensportler* einerseits und (Hoch-)*Leistungssportler* andererseits.

Training: Komplexer Handlungsprozess mit dem Ziel der planmäßigen und sachorientierten Einwirkung auf den sportlichen Leistungszustand und auf die Fähigkeit zur bestmöglichen Leistungspräsentation in Bewährungssituationen. Unter Trainierbarkeit wird die Art und Weise der Anpassung eines Individuums an bestimmte Trainingsreize verstanden.

Trainingseinheit (TE): Kleinstes in sich abgeschlossenes Element des *Trainings*. Das Handeln in der Trainingseinheit wird weitgehend durch Entscheidungen zu Trainingsinhalten (v. a. Körperübungen, aber auch Mental- und

Taktiktraining) und Trainingsmethoden (z. B. Dauer-, Wiederholungs- oder Intervallmethode) bestimmt, die sich aus Vorgaben der Trainingsplanung und aus der aktuellen Befindlichkeit des Athleten ergeben.

Übertraining: Chronisches Überlastungssyndrom, das aus einem über längere Zeit bestehenden Missverhältnis zwischen *Belastung* und *Erholung* resultiert und durch einen merklichen Verlust an *Leistungsfähigkeit* und Wohlbefinden, persistierende Müdigkeit und beeinträchtigte Reproduktionsfunktion gekennzeichnet ist. Dieser Zustand kann über Tage, Wochen oder sogar Monate andauern und ist nur mit Hilfe langer Regenerationsphasen zu überwinden.

Vitamine: *Essenzielle* organische *Mikronährstoffe*, die v.a. von Pflanzen und Bakterien synthetisiert werden und sich entweder in lipo- oder in hydrophilen Medien lösen. Fettlöslich sind die Vitamine A, D, E und K, wasserlöslich das Vitamin C sowie die acht Vitamine des B-Komplexes, die überwiegend als Coenzyme fungieren. Drei der 13 Vitamine können vom Mensch teilweise aus Vorstufen synthetisiert werden: Retinol aus dem sekundären Pflanzenstoff β-Carotin, Niacin aus der essenziellen Aminosäure Tryptophan und Vitamin D unter Einfluss von UV-B-Strahlung aus einem Cholesterinvorläufer. Vitamine sind sehr hitze- und lichtempfindlich.

Wettkampf: Eine unter der Maxime der Chancengleichheit vorab geregelte Auseinandersetzung zwischen Individuen, Gruppen oder Nationen um einen ideellen, symbolischen oder materiellen Wert, den in der Regel nur eine der wettkämpfenden Parteien gewinnen kann.

Zufuhrempfehlungen: Auf der Basis von experimentellen Untersuchungen zum durchschnittlichen *Nährstoffbedarf* durch Addition von Sicherheitszuschlägen seitens (inter-)nationaler Gremien festgesetzte Nährstoffmengen, von denen angenommen wird, dass deren Zufuhr ausreicht, um nahezu die gesamte Bevölkerung vor Störungen der Gesundheit durch Ernährungsfehler zu schützen. Zufuhrempfehlungen gibt es für *Proteine*, die *essenziellen Fettsäuren* Linol- und α-Linolensäure, alle *Vitamine* mit Ausnahme von Vitamin E, D, K, Biotin und Pantothensäure sowie für die *Mineralstoffe* Calcium, Phosphor, Magnesium, Eisen, Jod und Zink.

Literatur

Achten, J., Halson, S. L., Moseley, L., Rayson, M. P., Casey, A. & Jeukendrup, A. E. (2004). Higher dietary carbohydrate content during intensified running training results in better maintenance of performance and mood state. J. Appl. Physiol., 96, 1331–1340.

Adam, O. & Schimpf, E. (2001). Kurz- und Langzeiterfolge einer Reduktionskost durch Trennung der Kohlenhydrat- und Fettzufuhr (KFZ-Diät). Ernährungs Umschau, 48, 451–454.

Allan, J. R. & Wilson, C. G. (1971). Influence of acclimatization on sweat sodium concentration. J. Appl. Physiol., 30, 708–712.

Allen, L. H., Oddoye, E. A. & Margen, S. (1979). Protein-induced hypercalciuria: a longer term study. Am. J. Clin. Nutr., 32, 741–749.

Almond, C. S. D, Shin, A. Y., Fortescue, E. B., Mannix, R. C., Wypij, D. et al. (2005). Hyponatremia among runners in the Boston Marathon. New Engl. J. Med., 352, 1550–1556.

American College of Sports Medicine (1996). Weight loss in Wrestlers. Med. Sci. Sports Exerc., 28, 135–138. Letzter Zugriff am 07.03.2013 unter http://journals.lww.com/acsm-msse/Fulltext/1996/10000/ACSM_Position_Stand__Weight_Loss_in_Wrestlers.49.aspx.

American College of Sports Medicine (2007a). Exercise and fluid replacement. Med. Sci. Sports Exerc., 39, 377-390. Letzter Zugriff am 06.03.2013 unter http://journals.lww.com/acsm-msse/Fulltext/2007/02000/Exercise_and_Fluid_Replacement.22.aspx.

American College of Sports Medicine (2007b). The female athlet triad. Med. Sci. Sports Exerc. 39, 1867–1882. Letzter Zugriff am 08.03.2013 unter http://journals.lww.com/acsm-msse/Fulltext/2007/10000/The_Female_Athlete_Triad.26.aspx.

American College of Sports Medicine (2009). Nutrition and athletic performance. Med. Sci. Sports Exerc., 41, 709–731. Letzter Zugriff am 05.03.2013 unter http://journals.lww.com/acsm-msse/Fulltext/2009/03000/Nutrition_and_Athletic_Performance.27.aspx.

American Psychiatric Association (1994). Diagnostic and Statistical Manual of Mental Disorders – DSM-IV-TR. Washington D.C.: Macmillan.

Anonymous (2000). Test Sportler-Drinks: Power aus der Pulle? Öko-Test, 9, 30–35.

Armstrong, L. E., Casa, D. J., Maresh, C. M. & Ganio, M. S. (2007). Caffeine, fluid-electrolyte balance, temperature regulation, and exercise-heat tolerance. Exerc. Sport Sci. Rev., 35, 135–140.

Atkinson, F. S., Foster-Powell, K. & Brand-Miller, J. C. (2008). International tables of glycaemic index and glycaemic load values: 2008. Diabetes Care, 31, 2281–2283. Online-only Appendix unter http://www.ncbi.nlm.nih.gov/pmc/articles/PMC2584181/bin/dc08-1239_index.html.

Australian Institute of Sport (2009a). Fact sheets. Diets. Vegetarian Eating. Letzter Zugriff am 14.03.2013 unter http://www.ausport.gov.au/ais/nutrition/factsheets/special_diets.

Australian Institute of Sport (2009b). Fact sheets. Travel. Eating out. Letzter Zugriff am 14.03.2013 unter http://www.ausport.gov.au/ais/nutrition/factsheets/travel/eating_out.

Australian Institute of Sport (2009c). Fact sheets. Travel. Nutrition for travelling athletes. Letzter Zugriff am 14.03.2013 unter http://www.ausport.gov.au/ais/nutrition/factsheets/travel/nutrition_for_travelling_athletes.

Bailey, S. J., Winyard, P. G., Vanhatalo, A., Blackwell, J. R., DiMenna, F. J. et al. (2010). Acute L-arginine supplementation reduces the O_2 cost of moderate-intensity exercise and enhances high-intensity exercise tolerance. J. Appl. Physiol., 109, 1394–1403.

Baum, A. (2006). Eating disorders in the male athlete. Sports Med., 36 (1), 1–6.

Baum, K. (2002). Ernährung und sportliche Leistungsfähigkeit: Möglichkeiten und Einflußfaktoren am Beispiel von Ausdauer- und Kampfsportarten. Ernährung im Fokus, 2 (4), 87–91.

Beals, K. A. (2002). Eating behaviours, nutritional status, and menstrual function in elite female adolescent volleyball players. J. Am. Diet. Assoc., 102, 1293–1296.

Beelen, M., Burke, L. M., Gibala, M. J. & van Loon, L. J. (2010). Nutritional strategies to promote postexercise recovery. Int. J. Sport Nutr. Exerc. Metabol., 20, 515–532.

Bemben, M. G. & Lamont, H. S. (2005). Creatine supplementation and exercise performance: recent findings. Sports Med., 35, 107–125.

Berardi, J. M., Price, T. B., Noreen, E. E. & Lemon, P. W. (2006). Postexercise muscle glycogen recovery enhanced with a carbohydrate-protein supplement. Med. Sci. Sports Exerc., 38, 1106–1113.

Literatur

Berg, A., Bauer, S. & Keul, J. (1992). Besonderheiten in der Sportlerernährung. Ernährungs Umschau 39 (Sonderheft), 102–108.

Berg, A., König, D., Grathwohl, D., Frey, I. & Keul J. (1998). Antioxidantien im Leistungssport. Was ist gesichert? Dtsch. Ztschr. Sportmed., 49 (Suppl.), 86–92.

Bergström, J. & Hultman, E. (1967). A study of the glycogen metabolism during exercise in man. Scand. J. Clin. Lab. Invest., 19, 218–228.

Blomstrand, E., Hassmen, P., Ekblom, B. & Newsholme E.A. (1991). Administration of branched-chain amino acids during sustained exercise – effects on performance and on plasma concentration of some amino acids. Eur. J. Appl. Physiol,. 63, 83–88.

Boeing, H., Bechthold, A., Bub, A., Ellinger, S., Haller, D. et al. (2012). Gemüse und Obst in der Prävention ausgewählter chronischer Krankheiten. Letzter Zugriff am 15.03.2013 unter www.dge.de/pdf/ws/DGE-Stellungnahme-Gemuese-Obst-2012.pdf.

Borsheim, E., Aarsland, A. & Wolfe R. R. (2005). Effect of an amino acid, protein, and carbohydrate mixture on net muscle protein balance after resistance exercise. Int. J. Sport Nutr. Exerc. Metab., 14, 255–271.

Branch, J. D. (2003). Effect of creatine supplementation on body composition and performance: a meta-analysis. Int. J. Sport Nutr. Exerc. Metab., 13, 198–226.

Brass, E. P. (2000). Supplemental carnitine and exercise. Am. J. Clin. Nutr., 72 (2 Suppl.), 618S–623S.

Brass, E. P. (2004). Carnitine and sports medicine: use or abuse? Ann. N. Y. Acad. Sci., 1033, 67–78.

Brass, E. P., Hoppel, C. L. & Hiatt, W. R. (1994). Effect of intravenous L-carnitine on carnitine homeostasis and fuel metabolism during exercise in humans. Clin. Pharmocol. Ther., 55, 681–692.

Braun, H. (2010). Besonderheiten der Ernährung in Sportarten mit Gewichtsklassen. Aktuel. Ernährungsmed., 35, 178–182.

Braun, H., Koehler, K., Geyer, H., Kleinert, J., Mester, J. & Schänzer, W. (2009). Dietary supplement use among elite young German athletes. Int. J. Sport Nutr. Exerc. Metabol., 19, 97–109.

Breuer, C. & Hallmann, K. (2013). Dysfunktionen des Spitzensports: Doping, Match-Fixing und Gesundheitsgefährdungen aus Sicht von Bevölkerung und Athleten. Letzter Zugriff am 04.03.2013 unter http://www.bisp.de/nn_15924/DE/Aktuelles/Nachrichten/2013/Dysfunktionen.html.

Brouns, F. (1991). Heat – sweat – dehydration – rehydration: a praxis oriented approach. J. Sports Sci., 9 (Special Issue), 143–152.

Brouns, F. (1993). Die Ernährungsbedürfnisse von Sportlern. Berlin: Springer.

Brouns, F. & Kovacs, E. (1996) Optimale Zusammensetzung eines Sportgetränks. TW Sport Med., 8, 163–166.

Brouns, F., Rehrer, N. J. Beckers, E. Saris, W. H. M., Menheere, P. & Ten Hoor, F. (1991). Reaktive Hypoglykämie. Dt. Ztschr. Sportmed., 42, 188–200.

Brouns, F., Saris, W. H. M. & Schneider, H. (1992). Rationale for upper limits of electrolyte replacement during exercise. Int. J. Sport Nutr., 2, 229–238.

Burke, L. M., Collier, G. R. & Hargraeves, M. (1998). Glycemic index – a new tool in sport nutrition? Int. J. Sport Nutr., 8, 401–415.

Burke, L. M., Cox, G. R., Cummings, N. K. & Desbrow, B. (2001). Guidelines for daily carbohydrate intake: Do athletes achieve them? Sports Med., 31, 267–299.

Burke, L. M. & Deakin, V. (2006). Clinical Sports Nutrition. Roseville (CA): McGraw Hill.

Burke, L. M., Hawley, J. A., Schabort, E. J., StClair Gibson, A., Mujika, I. & Noakes, T. D. (2000). Carbohydrate loading failed to improve 100-km cycling performance in a placebo-controlled trial. J. Appl. Physiol., 88, 1284–1290.

Burke, L. M., Hawley, J. A., Wong, S. H. S. & Jeukendrup, A. E. (2011). Carbohydrates for training and competition. J. Sports Sci., 29, S17–S27.

Buzina R. & Suboticanec, K. (1995). Vitamin C and physical working capacity. Int. Ztschr. Vit. Ernährungsforsch., 27, 157–166.

Byrne, S. & McLean, N. (2002). Elite athletes: effects of the pressure to be thin. J. Sci. Med. Sports, 5, 80–94.

Carlsohn, A., Cassel, M., Linné, K. & Mayer, F. (2011). How much is too much? A case report of nutritional supplement use of a high-performance athlete. Br. J. Nutr., 105, 1724–1728.

Carter, J. M., Jeukendrup, A. E. & Jones, D. A. (2004). The effect of carbohydrate mouth rinse on 1-h cycle time-trial performance. Med. Sci. Sports Exerc., 36, 2107–2111.

Cermak, N. M., Solheim, A. S, Gardner, M. S., Tarnopolsky, M. A. & Gibala, M. J. (2009) Muscle metabolism during exercise with carbohydrate or protein-carbohydrate ingestion. Med. Sci Sports Exerc., 41, 2158–2164.

Chesley, A., Howlett, R. A., Heigenhauser, G. J. F., Hultman, E. & Spriet, L. L. (1998). Regulation of muscle glycogenolytic flux during intense aerobic exercise following caffeine ingestion. Am. J. Physiol., 275, R596–R603.

Literatur

Clark, N., Tobin, J. & Ellis, C. (1992). Feeding the ultra-endurance athlete: practical tips and a case study. J. Am. Diet. Assoc., 92, 1258–1262.

Clasing, D., Herpertz-Dahlmann, B. & Marx, K. (1997). Die Essgestörte Athletin. Dtsch. Ärztebl., 94, A1998–A2002.

Close, G. L., Russell, J., Cobley, J. N., Owens, D. J., Wilson G. et al. (2013). Assessment of vitamin D concentration in non-supplemented professional athletes and healthy adults during the winter months in the UK: implications for skeletal muscle function. J. Sports Sci., 31, 344–353.

Cobb, K. L., Bachrach, L. K., Greendale, G., Marcus, R., Neer, R. M. et al. (2003). Disordered eating, menstrual irregularity, and bone mineral density in female runners. Med. Sci. Sports Exerc., 35, 711–719.

Cockburn, E., Bell, P. G. & Stevenson, E. (2013). Effect of milk on team sport performance following exercise-induced muscle damage. Med. Sci. Sports Exerc., 45, 1585–1592.

Cockburn, E., Stevenson, E., Hayes, P. R., Robson-Ansley, P. & Howatson, G. (2010). Effect of milk-based carbohydrate-protein supplement timing on the attenuation of exercise-induced muscle damage. Appl. Physiol. Nutr. Metabol., 35, 270–277.

Coggan, A. R. & Coyle, E. F. (1987). Reversal of fatigue during prolonged exercise by carbohydrate infusion or ingestion. J. Appl. Physiol., 63, 2388–2395.

Constantini, N. W., Arieli, R., Chodick, G. & Dubnov-Raz, G. (2010). High prevalence of vitamin D insufficiency in athletes and dancers. Clin. J. Sport Med., 20, 368–371.

Córdova, A. & Navas, F. J. (1998). Effect of training on zinc metabolism: changes in serum and sweat zinc concentrations in sportsmen. Ann. Nutr. Metab., 42, 274–282.

Corrigan, B. & Kazlauskas, R. (2003). Medication use in athletes selected for doping control at the Sydney Olympics (2000). Clin. J. Sport Med., 13, 33–40.

Costantini, N. W., Eliakim, A., Zigel, L., Yaaron, M. & Falk, B. (2000). Iron status of highly active adolescents: evidence of depleted iron stores in gymnasts. Int. J. Sport Nutr. Exerc. Metab., 10, 62–70.

Costill, D. L., Coyle, E., Dalsky, G., Evans, W., Fink, W. & Hoopes, D. (1977). Effects of elevated plasma FFA and insulin on muscle glycogen usage during exercise. J. Appl. Physiol., 43, 695–699.

Costill, D. L. & Saltin, B. (1974). Factors limiting gastric emptying. J. Appl. Physiol., 37, 679–683.

Cox, C. M., Brown, R. C. & Mann, J. I. (1996). The effects of high-carbohydrate versus high-fat dietary advice on plamsa lipids, lipoproteins, apolipoproteins, and performance in endurance trained cyclists. Nutr. Metab. Cardiovasc. Dis., 6, 227–233.

Coyle, E. F. (1991). Carbohydrate feedings: effects on metabolism, performance and recovery. In Brouns, F. (ed.), Advances in Nutrition and Top Sport. Basel: S. Karger.

Coyle, E. F. (2004). Fluid and fuel intake during exercise. J. Sports Sci., 22, 39–55.

Coyle, E. F., Coggan, A. R., Hemmert, M. K. & Ivy, J. L. (1986). Muscle glycogen utilization during prolonged strenuous exercise when fed carbohydrate. J. Appl. Physiol., 61, 165–172.

Coyle, E. F., Hagberg, J. M., Hurley, B. F., Martin, W. H., Ehsani, A. A. & Holoszy, J. O. (1983). Carbohydrate feeding during prolonged strenuous exercise can delay fatigue. J. Appl. Physiol., 55, 230–235.

Cribb, P. J. & Hayes, A. (2006). Effects of supplement timing and resistance exercise on skeletal muscle hypertrophy. Med. Sci. Sports Exerc., 38, 1918–1925.

Currell, K. & Jeukendrup, A. E. (2008). Superior endurance performance with ingestion of multiple transportable carbohydrates. Med. Sci. Sports Exerc., 40, 275–281.

Dale, K. S. & Landers, D. M. (1999). Weight control in wrestling: eating disorders or disordered eating? Med. Sci. Sports Exerc., 31, 1382–1389.

De Hon, O. & Coumans, B. (2007). The continuing story of nutritional supplements and doping infractions. Br. J. Sports Med., 41, 800–805.

Delbeke, F. T., van Eenoo, P., van Thuyne, W. & Desmet, N. (2002). Prohormones and sport. J. Steroid Biochem. Mol. Biol., 83, 245–251.

Derave, W., Everaert, I., Beeckman, S. & Baguet, A. (2010). Muscle carnosine metabolism and beta-alanine supplementation in relation to exercise and training. Sports Med., 40 (3), 247–263.

Devlin, J. T. & Horton, E. S. (1989). Metabolic fuel utilization during postexercise recovery. Am. J. Clin. Nutr., 49, 944–948.

DGE (1993). Consensus Statement. Flüssigkeitsersatz während sportlicher Belastung. Ernährungs Umschau, 40, B48.

DGE (2001). Taurin in der Sporternährung (Stellungnahme). DGE-info, 8, 115–118.

DGE (2004). Ernährungsbericht 2004. Frankfurt: Henrich Druck.

DGE (2009). D-A-CH-Referenzwerte für die Nährstoffzufuhr. Aktueller korrigierter Nachdruck –was ist neu? Zugriff am 07.05.2013 unter http://www.dge.de/modules.php?name=News&file=print&sid=920.

DGE (2011). Vollwertig essen und trinken nach den 10 Regeln der DGE. Letzter Zugriff am 26.02.2013 unter http://www.dge.de/modules.php?name=Content&pa=showpage&pid=15.

DGE (2012). Ernährungsbericht 2012. Meckenheim: Warlich Druck.

DGE, ÖGE, SGE & SVE (2000). Referenzwerte für die Nährstoffzufuhr. Frankfurt: Umschau Braus.

DGE, ÖGE, SGE & SVE (2012). Referenzwerte für die Nährstoffzufuhr. Vitamin D (Calciferole). Letzter Zugriff am 27.02.2013 unter http://www.dge.de/modules.php?name=Content&pa=showpage&pid=4&page=12.

DGE, ÖGE, SGE & SVE (2013). Referenzwerte für die Nährstoffzufuhr. Folat. Letzter Zugriff am 17.07.2013 unter http://www.dge.de/modules.php?name=Content&pa=showpage&pid=3&page=13.

Dilling, H., Hombour, W. & Schmidt, M. H. (2011). Internationale Klassifikation psychischer Störungen ICD-10 Kapitel V (F) Klinisch-diagnostische Leitlinien. Bern: Huber.

Ditschuneit, H., Ditschuneit, H. H. & Wechsler, J. G. (1979). Adipositasbehandlung – Nulldiät oder kalorienreduzierte Diät? Internist, 20, 151–158.

Doherty, M. & Smith, P. M. (2005). Effects of caffeine ingestion on rating of perceived exertion during and after exercise: a meta-analysis. Scand. J. Med. Sci. Sports, 15, 69–78.

DOSB (Hrsg.) (2006). Leistungskatalog und Qualitätskriterien für das Verpflegungsangebot in Einrichtungen des deutschen Spitzensports. Letzter Zugriff am 09.03.2013 unter https://docs.google.com/viewer?a=v&q=cache:3s3Xm9_aRYoJ:www.dosb.de/fileadmin/fm-dosb/arbeitsfelder/leistungssport/Ernaehrungsberatung/Leistungskatalog-Verpflegung.pdf+Eliteschulen+Ern%C3%A4hrung+Ampelsystem&hl=de&gl=de&pid=bl&srcid=ADGEESjet-vwxvwRLr3qPntyAoZgbhN-DC9hl2K-ziBuIjhtc-5JH9o8ahVsCmgbyAW42Isjc3UNUtBNay1mN-6vYXrA3wxtpp5Gv5KXZ3qn9MkrCKn6SUHkmmtZ5C7f8Wy8V2kTyo4L&sig=AHIEtbQzY-hayfB74Me-4Pty52rIGoticNA.

Dufaux, B., Hoederath, A., Streitberger, I., Hollmann, W. & Assmann, G. (1981). Serum ferritin, transferrin, haptoglobin, and iron in middle- and long-distance runners, elite rowers, and professional racing cyclists. Int. J. Sportsmed., 2, 43–46.

Eck, P. (1993). Untersuchung zur Ausscheidung der Mineralstoffe Kalzium und Magnesium im Schweiß bei einer Ausdauerbelastung. Diplomarbeit. Justus-Liebig-Universität Gießen.

Eichner, E. R. (1993). Ergolytic drugs in medicine and sports. Am. J. Med., 2, 205–211.

Eidgenössisches Bundesamt für Gesundheit (Hrsg.) (2012). 6. Schweizerischer Ernährungsbericht. Letzter Zugriff am 11.03.2013 unter http://www.bag.admin.ch/themen/ernaehrung_bewegung/13259/13359/13433/index.html?lang=de.

Estruch, R., Ros, E., Salas-Salvadó, J., Covas, M.-I., Corella, D. et al. for the PREDIMED Study Investigators (2013). Primary prevention of cardiovascular disease with a mediterranean diet. N. Engl. J. Med., 368, 1279-1290.

European Community (2001). Dopingbekämpfung in kommerziell geführten Fitnessstudios (S. 49–60). Letzter Zugriff am 04.03.2013 unter http://www.ec.europa.eu/sport/library/doc/c2/doc362_en.pdf.

Evans, W. J., Fisher, E. C., Hoerr, R. A. & Young, V. R. (1993). Protein metabolism and endurance exercise. Phys. Sportsmed., 11, 63–72.

Evers, C. L. (1987). Dietary intake and symptoms of anorexia nervosa in female university dancers. J. Am. Diet. Assoc., 87, 66–68.

Fairchild, T. J., Fletcher, S., Steele, P., Goodman, C., Dawson, B. & Fournier, P. A. (2002). Rapid carbohydrate loading after a short bout of near maximal-intensity exercise. Med. Sci. Sports Exerc., 34, 980–986.

Faude, O., Fuhrmann, M., Herrmann, M., Kindermann, W. & Urhausen, A. (2005). Ernährungsanalysen und Vitaminstatus bei deutschen Spitzenathleten. Leistungssport, 35 (4), 4–9.

Fogelholm, G. M., Tikkanen, H. O., Näveri, H. K., Näveri, L. S. & Härkönen, M. H. K. (1999). Carbohydrate loading in practice: high muscle glycogen concentration is not certain. Br. J. Sport Med., 25, 41–44.

Foster-Powell, K., Holt, S. H. A. & Brand-Miller, J. C. (2002). International table of glycemic index and glycemic load values: 2002. Am. J. Clin. Nutr., 76, 5–56.

Frederick, L. & Hawkins, S. T. (1992). A comparison of nutrition knowledge and attitudes, dietary practices, and bone densities of postmenopausal women, female college athletes and nonathletic college women. J. Am. Diet. Assoc., 92, 299–305.

Frexes-Steed, M., Lacy, D. B., Collins, J. & Abumrad, N. N. (1992). Role of leucine and other amino acids in regulating protein metabolism in vivo. Am. J. Physiol., 262, E925–E935.

Fröhner, G. & Wagner, K. (2002). Körperbau und Sport unter Beachtung des Körpergewichts. Leistungssport, 32 (1), 33–40.

Frusztajer, N. T., Dhuper, S., Warren, M. P., Brooks-Gunn, J. & Fox, R. P. (1990). Nutrition and the incidence of stress fractures in ballet dancers. Am. J. Clin. Nutr., 51, 779–783.

Garcia-Roves, P. M., Terrados, N., Fernandez, S. F. & Patterson, A. M. (1998). Macronutrients intake of top level cyclists during continuous competition – change in the feeding pattern. Int. J. Sports Med., 19, 61–67.

Literatur

Gedrich, K., Karg, G. & Oltersdorf, U. (Hrsg.) (2005). Functional Food – Forschung, Entwicklung und Verbraucherakzeptanz. Karlsruhe: Bundesforschungsanstalt für Ernährung und Lebensmittel.

Geyer, H., Bredehoft, M., Marek, U., Parr, M. K. & Schänzer, W. (2002). Hohe Dosen des Anabolikums Metandienon in Nahrungsergänzungsmitteln. Deutsche Apotheken Zeitung, 142, 29.

Geyer, H., Mareck, U., Köhler, K., Parr, M. K. & Schänzer, W. (2006). Cross-contaminations of vitamin- and mineral-tablets with metandienone and stanozolol. In W. Schänzer, H. Geyer, A. Gotzmann & U. Mareck (eds.), Recent Advances in Doping Analysis (14) (pp. 11 ff.). Köln: Sportverlag Strauß.

Geyer, H., Mareck-Engelke, U., Reinhart, U., Thevis, M. & Schänzer, W. (2000). Positive Dopingfälle mit Norandrosteron durch verunreinigte Nahrungsergänzungsmittel. Dt. Ztschr. Sportmed., 51, 378–382.

Geyer, H., Parr, M. K., Köhler, K., Mareck, U., Schänzer, W. & Thevis, M. (2008). Nutritional supplements cross-contaminated and faked with doping substances. J. Mass Spectrom., 43, 892–902.

Geyer, H., Parr, M. K., Mareck, U., Reinhart, U., Schrader, Y. & Schänzer, W. (2004). Analysis of non-hormonal nutritional supplements for anabolic-androgenic steroids – results of an international study. Int. J. Sports Med., 25, 124–129.

Gilson, S. F., Saunders, M. J., Moran, C. W., Moore, R. W., Womack, C. J. & Todd, M. K. (2010). Effects of chocolate milk consumption on markers of muscle recovery following soccer training: A randomized cross-over study. J. Int. Soc. Sports Nutr., 7, 19.

Gleeson, M., Bishop, N. C., Oliviera, M. & Tauler, P. (2011). Daily probiotic's (Lactobacillus casei Shirota) reduction of infection incidence in athletes. Int. J. Sport Nutr. Exerc. Metab., 21, 55–64.

Gleeson, M., Lancaster, G. I. & Bishop, N. C. (2001). Nutritional strategies to minimize exercise-induced immuno-suppression in athletes. Can. J. Appl. Physiol., 26 (Suppl.), S23–S35.

Gomez-Cabrera, M. C., Domenech, E., Romagnoli, M. & Arduini, A. (2008). Oral administration of vitamin C decreases muscle mitochondrial biogenesis and hampers training-induced adaptations in endurance performance. Am. J. Clin. Nutr., 87, 142–149.

Gonçalves, M. C., Bezerra, F. F., Eleutherio, E. C. C., Bouskela, E. & Koury, J. (2011). Organic grape juice intake improves functional capillary density and postocclusive reactive hyperemia in triathletes. Clinics, 66, 1537–1541.

Gontzea, I., Sutzescu, P. & Dumitrache, S. (1974). The influence of muscular activity on the nitrogen balance and on the need of man for proteins. Nutr. Rep. Int., 10, 35–43.

Grandjean, A. C. (1997). Diets of elite athletes: has the discipline of sports nutrition made an impact? J. Nutr., 127, 874S–877S.

Greer, B. K., Woodard, J. L., White, P. J., Arguello, E. M. & Haymes, E. M. (2007). Branched-chain amino acid supplementation and indicators of muscle damage after endurance exercise. Int. J. Sports Nutr. Exerc. Metabol., 17, 595–607.

Hamilton, B., Grantham, J., Racinais, S. & Chalabi, H. (2010). Vitamin D deficiency is endemic in Middle Eastern sportsmen. Publ. Health Nutr., 13, 1528–1534.

Hargreaves, M., Hawley, J. A. & Jeukendrup, A. E. (2004). Preexercise carbohydrate and fat ingestion: Effects on metabolism and performance. J. Sports Sci., 22, 31–38.

Hartman, J. W., Tang, J. E., Wilkinson, S. B., Tarnopolsky, M. A., Lawrence, R. A. et al. (2007). Consumption of fat-free fluid milk after resistance exercise promotes greater lean mass accretion than does consumption of soy or carbohydrate in young, novice, male weightlifters. Am. J. Clin. Nutr., 86, 373–381.

Hausenblas, H. A. & Carron, A. V. (1999). Eating disorder indices and athletes: An integration. J. Sport Exerc. Psychol., 21, 230–258.

Hawley, J. A. (2011). Fat adaptation science: Low-carbohydrate, high-fat diets to alter fuel ulitization and promote training adaptation. In Maughan, R. J. & Burke, L. M. (eds.), Sports Nutrition: More Than Just Carlories – Triggers for Adaptation. Nestlé Nutr. Inst. Workshop Ser. 69 (pp. 59–77). Basel: S. Karger.

Heinonen, O. J. (1996). Carnitine and physical exercise. Sports Med., 22, 109–132.

Herrmann, H.J. (1995). Biokinetische Untersuchung zum Proteinbedarf bei Kraftsportlern. Niederkleen: Wissenschaftlicher Fachverlag Dr. Fleck.

Herwig, A. (1995). Körperliche Aktivität und Lebensgewohnheiten, Nährstoffzufuhr, klinisch-chemische Parameter. In Kübler W., Anders H.J. & Heeschen W. (Hrsg.), VERA-Schriftenreihe, Band XIII (S. 60, 64). Niederkleen: Wissenschaftlicher Fachverlag Dr. Fleck.

Hew-Buttler, T., Ayus, J. C., Kipps, C., Maughan, R. J., Mettler, S. et al. (2008). Statement of the second international exercise associated hyponatremia consensus development conference, New Zealand, 2007. Clin. J. Sport Med., 18, 111–121.

Hoffman, J. R., Ratamess, N. A., Kang, J., Falvo, M. J. & Faigenbaum, A. D. (2007). Effects of protein supplementation on muscular performance and resting hormonal changes in college football players. J. Sport Sci. Med., 6, 85–92.

Holick, M. F. (2006). High prevalence of vitamin D inadequacy and implications for health. Mayo Clin. Proc., 81, 353–373.

Horowitz, J. F. & Klein, S. (2000). Lipid metabolism during endurance exercise. Am. J. Clin. Nutr., 72 (Suppl.), 558S–563S.

Horvath, P. J., Eagen, C. K., Fisher, N. M., Leddy, J. J. & Pendergast, D. R. (2000). The effects of varying dietary fat on performance and metabolism in trained male and female runners. J. Am. Coll. Nutr. 19 (2000), 52–60.

Howarth, K. R., Moreau, N. A., Philipps, S. M. & Gibala, M. J. (2009). Coingestion of protein with carbohydrate during recovery from endurance exercise stimulates skeletal muscle protein synthesis in humans. J. Appl. Physiol., 106, 1394–1402.

Huang, S. H., Johnson, K. & Pipe, A. L. (2006). The use of dietary supplements and medications by Canadian athletes at the Atlanta and Sydney Olympic Games. Clin. J. Sports Med., 16, 27–33.

Hultman, E. (1967). Studies on muscle metabolism of glycogen and active phosphate in man with special reference to exercise and diet. Scand. J. Clin. Lab. Invest., 94 (Suppl.), 11–63.

Hultman E. (1989). Nutritional effects on work performance. Am. J. Clin. Nutr., 49, 949–957.

IOC (2004). IOC consensus statement on sports nutrition 2003. J. Sports Sci., 22 (1), x.

IOC (2011). IOC consensus statement on sports nutrition 2010. J. Sports Sci., 29 (Suppl. 1), S3–S4.

Ivy, J. L., Miller, W., Dover, V., Goodyear, L. G., Sherman, W. M. et al. (1983). Endurance improved by ingestion of a glucose polymer supplement. Med. Sci. Sports Exerc., 15, 466–471.

Ivy, J. L., Goforth, H. W., Damon, B. M., Mc Cauley, T. R., Parsons, E. C. & Price, T. B. (2002). Early postexercise muscle glycogen recovery is enhanced with a carbohydrate-protein supplement. J. Appl. Physiol., 93, 1337–1344.

Jacobasch, G. & Bauer-Marinovic, M. (2004). Eisen, ein Januskopf-Element. Teil 2: Doping im Sport. Ernährungs Umschau, 51, 231–234.

Jakob, E, Schütz T. & Keul, J. (1996). Die Essgestörte Athletin – Skilanglauf. In Clasing D., Damm F., Marx K. & Platen P. (Hrsg), Die Essgestörte Athletin (S. 33–36). Köln: Sportverlag Strauß.

Jeukendrup, A. E. (2004). Carbohydrate intake during exercise and performance. Nutrition, 20, 669–677.

Jeukendrup, A. E. (2008). Carbohydrate feeding during exercise. Eur. J. Sport Sci., 8, 77–86.

Jeukendrup, A. E. (2011). Nutrition for endurance sports: Marathon, triathlon, and road cycling. J. Sports Sci., 29, S91–S99.

Jeukendrup, A. E. & McLaughlin, J. (2011). Carbohydrate ingestion during exercise: Effects on performance, training adaptations and trainability of the gut. In: Maughan, R. J. & Burke, L. M. (eds.), Sports Nutrition: More Than Just Calories – Triggers for Adaptation. Nestlé Nutr. Inst. Workshop Ser. 69 (pp. 1–17). Basel: S. Karger.

Jeukendrup, A. E., Moseley, L., Mainwaring, G. I., Samuels, S., Perry, S. & Mann, C. H. (2006). Exogenous carbohydrate oxidation during ultraendurance exercise. J. Appl. Physiol., 100, 1134–1141.

Jeukendrup, A. E., Saris, W. H. M., Brouns, F., Halliday, D. & Wagenmakers, A. J. M. (1996). Effects of carbohydrate (CHO) and fat supplementation on CHO metabolism during prolonged exercise. Metabolism, 45, 915–921.

Jeukendrup, A. E., Saris, W. H. M. & Wagenmakers, A. J. M. (1998). Fat metabolism during exercise: a review. Part I: Fatty acid mobilization and muscle metabolism. Int. J. Sports Med., 19, 231–244.

Johnson, C., Powers, P. S. & Dick, R. (1999). Athletes and eating disorders: the national collegiate athletic association study. Int. J. Eat. Disord., 26, 179–188.

Johnson, M. D. (1994). Disordered eating in active and athletic women. Clin. Sports Med., 13, 355–369.

Johnston, B. C., Ma, S. S. Y., Goldenberg, J. Z., Thorlund, K., Vandvik, P. et al. (2012). Probiotics for the prevention of clostridium difficile-associated diarrhea. Ann. Intern. Med., 157, 878–888.

Karg, G. (2000). Ernährungssituation in Deutschland. In DGE (Hrsg.), Ernährungsbericht 2000 (S. 17–79). Frankfurt: Henrich Druck.

Karp, J. R., Johnston, J. D., Tecklenburg, S., Mickleborough, T. D., Fly, A. D. & Stager, J. M. (2006), Chocolate milk as a post-exercise recovery aid. Int. J. Sports Nutr. Exerc. Metabol., 16, 78–91.

Katch, F. I., Katch, V. L. & McArdle, W. D. (2012). Sports and Exercise Nutrition. Philadelphia (PA): Lipinncott Raven.

Kekkonen, R. A., Vasankari, T. J., Vuorimaa, T., Haahtela, T., Julkunen, I. & Korpela, R. (2007). The effect of probiotics on respiratory infections and gastrointestinal symptoms during training in marathon runners. Int. J. Sport Nutr. Exerc. Metab., 17, 352–383.

Klock, S. C. & Desouza, M. J. (1995). Eating disorder characteristics and psychiatric symptomatology of eumenorrheic and amenorrheic runners. Int. J. Eating Disord., 17, 161–166.

Knechtle, B. & Bircher, S. (2005). Bestimmung der Intensität mit der höchsten Fettverbrennung – Theoretische Grundlagen und praktische Konsequenzen. Klinische Sportmedizin, 6, 39–45.

Literatur

Knechtle, B., Knechtle, P. & Welzel, U. (2006). Ernährungsverhalten von Ultraläufern bei einem Mehretappenlauf – Isarrun 2006. Klinische Sportmedizin, 7, 12–18.

Knechtle, B. & Müller, G. (2002). Ernährung in einem Extremausdauerwettkampf. Dtsch. Ztschr. Sportmed., 53, 54–57.

Köhler, M. (2013). Verbesserung des n-3-Status durch die Supplementation von Alpha-Linolensäure und Auswirkungen auf kardiovaskuläre Risikomarker bei Probanden mit Prä-Metabolischem Syndrom. Dissertation. Universität Jena.

König, D., Grathwohl, D., Deibert, P., Weinstock, C., Northoff, H. & Berg, A. (2000). Sport und Infekte der oberen Atemwege – Epidemiologie, Immunologie und Einflussfaktoren. Dtsch. Ztschr. Sportmed., 51, 244–250.

Kofranyi, E. & Wirths, W. (1994). Einführung in die Ernährungslehre (S. 76 f.). Frankfurt: Umschau Buchverlag.

Konrad, M. (2010). Nahrungsaufnahme im Radsport in Ultradistanz – Eine Fallstudie. Ernährungs Umschau, 57, 16–20.

Koopmann, R., Beelen, M., Stellingwerff, T., Pennings, B., Saris, W. H. M. et al. (2007). Co-ingestion of carbohydrate with protein does not further augment post-exercise muscle protein synthesis. Am. J. Physiol. Endocrinol. Metab., 293, E833–E842.

Koopmann, R., Crombach, N., Gijsen, A. P., Walrand, S., Fauquant, J. et al. (2009). Ingestion of a protein hydrolysate is accompanied by an accelerated in vivo digestion and absorption rate when compared with its intact protein. Am. J. Clin. Nutr., 90, 106–115.

Koopman, R., Saris, W. H., Wagenmakers, A. J. & van Loon, L. J. (2007). Nutritional interventions to promote post-exercise muscle protein synthesis. Sports Med., 37, 895–906.

Kovacs, E. M., Schmahl, R. M., Denden, J. M. & Brouns, F. (2002). Effect of high and low rates of fluid intake on post-exercise rehydration. Int. J. Sport Nutr. Exerc. Metabol., 12, 14–23.

Kraft, J. & Jahreis, G. (2001). Konjugierte Linolsäuren: Genese und metabolische Wirkungen. Ernährungs Umschau, 48, 348–355.

Kreider, R. B., Wilborn, C. D., Taylor, M., Campbell, B., Almada, A. L. et al. (2010). ISSN exercise & sport nutrition review: research & recommendations. J. Int. Soc. Sports Nutr., 7, 1–43. Letzter Zugriff am 09.11.2012 unter http://www.ncbi.nlm.nih.gov/pmc/articles/PMC2853497/.

Krentz, E. M. (2012). Essstörungen bei Jugendlichen im Hochleistungssport. Eine Analyse sportbezogener Einflussfaktoren. Dissertation. Universität Potsdam.

Krezowski, P. A., Nuttall, F. Q., Gannon, M. C., Billington, M. C., Billington, C. J. & Parker, S. (1987). Insulin and glucose responses to various starch-containing foods in type II diabetic subjects. Diabetes Care, 10, 205–212.

Lappe, J., Cullen, D., Haynatzki, G., Recker, R., Ahlf, R. & Thompson, K. (2008). Calcium and vitamin D supplementation decreases incidence of stress fractures in female navy recruits. J. Bone Min. Res., 23, 741–749.

Larson-Meyer, D. E., Newcomer, B. R. & Hunter, G. R. (2002). Influence of endurance running and recovery diet on intramyocellular lipid content in women: a ^{1}H NMR study. Am. J. Physiol. Endocrinol. Metab., 282, E95–E106.

Latzka, W. A., Sawka, M. N., Montain, S. J., Skrinar, G. S., Fielding, R. A. et al. (1998). Hyperhydration: tolerance and cardiovascular effects during uncompensable exercise-heat stress. J. Appl. Phyisol., 84, 1858–1864.

Latzka, W. A., Sawka, M. N., Montain, S. J., Skrinar, G. S., Fielding, R. A. & Pandolf, K. B. (1997). Hyperhydration: tolerance and cardiovascular effects during compensable exercise-heat stress. J. Appl. Physiol., 83, 860–866.

Lee, J. K. W., Maughan, R. J., Shirreffs, S. M. & Watson, P. (2008). Effects of milk ingestion on prolonged exercise capacity in young, healthy men. Nutrition, 24, 340–347.

Lee, J. K. W., Shirreffs, S. M. & Maughan, R. J. (2008). Cold drink ingestion improves exercise endurance capacity in the heat. Med. Sci. Sports Exerc., 40, 1637–1644.

Lehtonen-Veromaa, M., Möttönen, T., Irjala, K., Kärkkäinen, M., Lamberg-Allardt, C. et al. (1999). Vitamin D intake is low and hypovitaminosis D common in healthy 9- to 15-year-old Finnish girls. Eur. J. Clin. Nutr., 53, 746–751.

Lemon, P. W. R. (1991). Protein and amino acid needs of the strength athlete. Int. J. Sports Nutr., 1, 127–145.

Lemon, P. W. R. (1997). Dietary protein requirements in athletes. J. Nutr. Biochem., 8, 52–60.

Lemon, P. W. R. & Mullin, J. P. (1980). Effect of initial muscle glycogen levels on protein catabolism during exercise. J. Appl. Physiol., 48, 624–629.

Lemon, P. W. R., Tarnopolsky, M. A., MacDougall, J. D. & Atkinson, S. A. (1992). Protein requirements and muscle mass/strength changes during intensive training in novice bodybuilders. J. Appl. Physiol., 73, 767–775.

Levenhagen, D. K., Gresham, J. D., Carlson, M. G., Maron, D. J., Borel, M. J. & Flakoll, P. J. (2001).

Postexercise nutrient intake timing in humans is critical to recovery of leg glucose and protein homeostasis. Am. J. Physiol.: Endocrinology and Metabolism, 280, E982–E993.

Lindeman, A. K., (1991). Nutrient intake of an ultraendurance cyclist. Int. J. Sport Nutr., 1, 79–85.

Lobinger, B. & Knobloch, J. (2010). Wie viel Verantwortung tragen Trainerinnen und Trainer für die Ernährung ihrer Sportler? Leistungssport, 40 (4), 25–29.

Loucks, A. B. (2004). Energy balance and body composition in sports and exercise. J. Sports Sci., 22, 1–14.

Lovell, G. (2008). Vitamin D status of females in an elite gymnastics program. Clin. J. Sports Med., 18, 159–161.

Lowery, L. M. (2004). Dietary fat and sports nutrition: a primer. J. Sport Sci. Med., 3, 106–117.

Machefer, G., Groussard, C., Zouhal, H., Vincent, S., Youssef, H. et al. (2007). Nutritional and plasmatic antioxidant vitamins status of ultra endurance athletes. J. Am. Coll. Nutr., 26, 311–316.

Mangweth, B., Pope, H. G., Kemmler, G., Ebenbichler, C., Hausmann, A. et al. (2001). Body image and psychopathology in male bodybuilders. Psychother. Psychosom., 70, 38–43.

Manninen, A. H. (2004). Protein hydrolysates in sports and exercise: a brief review. J. Sports Sci. Med., 3, 60–63.

Manz, F. (2000). Jodversorgung und Jodmangelprophylaxe in Deutschland – „Jod-Monitoring 1996". In DGE (Hrsg.): Ernährungsbericht 2000 (S. 58–65). Frankfurt: Henrich Druck.

Martins, C., Morgan, L. M., Bloom, S. R. & Robertson, M. D. (2007). Effects of exercise on gut peptides, energy intake and appetite. J. Endocrinol., 193, 251–258.

Matson, L. G. & Tran, Z. V. (1993). Effect of sodium bicarbonate ingestion on anerobic performance: a meta-analytic review. Int. J. Sport Nutr., 3, 2–28.

Maughan, R. J. (2005). Contamination of dietary supplements and positive drug tests in sport. J. Sports Sci., 23, 883–889.

Maughan, R. J. & Burke, L. M. (2011). Practical nutritional recommendations for the athlete. In Maughan, R. J. & Burke, L. M. (eds.), Sports Nutrition: More Than Just Carlories – Triggers for Adaptation. Nestlé Nutr. Inst. Workshop Ser. 69 (pp. 131–149). Basel: S. Karger.

Maughan, R. J., Burke, L. M. & Coyle, E. F. (2004). Food, Nutrition and Sports Performance II. The International Olympic Committee Consensus on Sports Nutrition. London: Routledge Chapman & Hall.

Maughan, R. J., Depiesse, F. & Geyer, H. (2007). The use of dietary supplements by athletes. J. Sports Sci., 25, S103–S113.

Mawson, J. W., Braun, B., Rock, P. B., Moore, L. G., Mazzeo, R. & Butterfield, G. E. (2000). Women at altitude: energy requirement at 4,300 m. J. Appl. Physiol., 88 (1), 272–281.

Max Rubner-Institut (Hrsg.) (2008). Nationale Verzehrsstudie II. Ergebnisbericht, Teil 2. Letzter Zugriff am 12.03.2013 unter http://www.was-esse-ich.de/index.php?id=74.

McArdle, W. D., Katch, F. I. & Katch, V. L. (2009). Exercise Physiology: Nutrition, Energy, and Human Performance. Philadelphia (PA): Lipinncott Williams & Wilkins.

McInerney, P., Lessard, S. J., Burke, L. M., Coffey, V. G., Lo Giudice, S. L. et al. (2005). Failure to repeatedly supercompensate muscle glycogen stores in highly trained men. Med. Sci. Sports Exerc., 37, 404–411.

McKenzie, S., Philipps, S. M., Carter, S. L., Lowther, S., Gibala, M. J. & Tarnopolsky, M. A. (2000). Endurance exercise training attenuates leucine oxidation and BCOAD activation during exercise in humans. Am. J. Physiol. Endocrinol. Metab., 278, E580–E587.

McNaughton, L. R., Siegler, J. & Midgley, A. (2008). Ergogenic effects of sodium bicarbonate. Curr. Sports Med. Rep., 7, 230–236.

Mensink, G. B. M. & Ströbel, A. (1999). Einnahme von Nahrungsergänzungspräparaten und Ernährungsverhalten. Gesundheitswesen, 61 (Sonderheft 2), 132–137.

Meredith, C. N., Zackin, M., Frontera, W. R. & Evans, W. J. (1989). Dietary protein requirements and body protein metabolism in endurance-trained men. J. Appl. Physiol., 66, 2850–2856.

Micheletti, A., Rossi, R. & Rufini, S. (2001). Zinc status in athletes. Relation to diet and exercise. Sports Med., 31, 577–582.

Miller, E. R., Pastor-Barriuso, R., Dalal, D., Riemersma, R. A., Appel, L. J. & Guallar, E. (2005). Meta-analysis: high-dosage vitamin E supplementation may increase all-cause mortality. Ann. Intern. Med., 142, 37–46.

Moch, K.J. & Kübler, W. (1993). Bioverfügbarkeit von Aminosäuren aus einigen industriell gefertigten proteinhaltigen Produkten. Ztschr. Ernährungswiss., 32, 2–20.

Molinero, O. & Márquez, S. (2009). Use of nutritional supplements in sports: risks, knowledge, and behavioural-related factors. Nutr. Hosp., 24 (2), 128–134.

Montain, S. J., Cheuvront, S. N. & Sawka, M. N. (2006). Exercise-associated hyponatremia: quantitative analysis to understand the aetiology. Br. J. Sports Med., 40, 98–106.

Moore, D. R., Del Bel, N. C., Nizi, K. I., Hartmann, J. W., Tang, J. E. et al. (2007). Resistance training reduces fasted- and fed-state leucine turnover and increases dietary nitrogen retention in previously untrained young men. J. Nutr., 137, 985–991.

Moore, D. R., Robinson, M. J., Fry, J. L., Tang, J. E., Glover, E. I. et al. (2009a). Ingested protein dose response of muscle and albumin protein synthesis after resistance exercise in young men. Am. J. Clin. Nutr., 89, 161–168.

Moore, D. R., Tang, J. E., Burd, N. A., Rerecich, T., Tarnopolsky, M. A. & Phillips, S. M. (2009b). Differential stimulation of myofibrillar and sarcoplasmic protein synthesis with protein ingestion at rest and after resistance exercise. J. Physiol., 597, 897–904.

Murray, B. & Eichner, E. R. (2004). Hyponatremia of exercise. Curr. Sports Med. Rep., 3, 117 f.

National Research Council (1989). Recommended Dietary Allowances (p. 55). Washington D.C.: National Academy Press.

Neufer, P. D., Costill, D. L., Flynn, M. G., Kirwan, J. P., Mitchell, J. B. & Houmard, J. (1987). Improvements in exercise performance: effects of carbohydrate feedings and diet. J. Appl. Physiol., 62, 983–988.

Nicholas, C. W., Williams, C., Lakomy, H. K. A., Phillips, G. & Nowitz, A. (1995). Influence of ingesting a carbohydrate-electrolyte solution on endurance capacity during intermittent high-intensity shuttle running. J. Sports Sci., 13, 283–290.

Nieman, D. C., Henson, D. A., McAnulty, S. R., McAnulty L. S., Morrow, J. D. et al. (2004). Vitamin E and immunity after the Kona triathlon world championship. Med. Sci. Sports Exerc., 26, 128–139.

Nieß, A. M., Striegel, H., Hipp, A., Hansel, J. & Simon, P. (2008). Zusätzliche Antioxidanziengabe im Sport – sinnvoll oder unsinnig? Dtsch. Ztschr. Sportmed., 59, 55–61.

Niess, A. M., Fehrenbach, E., Northoff, H. & Dickhuth, H.-H. (2002). Freie Radikale und oxidativer Stress bei körperlicher Belastung und Trainingsanpassung – Eine aktuelle Übersicht. Dtsch. Ztschr. Sportmed., 53, 345–353.

Nissen, S., Sharp, R. & Ray, M. (1996). Effect of leucine metabolite β-hydroxy-β-methylbutyrate on muscle metabolism during resistance-exercise training. J. Appl. Physiol., 81, 2095–2104.

Noakes, T. D. (2003). Overconsumption of fluids by athletes. Advise to overdrink may cause fatal hyponatraemic encephalopathy. BMJ, 327, 113.

Noakes, T. D. (2010). Is drinking to thirst optimum? Ann. Nutr. Metab., 57 (Suppl. 2), 9–17.

Noakes, T. D., Adams, B. A., Myburgh, K. H., Greeff, C., Lotz, T. & Nathan, M. (1988). The danger of an inadequate water intake during prolonged exercise. Eur. J. Appl. Physiol. Occup. Physiol., 57, 210–219.

Noakes, T. D., Goodwin, N., Rayner, B. L., Branken, T. & Taylor, R. K. (1985). Water intoxication: a possible complication during endurance exercise. Med. Sci. Sports Exerc., 17, 370–375.

O'Connor, P. J., Lewis, R. D. & Kirchner, E. M. (1995). Eating disorder symptoms in female college gymnasts. Med. Sci. Sports Exerc., 27, 550–555.

Olson, M. S., Williford, H. N., Richards, L. A., Brown, J. A. & Pugh, S. (1996). Self-reports on eating disorder inventory by female aerobic instructors. Percept. Mot. Skills, 82, 1051–1058.

Oppliger, R. A., Steen, S. A. & Scott, J. D. (2003). Weight loss practices of college wrestlers. Int. J. Sports Nutr. Exerc. Metab., 13, 29–46.

Osterberg, K. L., Zachwieja, J. J. & Smith, J. W. (2008). Carbohydrate and carbohydrate + protein for cycling time-trial performance. J. Sports Sci., 26, 227–233.

Osterkamp-Baerens, C. (2010). Besonderheiten der Ernährung im Wintersport. Aktuel. Ernährungsmed., 35, 183–188.

Osterkamp-Baerens, C. & Pogan, K. (2003). Ansatzpunkte für die Ernährungsoptimierung im Leistungssport in der Trainingsphase. Leistungssport, 33 (5), 5–11.

Osterkamp-Baerens, C. & Schrey, R. (2003). Ansatzpunkte für die Ernährungsoptimierung im Leistungssport während des Wettkampfs. Leistungssport, 33 (5) 12–15.

Papandreou, D., Hassapidou, M., Hourdakis, M., Papakonstantinou, K., Tsitskaris, G. & Garefis, A. (2006). Dietary intakes status of elite athletes. Aristotle Univ. Med. J., 33, 119–126.

Pedersen, D. J., Lessard, S. J., Coffey, V. G., Churchley, E. G., Wootton, A. M. et al. (2008). High rates of muscle glycogen resynthesis after exhaustive exercise when carbohydrate is coingested with caffeine. J. Appl. Physiol., 105, 7–13.

Pendergast, D. R., Leddy, J. J. & Venkatraman, J. T. (2000). A perspective on fat intake in athletes. J. Am. Coll. Nutr., 19, 345–350.

Petróczi, A., Naughton, D. P., Mazanov, J., Holloway, A. & Bingham, J. (2007). Limited agreement exists between rationale and practice in athletes' supplement use for maintenance of health: a retrospective study. Nutr. J., 6 (34), 1–8.

Phillips, S. M. (2004). Protein requirements and supplementation in strength sports. Nutrition, 20, 689–695.

Phillips, S. M., Atkinson, S. A., Tarnopolsky, M. A. & MacDougall, J. D. (1993). Gender differences in leucine kinetics and nitrogen balance in endurance athletes. J. Appl. Physiol., 75, 2134–2141.

Phillips, S. M., Hartman, J. W. & Wilkinson, S. B. (2005). Dietary protein to support anabolism with resistance exercise in young men. J. Am. Coll. Nutr., 24, 134S–139S.

Phillips, S. M., Moore, D. R. & Tang, J. E. (2007). A critical examination of dietary protein requirements, benefits, and excesses in athletes. Int. J. Sport Nutr. Exerc. Metab., 17, S58–S76.

Phillips, S. M., Tang, J. E. & Moore, D. R. (2009). The role of milk- and soy-based protein in support of muscle protein synthesis and muscle protein accretion in young and elderly persons. J. Am. Coll. Nutr., 28, 343–354.

Phillips, S. M. & van Loon, L. J. C. (2011). Dietary protein for athletes: From requirements to optimum adaptation. J. Sports Sci, 29 (Suppl. 1), S29–S38.

Phillips, S. M. & Zemel, M. B. (2011). Effect of protein, dairy components and energy balance in optimizing body composition. In Maughan, R. J. & Burke, L. M. (eds.), Sports Nutrition: More Than Just Carlories – Triggers for Adaptation. Nestlé Nutr. Inst. Workshop Ser. 69 (pp. 97–113). Basel: S. Karger.

Piehl Aulin, K., Söderlund, K. & Hultman, E. (2000). Muscle glycogen resynthesis rate in humans after supplementation of drinks containing carbohydrates with low and high molecular masses. Eur. J. Appl. Physiol., 81, 346–351.

Pirnay, F., Lacroix, M., Mosora, F., Luyckx, A. & Lefebvre, P. (1977). Effect of glucose ingestion on energy substrate utilization during prolonged muscular exercise. Eur. J. Appl. Physiol., 36, 247–254.

Platen, P. (2000). Störungen des Essverhaltens bei Sportlerinnen. Dtsch. Ztschr. Sportmed., 51, 105 f.

Poortmans, J. R. & Dellalieux, O. (2000). Do regular high protein diets have potential health risks on kidney function in athletes? IJSNEM, 10, 28–38.

Poortmans, J. R. & Francaux, M. (2000). Adverse effects of creatine supplementation: fact or fiction? Sports Med., 30, 155–170.

Powers, S. K. & Jackson, M. J. (2008). Exercise-induced oxidative stress: Cellular mechanisms and impact on muscle force production. Physiol. Rew., 88, 1243–1267.

Powers, S. K., Nelson, W. B. & Hudson, M. B. (2011). Exercise-induced oxidative stress in humans: Cause and consequences. Free Rad. Biol. Med., 51, 942–950.

Putukian, M. (1994). The female triad: eating disorders, amenorrhea, and osteoporosis. Sports Med., 78, 345–356.

Rand, W. M., Pellett, P. & Young, V. R. (2003). Meta-analysis of nitrogen balance studies for estimating protein requirements in healthy adults. Am. J. Clin. Nutr., 77, 109–127.

Rehrer, N. J., Beckers, E. J., Brouns, F., Saris, W. H. M., & Ten Hoor, F. (1993). Effects of electrolytes in carbohydrate beverages on gastric emptying and secretion. Med. Sci. Sports Exerc., 25, 42–51.

Rehrer, N. J., Brouns, F., Beckers, E. J., Ten Hoor, F. & Saris, W. H. M. (1990). Gastric emptying with repeated drinking during running and bicycling. Int. J. Sports Med., 11, 238–243.

Rehrer, N. J., Wagenmakers, A. J. M., Beckers, E. J., Halliday, D., Leiper, J. B. et al. (1992). Gastric emptying, absorption, and carbohydrate oxidation during prolonged exercise. J. Appl. Physiol., 72, 468–475.

Reid, M. B. (2008). Free radicals and muscle fatigue: Of ROS, canaries, and the IOC. Free Rad. Biol. Med., 44, 169–179.

Requena, B., Zabala, M., Padial, P. & Feriche, B. (2005). Sodium bicarbonate and sodium citrate: ergogenic aids? J. Strength Cond. Res., 19, 213–224.

Ristow, M., Zarse, K., Oberbach, A., Klöting, N., Birringer, M. et al. (2009). Antioxidants prevent health-promoting effects of physical exercise in humans. Proc. Nat. Acad. Sci. U.S.A., 106, 8665–8670.

Robinson, T. M., Sewell, D. A., Hultman, E. & Greenhaff, P. L. (1999). Role of submaximal exercise in promoting creatine and glycogen accumulation in human skeletal muscle. J. Appl. Physiol., 87, 598–604.

Rodriguez, N. R., Di Marco, N. M. & Langley, S. (2009). American College of Sports Medicine position stand: Nutrition and athletic performance. Med. Sci. Sports Exerc., 41, 709–731.

Röthig, P. & Prohl, R. (Hrsg.) (2003). Sportwissenschaftliches Lexikon. Schorndorf: Hofmann.

Romano, B. C., Todd, M.K. & Saunders, M. J. (2004). Effect of a 4:1 ratio carbohydrate/protein beverage on endurance performance, muscle damage and recovery. Mcd. Sci. Sports Exrc., 36, S126.

Romjin, J. A., Coyle, F. F., Sidossis, L. S., Gastadelli, A., Horowitz, J. F. et al. (1993). Regulation of endogenous fat and carbohydrate metabolism in relation to exercise intensity and duration. Am. J. Physiol., 265, E380–E391.

Rosenvinge, J. H. & Vig, C. (1993). Eating disorders and associated symptoms among adolescent swimmers. Initial screening and a controlled study. Scand. J. Med. Sci. Sports, 3, 164–169.

Rowlands, D. S., Rössler, K., Thorp, R. M., Graham, D. F., Timmons, B. W. et al. (2008). Effect of dietary protein content during recovery from high-intensity cycling on subsequent performance and markers of stress, inflammation, and muscle damage in

Literatur

well-trained men. Appl. Physiol. Nutr. Metabol., 33, 39–51.

Rowlands, D. S. & Thomson, J. S. (2009). Effects of [beta]-hydroxy-[beta]-hydroxymethylbutyrate supplementation during resistance training on strength, body composition, and muscle damage in trained and untrained young men: a meta-analysis. J. Strength Cond. Res., 23, 836–846.

Roy, B. D. (2008). Milk: a new sports drink? A review. J. Int. Soc. Sports Nutr., 5, 15–20.

Roy, B. D. & Tarnopolsky, M. A. (1998). Influence of differing macronutrient intakes on muscle glycogen resynthesis after resistance exercise. J. Appl. Physiol., 84, 890–896.

Rucinski, A. (1989). Relationship of body image and dietary intake of competitive ice skaters. J. Am. Diet. Assoc., 89, 98–100.

Russel, R., Willis, K. S., Ravussin, E. & Larson-Meyer, E. D. (2009). Effects of endurance running and dietary fat on circulating ghrelin and peptide YY. J. Sports Sci. Med., 8, 574–583.

Ryan, M. (2005). Performance nutrition for team sports (pp. 87–103). Boulder (CO): Velopress.

Saris, W. H. M., Brouns, F., Beckers, E. J. & Rehrer, N. J. (1992a) Flüssigkeits- und Nährstoffverfügbarkeit während körperlicher Belastung. Einfluß der Getränkezusammensetzung und der gastrointestinalen Funktion (Teil 1). Ernährungs Umschau, 39, 355–361.

Saris, W. H. M., Brouns, F., Beckers, E. J. & Rehrer, N. J. (1992b) Flüssigkeits- und Nährstoffverfügbarkeit während körperlicher Belastung. Einfluß der Getränkezusammensetzung und der gastrointestinalen Funktion (Teil 2). Ernährungs Umschau, 39, 410–414.

Saris, W. H. M., van Erp Baart, M. A., Brouns, F., Westerterp, K. R. & Ten Hoor, F. (1989). Study on food intake and energy expenditure during extreme sustained exercise: The Tour de France. Int. J. Sports. Med., 10 (Suppl.), S26–S31.

Schabort, E. J., Wilson, G. & Noakes, T. D. (2000). Dose-related elevations in venous pH with citrate ingestion do not alter 40-km cycling time-trial performance. Eur. J. Appl. Physiol., 83, 320–327.

Schek, A. (1994). Ist eine L-Carnitin-Substitution bei Sportlern sinnvoll? Leistungssport, 24 (2), 29–35.

Schek, A. (1995). Ernährungsbezogene Leistungsförderer. Leistungssport, 25 (2), 6–11.

Schek, A. (1997a). Modell zur Quantifizierung der Energiebereitstellung aus Fett und Kohlenhydraten in Abhängigkeit von der Belastungsintensität bei Ausdauersportlern mit unterschiedlichen Belastungsniveaus. Niederkleen: Wissenschaftlicher Fachverlag Dr. Fleck.

Schek, A. (1997b). Kohlenhydrate in der Ernährung des Ausdauersportlers. Leistungssport, 27 (6), 15–19.

Schek, A. (1998): Vergleich zweier Modelle zur Berechnung der Energiebereitstellung aus Fett und Kohlenhydraten. Spectrum Sportwiss., 10, 99–119.

Schek, A. (1999). Butter zur Arteriosklerose- und Krebsprophylaxe? Die Rolle der CLA. Ernährungs Umschau, 46 (Sonderheft), S106–S110.

Schek, A. (2000a), Sportlergetränke. Ernährungs Umschau, 47, 228–234.

Schek, A. (2000b). Kreatin-Supplementierung aus der Kontra-Perspektive. Sportwiss., 30, 278–288.

Schek, A. (2001a). Nahrungsergänzungsmittel im Leistungssport. Notwendigkeit oder Marketing-Strategie? Leistungssport, 31 (5), 10–16.

Schek, A. (2001b). Anorexie, Bulimie und Adipositas. Ernährungspsychologische und -medizinische Aspekte der Entstehung und Behandlung von gestörtem Essverhalten und Übergewicht, Teil 1. Ernährungs Umschau, 48, B9–B12.

Schek, A. (2002a). Ess(verhaltens)störungen im Leistungssport. Leistungssport, 32 (1), 22–29.

Schek, A. (2002b). Sekundäre Pflanzenstoffe. Leistungssport, 32 (5), 44–52.

Schek, A. (2003a). Mediterrane Kost auch für Leistungssportler?! Leistungssport, 33 (5), 16–24.

Schek, A. (2003b). Reduktionsdiät und Nahrungsfett. Leistungssport, 33 (6), 33.

Schek, A. (2004a). Pflanzen-Präparate. Leistungssport, 34 (3), 33.

Schek, A. (2004b). Intramuskuläre Triglyceride. Leistungssport, 34 (5), 26 f.

Schek, A. (2005). Ernährung bei extremen Ausdauerleistungen. Leistungssport, 25 (1), 50.

Schek, A. (2008). Grundlagen der Sportlerernährung. Ernährung, 2, 196–204.

Schek, A. (2009). Verkehrte Welt. Leistungssport, 39 (5), 31.

Schek, A. (2010). Fallstudie Race across America. Leistungssport, 40 (2), 41.

Schek, A. (2011). Nahrungsergänzungsmittel. Leistungssport, 41 (4), 19–21.

Schek, A. (2012a). Wie viel ist zu viel? Leistungssport, 42 (1), 22 f.

Schek, A. (2012b). Vitamin D. Leistungssport, 42 (2), 42 f.

Schek, A. (2013a). Nitrat. Leistungssport, 43 (1), 56 f.

Schek, A. (2013b). Regenerationsrelevante Ernährungsmaßnahmen. Leistungssport, 43 (2), 45–49.

Schek, A. (2013c). Ernährungslehre kompakt. Kompendium der Ernährungslehre für Studierende der

Ernährungswissenschaft, Medizin und Naturwissenschaften. Sulzbach im Taunus: Umschau Zeitschriftenverlag.

Schek, A. (2013d): Probiotika/Trinkempfehlungen im Wandel. Leistungssport, 43 (4), 29–31.

Schek, A., Tschiene, P. & Nickel, H. (1995). Leistungsförderer im Sport. Leistungssport 25 (2), 4 f.

Schilt, R., van der Vlis, E., Waes, W., Sterk, S. S. & Ginkel, L. A. (2002). Onderzoek naar et voorkomen van dopinggeduide stoffen in voedingsmiddelen in de aanloop naar de olympische winterspelen in salt lake city. TNO/RIVM-rapport V4296.

Schroder, H., Navarro, E., Mora, J., Galiano, D. & Tramullas, A. (2001). Effects of alpha-tocopherol, beta-carotene and ascorbic acid on oxidative, hormonal and enzymatic exercise stress markers in habitual training activity of professional basketball players. Eur. J. Nutr., 40, 178–184.

Sen, C. K. (2001). Antioxidants in exercise nutrition. Sports Med., 31, 891–908.

Shakhlina, L. (2008). Die Folgen falscher Ernährung bei Sportlerinnen. Leistungssport, 38 (1), 31–35.

Sharwood, K. A., Collins, M., Goedecke, J. H., Wilson G. & Noakes, T. D. (2004). Weight changes, medical complications, and performance during an Ironman triathlon. Br. J. Sports Med., 38, 718–724.

Sherman, W. M. (1989). Muscle glycogen supercompensation during the week before athletic competition. Sports Sci. Exchange, 2, 1–4.

Sherman, W. M., Costill, D. M., Fink, W. & Miller, J. (1981). Effect of exercise-diet manipulation on muscle glycogen and its subsequent utilization during performance. Int. J. Sports Med., 2, 114–118.

Shils, M. E. & Young, V. R. (1988). Modern Nutrition in Health and Disease (p. 114). Philadelphia: Lipinncott Williams & Wilkins.

Shirreffs, S. M., Armstrong, L. E. & Cheuvront, S. N. (2004). Fluid and electrolyte needs for preparation and recovery from training and competition. J. Sports Sci., 22, 57–63.

Shirreffs, S. M. & Sawka, M. N. (2011). Fluid and electrolyte needs for training, competition, and recovery. J. Sports Sci., 29 (Suppl. 1), S39–S46.

Shirreffs, S. M., Watson, P. & Maughan, R. J. (2007). Milk as an effective post-exercise rehydration drink. Br. J. Nutr., 98, 173–180.

Siegel, R., Maté, J., Brearley, M. B., Watson, G., Nosaka, K. & Laursen, P. B. (2010). Icy slurry ingestion increases core temperature capacity and running time in the heat. Med. Sci. Sports Exerc., 42, 717–725.

Singer, P. (2003). Omega-3-Fettsäuren marinen und pflanzlichen Ursprungs: Versuch einer Bilanz. Ernährungs Umschau, 50, 296–304.

Singh, A., Failla, M. L. & Deuster, P. A. (1994). Exercise induced changes in immune function: effects of zinc supplementation. J. Appl. Physiol., 76, 2298–2203.

Singh, A., Moses, F. M. & Deuster, P. A. (1992). Chronic multivitamin-mineral supplementation does not enhance physical performance. Med. Sci. Sports Exerc., 24, 726–732.

Singh, M. & Das, R. R. (2013). Zinc for the common cold. Cochrane Database of Systematic Reviews, 6, doi: 10.1002/14651858.CD001364.pub4.

Siró, I., Kápolna, E., Kápolna, B. & Lugasi, A. (2008). Functional food. Product development, marketing, and consumer acceptance – A review. Appetite, 51, 456–467.

Smith, J. W., Zachwieja, J. J., Horswill, C. A., Pascoe, D. D., Passe, D. H. et al. (2010a). Evidence of a carbohydrate dose and prolonged exercise performance relationship. Med. Sci. Sports Exerc., 42, 855.

Smith, J. W., Zachwieja, J. J., Péronnet, F., Passe, D. H., Massicotte, D. et al. (2010b). Fuel selection and cycling endurance performance with ingestion of [13C]glucose: evidence for a carbohydrate dose response. J. Appl. Physiol., 108, 1520–1529.

Smolak, L., Murnen, S. K. & Ruble, A. E. (2000). Female athletes and eating problems: A meta-analysis. Int. J. Eating Disorders, 27, 371–380.

Sobal, J. & Marquart, L. F. (1994). Vitamin/mineral supplement use among athletes: a review of the literature. Int. J. Sport Nutr., 4, 320–334.

Souci, S. W., Fachmann, W. & Kraut, H. (2008). Die Zusammensetzung der Lebensmittel. Nährwerttabellen. Stuttgart: Wissenschaftliche Verlagsgesellschaft.

Spriet, L. L. (1995). Caffeine and performance. Int. J. Sports Nutr., 5 (Suppl.), 84–99.

Spriet, L. L. (2011). Metabolic regulation of fat use during exercise and recovery. In Maughan, R. J. & Burke, L. M. (eds.), Sports Nutrition: More Than Just Carlories – Triggers for Adaptation. Nestlé Nutr. Inst. Workshop Ser. 69 (pp. 39–58). Basel: S. Karger.

Stanko, R. T., Robertson, R. J., Galbreath, R. W., Reilly, J. J., Greenawalt, K. D. & Goss, F. L. (1990). Enhanced leg exercise endurance with a high-carbohydrate diet and dihydroxy-acetone and pyruvate. J. Appl. Physiol., 69, 1651–1656.

Stanko, R. T., Tietze, D. L. & Arch, J. E. (1992). Body composition, energy utilization, and nitrogen metabolism with a 4.25-MJ/d low-energy diet supplemented with pyruvate. Am. J. Clin. Nutr., 56, 630–635.

Stehle, P. (1999). Fitneß zum Anbeißen? – Was ist drin, was dran an Sportlerriegeln? Vortrag anläßlich des

Literatur

Journalisten-Seminars der Deutschen Gesellschaft für Ernährung am 11.11.1999 in Oberursel.

Stellingwerff, T., Boon, H. Jonkers, R. A., Senden, J. M., Spriet L. L. et al. (2007). Significant intramyocellular lipid use during prolonged cycling in endurance-trained males as assessed by three different methodologies. Am. J. Physiol. Endocrinol. Metab., 292, E1715–E1723.

Stephens, F. B., Constanin-Teodosiu, D., Laithwaite, D., Simpson, E. J. & Greenhaff, P. L. (2006). An acute increase in skeletal muscle carnitine content alters fuel metabolism in resting human skeletal muscle. J. Clin. Endocrinol. Metab., 91, 5013–5018.

Stiftung Warentest (2000). Test Energie- und Sportlerriegel – Eine Banane tut's auch. Test, (4), 76–79.

Storlie, J. (1991). Nutrition assessment of athletes: a model for integrating nutrition and physical performance indicators. Int. J. Sport Nutr., 1, 192–204.

Stoutjesdyk, D. & Jevne, R. (1993). Eating disorders among high performance athletes. J. Youth Adolesc., 22, 271–281.

Striegel, H., Simon, P., Wurster, C., Niess, A. M. & Ulrich, R. (2006). The use of nutritional supplements among master athletes. Int. J. Sports. Med., 27, 236–241.

Stubbs, R. J., Hughes, D. A., Johnstone, A. M., Whybrow, S., Horgan, G. W. et al. (2004). Rate and extent of compensatory changes in energy intake and expenditure in response to altered exercise and diet composition in humans. Am. J. Physiol. Regul. Integr. Comp. Physiol., 286, R350–R358.

Sundgot-Borgen, J. (1993a). Prevalence of eating disorders in elite female athletes. Int. J. Sport Nutr., 3, 29–40.

Sundgot-Borgen, J. (1993b). Nutrient intake of female elite athletes suffering from eating disorders. Int. J. Sport Nutr., 3, 431–442.

Sundgot-Borgen, J. (1996). Eating disorders, energy intake, training volume, and menstrual function in high-level modern rhythmic gymnasts. Int. J. Sport Nutr., 6, 100–109.

Sundgot-Borgen, J., Berglund, B. & Torstveit, M. K. (1993). Nutritional supplements in Norwegian elite athletes – impact of international ranking and advisors. Scand. J. Med. Sci. Sports, 13, 138–144.

Sundgot-Borgen, J. & Garthe, I. (2011). Elite athletes in aesthetic and Olympic weight-class sports and the challenge of body weight and body composition. J. Sports Sci., 29, S101–S114.

Sundgot-Borgen, J. & Larsen, S. (1993a). Pathogenic weight-control methods and self-reported eating disorders in female elite athletes and controls. Scand. J. Med. Sci. Sports, 3, 150–155.

Sundgot-Borgen, J. & Larsen, S. (1993b). Preoccupation with weight and menstrual function in female elite athletes. Scand. J. Med. Sci. Sports, 3, 156–163.

Sundgot-Borgen, J. & Torstveit, M. K. (2004). Prevalence of eating disorders in elite athletes is higher than in the general population. Clin. J. Sports Med., 14, 25–32.

Sykora, C., Grilo, C. M., Wilfley, D. E. & Brownll, K. D. (1993). Eating, weight, and dieting disturbances in male and female lightweight and heavyweight rowers. Int. J. Eating Disord., 14, 203–211.

Tang, J. E., Moore, D. R., Kujbida, G. W., Tarnopolsky, M. A. & Philipps, S. M. (2009). Ingestion of whey hydrolysate, casein, or soy protein isolate: effects on mixed muscle protein synthesis at rest and following resistance training in young men. J. Appl. Physiol., 107, 987–992.

Tarnopolsky, L. J., MacDougall, J. D., Atkinson, S. A., Tarnopolsky, M. A. & Sutton, J. R. (1990). Gender differences in subtrate for endurance exercise. J. Appl. Physiol., 68, 302–308.

Tarnopolsky, M. A. (1994). Caffeine and endurance performance. Sports Med., 18, 109–125.

Tarnopolsky, M. A. (2000). Gender differences in metabolism; nutrition and supplements. J. Sci. Med. Sport, 3, 287–298.

Tarnopolsky, M. A. (2004). Protein requirements for endurance athletes. Nutrition, 20, 662–668.

Tarnopolsky, M. A., Atkinson, S. A., MacDougall, J. D., Chesley, A., Philipps, S. & Schwarcz, H. L. (1992). Evaluation of protein requirements for trained strength athletes. J. Appl. Physiol., 73, 1986–1995.

Tarnopolsky, M. A., Atkinson, S. A., Philipps, S. M. & MacDougall, J. D. (1995). Carbohydrate loading and metabolism during exercise in men and women. J. Appl. Physiol., 78, 1360–1368.

Tarnopolsky, M. A., MacDougall, J. D. & Atkinson, S. A. (1988). Influence of protein intake and training status on nitrogen balance and lean body mass. J. Appl. Physiol., 64, 187–193.

Telford, R. D., Catchpole, E. A., Deakin, V., Hahn, A. G. & Plank, A. W. (1992). The effect of 7 to 8 months of vitamin/mineral supplementation on athletic performance. Int. J. Sport Nutr., 2, 135–153.

Terjung, R. L., Clarkson, P., Eichner, E. R., Greenhaff, P. L., Hespel, P. J. et al. (2000). American College of Sports Medicine roundtable. The physiological and health effects of oral creatine supplementation. Med. Sci. Sports Exerc., 32, 706–717.

Tipton, K. D. (2008). Protein for adaptations to exercise training. Eur. J. Sport Sci., 8, 107–118.

Tipton, K. D., Rasmussen, B. B., Miller, S. L., Wolf, S. E., Owens-Stovall, S. K. et al. (2001). Timing of amino acid-carbohydrate ingestion alters anabolic response of muscle to resistance exercise. Am. J. Physiol. Endocrinol. Metab., 281, E197–E206.

Tran, H., Hübscher, M., Thiel, C. & Banzer, W. (2012). Wirksamkeit akuter Koffeinaufnahme auf die aerobe und anaerobe Leistungsfähigkeit. Eine systematische Übersicht. Leistungssport, 42 (4), 45–49.

Tscholl, P., Alonso, J. M., Dolle, G., Junge, A. & Dvorak, J. (2010). The use of drugs and nutritional supplements in top-level track and field athletes. Am. J. Sports Med., 38, 133–140.

Tscholl, P., Junge, A. & Dvorak, J. (2008). The use of medication and nutritional supplements during FIFA World Cups 2002 and 2006. Br. J. Sports Med., 42, 725–730.

Uchiyama-Tanaka, Y. (2013). A 5 patient case study on the influence of two different probiotics on individual intestinal microbiota. Funct. Foods Health Disease, 3 (5), 122–132.

van Erp-Baart, A. M. J., Saris, W. H. M., Binkhorst, R. A., Vos, J. A. & Elvers J. W. H. (1989). Nationwide survey on nutritional habits in elite athletes. Int. J. Sports Med., 10 (Suppl. 1), 3–16.

van Essen, M. & Gibala, M. J. (2006). Failure on protein to improve time trial performance when added to a sports drink. Med. Sci. Sports Exerc., 38, 1476–1483.

van Hall, G., Raaymakers, J. S. H., Saris, W. H. M. & Wagenmakers, A. J. M. (1995). Ingestion of branched-chain amino acids and tryptophan during sustained exercise – failure to affect performance. J. Physiol., 486, 789–794.

van Loon, L. J. C., Saris, W. H. M., Kruijshoop, M. & Wagenmakers, A. J. M. (2000). Maximizing postexercise muscle glycogen synthesis: carbohydrate supplementation and the application of amino acids or protein hydrolysate mixtures. Am. J. Clin. Nutr., 72, 106–111.

van Loon, L. J. C., Schrauwen-Hinderling, V. B., Koopman, R., Wagenmakers, A. J. M., Hesselink, M. K. C. et al. (2003). Influence of prolonged endurance cycling and recovery diet on intramuscular triglyceride content in trained males. Am. J. Physiol. Endocrinol. Metab., 285, E804–E811.

Venkatraman, J. T. & Pendergast, D. R. (2002). Effect of dietary intake on immune function in athletes. Sports Med., 32, 323–337.

Vogt, M., Puntschart, A., Howald, H., Mueller, B., Mannhart, C. et al. (2003). Effects of dietary fat on muscle substrates, metabolism, and performance in athletes. Med. Sci. Sports Exerc., 35, 952-960.

Volek, J. S., Kraemer, W. J., Rubin, M. R., Gomez, A. L., Ratamess, N. A. & Gaynor, P. (2002). L-Carnitine L-tartrate supplementation favorably affects markers of recovery from exercise stress. Am. J. Physiol. Endocrinol. Metab., 282, E474–E482.

Volek, J. S. & Rawson, E. S. (2004). Scientific basis and practical aspects of creatine supplementation for athletes. Nutrition, 20, 609–614.

von Loeffelholz, C., Kratzsch, J. & Jahreis, G. (2003). Influence of conjugated linoleic acids on body composition and endocrine parameters in resistance-trained athletes. Eur. J. Lipid Sci. Technol., 105, 251–259.

WADA (2013). List of Prohibited Substances and Methods. Letzter Zugriff am 28.02.2013 unter http://playtrue.wada-ama.org/news/wada-publishes-2013-prohibited-list/.

Wagenmakers, A. J. M. (1999). Amino Acid Supplements to improve athletic performance. Curr. Opin. Clin. Nutr. Metab. Care, 2, 539–544.

Walberg, J. L. & Johnston, C. S. (1991). Menstrual function and eating behavior in female recreational weight lifters and competitive bodybuilders. Med. Sci. Sports Exerc., 23, 30–36.

Walberg Rankin, J., Goldman, L. P., Puglisi, M. J., Nickols-Richardson, M. S., Earthman, C. P. & Gwazdauskas, F. C. (2004). Effect of post-exercise supplement consumption on adaptations to resistance training. J. Am. Coll. Nutr., 23, 322–330.

Wall, B. T., Stephens, F. B., Constantin-Teodosiu, D., Marimuthu, K., Macdonald, I. A. & Greenhaff, P. L. (2011). Chronic oral ingestion of L-carnitine and carbohydrate increases muscle carnitine content and alters muscle fuel metabolism during exercise in humans. J. Physiol, 589, 963–973.

Wasserbacher, B., Weichselbaum, E. & Elmadfa, I. (2002). Ernährungsverhalten im Breitensport. Ernährungsgewohnheiten, Ernährungswissen und Nährstoffzufuhr von Österreichischen Breitensportlern. Ernährung/Nutrition, 26, 357–365.

Weight, L. M., Myburgh, K. H. & Noakes, T. D. (1988). Vitamin and mineral supplementation: effect on the running performance of trained athletes. Am. J. Clin. Nutr., 47, 192-195.

Welsh, R. S., Davis, J. M., Burke, J. R. & Williams, H. G. (2002). Carbohydrates and physical/mental performance during intermittent exercise to fatigue. Med. Sci. Sports Exerc., 34, 723–731.

West, N. P., Pyne, D. B., Peake, J. M. & Cripps, A. W. (2009). Probiotics, immunity, and exercise: a review. Exerc. Immunol. Rev., 15, 107–126.

White, M. D., Papamandjaris, A. A. & Jones, P. H. J. (1999). Enhanced postprandial energy expenditure with medium-chain fatty acid feeding is attenuated after 14 d in premenopausal women. Am. J. Clin. Nutr., 69, 883–339.

Literatur

Whitley, H. A., Humphreys, S. M., Campbell, I. T., Keegan, M. A., Jayanetti, T. D. et al. (1998). Metabolic und performance responses during exercise after high-fat and high-carbohydrate meals. J. Appl. Physiol., 85, 418–424.

WHO (1985). Energy and Protein Requirements. WHO Technical Report Series 724. Genf.

Wilber, R. & Moffatt, R. (1992). Influence of carbohydrate ingestion on blood glucose and performance in runners. Int. J. Sport Nutr., 2, 317–327.

Wilkinson, S. B., Phillips, S. M., Atherton, P. J., Patel, R., Yarasheski, K. E. et al. (2008). Differential effects of resistance and endurance exercise in the fed state on signaling molecule phosphorylation and protein synthesis in human muscle. J. Physiol., 586, 3701–3717.

Wilkinson, S. B., Tarnopolsky, M. A., MacDonald, M. J., MacDonald J. R., Armstrong, D. & Phillips, S. M. (2007). Consumption of fluid skim milk promotes greater muscle protein accretion following resistance exercise than an isonitrogenous and isoenergetic soy protein beverage. Am. J. Clin. Nutr., 85, 1031–1040.

Williams, M. H. (1985). Nutritional Aspects of Human Physical and Athletic Performance. Springfield (IL): Charles C Thomas Publisher.

Williams, M. H. (1989). Beyond Training – How Athletes Enhance Performance Legally and Illegally. Champaign (IL): Human Kinetics Publishers.

Williams, M. H., Anderson, D. & Rawson, E. (2012). Nutrition for Health, Fitness and Sport. Roseville (CA): McGraw Hill.

Wilmore, J. H. & Costill, D. L. (1997). Fisiologija sporta i dvigatelnoi aktivnosti (pp. 421-425). Kiew: Olimpiiskaja Literatura.

Wilson, J. & Wilson, G. J. (2006). Contemporary issues in protein requirements and consumption for resistance trained athletes. J. Int. Soc. Sports Nutr., 3, 7–27.

Wylie, L. J., Kelly, J., Bailey, S. J., Blackwell, J. R., Skiba, P. F. et al. (2013). Beetroot juice and exercise: pharmacodynamic and dose-response relationships. J. Appl. Physiol., 115, 325–336.

Zemel, M. B., Shi, H., Greer, B., Direnzo, D. & Zemel, P. C. (2000). Regulation of adiposity by dietary calcium. FASEB J., 14, 1132–1138.

Sachregister

Ziffern/griechische Symbole

5 am Tag 19
10 Regeln der DGE 19
α-Linolensäure 59, 61, 137
β-Alanin 92, 94
β-Carotin 10, 78, 80, 85, 100
β-Hydroxy-β-methylbutyrat 92, 99
ω3-Fettsäuren 10, 19, 25, 59, 61, 88, 108, 121, 137
ω6- zu ω3-Verhältnis 62 f.

A

Abführmaßnahmen 116, 128 ff.
Absorption 38 ff, 43 ff., 48 f., 52, 59, 67, 76, 78 f., 86, 88, 134
ACE *siehe* antioxidative Vitamine
Adaptation 81, 86 f., 102
Adenosintriphosphat *siehe* ATP
ad-libitum 134
   Flüssigkeitsaufnahme 41
   Nahrungsaufnahme 33, 65
ADP (Adenosindiphosphat) 27
aerob(e) 134
   Energiegewinnung 28, 54, 92
Alkohol 8, 12 ff., 92 f., 102, 108
alkoholfreie Getränke 24
alkoholische Getränke 20
Amenorrhö 124 ff., 128
Aminosäuren 9, 38, 67, 104, 134
   essenzielle 67, 69, 76
   glucogene 49, 54, 67
   Verfügbarkeit 76
   verzweigtkettige 67, 92, 98, 103
Ampellisten 24
anabol 68, 74, 92
Anabolika 77, 90, 107, 134

anaerob(e) 134
   Energiegewinnung 54
anaerob-alactazide Energiegewinnung 28, 92
anaerob-lactazide Energiegewinnung 28, 54, 92
Anämie 83, 86
Anorexia athletica 109, 122, 127 f.
   Kriterien 127
   Vorbeugung 128
Anorexia nervosa 122, 128 f.
   Früherkennung 129
   Krankheitszeichen 128
   Kriterien 128
antikatabol 92, 99
Antioxidanzien 78, 86
antioxidative Vitamine 24, 78, 84, 92, 100 f., 103, 108, 116
Appetit 33, 113
Arbeit, mechanische 27, 32
Arginin 67, 92 f., 95
Aspartat 67, 93
ästhetische Sportarten 15, 88, 109, 123
athletische Triade 126
Atmung 134
ATP (Adenosintriphosphat) 27 ff., 135
Aufklärung 128
Ausdauer 109, 135
   -fähigkeit 110, 135
   -leistung 92, 135
   -leistungsfähigkeit 113, 123, 135
Ausdauersport 15, 42, 52, 55, 62 ff., 70, 84, 88, 108, 123
ausgewogen 19, 33, 135
Auswärts-Essen 24

Sachregister

B

Ballaststoffe 8, 10, 18 f., 24, 33, 48 f., 53, 88, 104, 108, 120, 135
  lösliche 49, 52
  unlösliche 49, 52
Ballststoffzufuhr
  Richtwerte 52
Basiskost 19, 34
BCAA *siehe* verzweigtkettige Aminosäuren
Bedarf *siehe* Nährstoffbedarf
Belastung(s) 135
  -dauer 29, 37, 54, 87
  -intensität 29, 37, 54, 136
Binge-Eating-Disorder 122
biologische Wertigkeit 70
Biotin 10, 14, 78, 80
Blutuntersuchungen 12, 108
Blutzuckerspiegel 48 f., 53 f., 93, 113, 138
BMI *siehe* Body Mass Index
Body Mass Index (BMI) 32, 123, 127, 128
Bodybuilding 116, 121, 127
Breitensport 136
Breitensportler 12, 29, 62, 69
Brennwert 11, 22, 34, 48, 60, 67, 136
Bulimia nervosa 122, 131 f.
  Früherkennung 132
  Krankheitszeichen 131
  Kriterien 131

C

Calcium 10, 12, 14, 19, 25, 45, 78, 81, 85 f., 88, 108, 116, 121, 126
carbohydrate loading *siehe* Kohlenhydrat-Superkompensation
Carnitin 28, 34, 92, 96 f., 103
Carnosin 92, 94
Carotinoide 8, 19, 78
Chlorid 10, 78, 80, 87
Cholesterin 10, 20, 49, 59 ff., 83, 118
Chrom 10, 14, 81

CLA *siehe* konjugierte Linolsäuren
Cobalamin 10, 14, 19, 78, 80, 88
Coenzym Q_{10} 93
Coffein 45, 92, 95 f., 102
Colagetränke 45, 88, 95
Convenience Food 18 f., 108

D

Darmperistaltik 49
Dehydratation 37, 42, 116
Depotfett 61
Dextrine *siehe* Maltodextrine
DHA *siehe* Docosahexaensäure
Diät 86, 109, 117, 128 *siehe* auch Reduktionsdiäten
Diurese 37, 41, 43, 45, 96
Docosahexaensäure 10, 59, 88, 137
Doping 77, 90 ff., 95, 106, 136
Durchschnittsbedarf 10 ff.
Durst 41

E

Echinacea purpurea 101
EDNOS 122
Effizienz, mechanische 36, 95
Eicosapentaensäure 10, 59, 88, 137
Eisen 10, 12, 14, 19, 25, 78, 81, 85 ff., 108, 116, 126
  -akkumulation 86
Eiweiß *siehe* Proteine
Elektrolyte 33, 38 ff., 43, 78, 136
Empfehlungen für die Nährstoffzufuhr *siehe* Nährstoffzufuhrempfehlungen
Energie 8, 12 ff., 27 ff., 40, 44, 48, 60, 67, 91, 126
  -% 11, 49, 53, 61 ff., 69, 73, 108, 121, 136
  -bedarf 29 ff., 89
  -bilanz 32, 86, 121
  -dichte 38, 88, 120, 136
  -liefernde Nährstoffe 8, 12 f., 15
  -prozent *siehe* Energie%
  -reduzierte Mischkost 120
  -riegel 18, 33 f., 55, 57, 88, 108

Sachregister

-umsatz (gesamt) 30 f., 136
-versorgung 12
-zufuhr 33, 57, 88, 108, 116, 118
Energy Drinks 24, 45, 88, 95, 100
Entwässerung   *siehe* Dehydratation
EPA   *siehe* Eicosapentaensäure
Ephedra sinica 101
ergogene Hilfen 91 ff., 136
Erholung   *siehe* Regeneration
Erkältung 26, 87
Ermüdung 28, 40, 52, 55, 84, 92, 110, 137
Ernährung, vollwertige   *siehe* vollwertig
Ernährungsberatung 128
Ernährungskreis
  mediterraner   *siehe* mediterraner Ernährungskreis
Ernährungsprotokoll 11, 128
Ernährungsstatus 12, 88
Erschöpfung 45, 65, 111, 137
Ess-Brech-Sucht   *siehe* Bulimia nervosa
essenziell(e) 9 f., 33, 78, 137
  Aminosäuren 67, 69, 76
  Fettsäuren 10, 19, 59, 62, 104, 118
  Nährstoffe 51, 118
Essstörungen 33, 118, 122 ff.
  Folgeschäden 126
  Häufigkeit 122
  Risiko-Sportarten 123
  Therapie 126
Essverhalten, gestörtes 122 ff.
    Verbreitung nach Sportarten 125
Euhydratation 40
Extrakte 18, 24, 104
Extremsport 15, 18, 87

F

Fasten 117 f., 122, 128
  modifiziertes 118
  proteinsparendes 118
  totales 117
fat loading 66

FdH 118
fettarm 53, 63, 71
Fette 8, 12 f., 18, 33 f., 38, 49, 54, 59 ff., 108, 121, 137
fettfreie Körpermasse   *siehe* Magermasse
Fettsäuremuster 18, 62 f.
Fettsäuren 9 f., 54, 59 ff., 121, 137
  essenzielle 10, 19, 59, 62, 104, 118
  gesättigte 18 ff., 59, 61 ff.
  ungesättigte 18, 59, 61 ff., 78
Fettsäureoxidation 28, 60
Fettverdauung 59
Fisch 19 ff., 59, 83 f., 108, 120 f.
Fließgleichgewicht 69, 137
Fluorid 10, 14, 19, 78, 81
Flüssigkeit 12, 15, 20, 37 f., 113
Folsäure 10, 12 ff., 24 f., 78, 80, 83, 90, 108
  überhöhte Zufuhr 25, 90
Formula-Lösungen 33, 88, 118
Fraktur 83, 86, 126
freie Radikale 78, 84, 92, 100
Freizeitsport 69, 137
Fruchtsaftschorle 44, 57, 87, 113
Fructose 43, 48, 57
Functional Food 24

G

Gemeinschaftsverpflegung
  Leistungskatalog 24
Gemüse 18 ff., 53, 84, 88, 108, 120, 128
Gesamtenergieumsatz   *siehe* Energieumsatz (gesamt)
Gesamtkörperfettgehalt 61
gesättigte Fettsäuren 18 f., 59, 61 ff.
Geschlechtsspezifität 37, 53, 61, 71, 86, 122 ff.
Getränke 38 ff.
  -temperatur 39
Getreideprodukte 19 f., 53, 71, 120
Gewichtmachen 110, 116 f., 128
Gewichtsabnahme 86, 92, 116 ff., 122, 128
Gewichtsklassen-Sportarten 109, 116, 123

163

Sachregister

Gewichtskonstanz 32, 108

GI *siehe* glykämischer Index

Ginseng 101

GL *siehe* glykämische Last

glucogene Aminosäuren 49, 54, 67

Gluconeogenese 49, 67, 117

Glucose 28, 38 ff., 43, 48 f., 54 ff., 121, 137

Glucose-Elektrolyt-Lösungen 18, 44, 55 ff., 87, 113, 116

Glucoseoxidation 28

Glucosepolymer-Lösungen 44, 57, 113

Glucoseumsatz 48

Glucosinolate 8

Glycerol 49, 59

Glycin 67, 93

Glycogen 28, 48, 54, 138
   -olyse 28
   -reserven 49, 52, 64, 110, 116
   -spareffekt 54, 66, 96
   -synthese 57, 110, 113

Glycolyse 28

glykämische Last (GL) 20, 51 f., 108, 114, 138

glykämischer Index (GI) 18, 49 ff., 108, 114, 120, 138

Grundenergieumsatz 29, 118

H

Harnsäure 118

Harnstoff 37, 67, 77

Hauptnährstoffe 8, 27, 34, 118, 138

HDL (high density lipoproteins) 60

Health Claim 24 ff.

Heißhungerattacken 118, 122, 128, 131

Histidin 94

Hitze 37

Höhentraining 32, 37, 138

Hungerast 51, 108

Hydrolysate 76

Hyperhydratation 41

hypertone Getränke 40, 45, 47

Hypertrophie-Training 34, 46, 68, 74, 86, 121

Hyponaträmie 41

hypotone Getränke 40, 45, 47

I

Immunfunktion 64, 83 ff.

Infektion 9, 26, 78, 83, 87

Insulin 48, 53, 55 ff., 96, 114, 138

Intensität *siehe* Belastungsintensität

intramuskuläre Triglyceride 60, 64

Isoleucin 67, 98

isotone Getränke 40, 43 f., 55, 108, 113

isotonische Durstlöscher 47

J

Jod 10, 12 ff., 19, 78, 81, 84, 88, 95, 108

Jodsalz 19, 84, 87

K

Kakao 45, 57, 76, 95

Kalium 10, 14, 47, 78, 80, 131

Kalorien 10, 128

kalorisches Äquivalent 11

Kälte 37

Kartoffeln 19 ff., 48, 52 f., 57, 83, 113 f., 120

Ketosäuren 117

KFZ-Diät 121

Kochsalz (NaCl) *siehe* Salz

Kohlenhydrat(e) 8, 12 ff., 33 f., 43 ff., 48 ff., 76, 116, 121, 126, 138
   -gels 18, 55, 58, 108, 113
   -Superkompensation 53, 110 ff., 144
   -verdauung 48

Kohlenhydratzufuhr
   am Wettkampftag 112
   im Wettkampf 115
   Orientierungswerte 52, 108
   während Belastung 56

Kölner Liste 107

konditionelle Fähigkeiten 139

konjugierte Linolsäuren (CLA) 64, 92, 99, 103

Konstitution 33, 127, 139

Sachregister

Kontamination 106
Konzentrate 24, 33, 57, 61, 76, 88, 104
Konzentration 139
Koordination 83
Körper
 -bautyp   *siehe* Konstitution
 -fettanteil 32, 127
 -gewicht 32, 37, 110, 123, 127 f.
 -kerntemperatur 36, 40, 144
 -schemastörung 128
 -wassergehalt 35
Kraft 109, 139
 -ausdauer 109, 139
 -sport 15, 52, 62, 72 ff., 108
Kreatin 28, 92 f., 102
 -phosphat 28
Kupfer 10, 14, 78, 81, 87
kurzkettige Fettsäuren 48 f.

L

Lactat 28, 49, 94, 139
Lactose 45, 48
LDL (low density lipoproteins) 60
lean body mass   *siehe* Magermasse
Lecithin 93
Leistung(s) 91, 140
 -fähigkeit 33, 41, 52, 57, 62, 84, 89, 92, 116 ff., 126, 140
 -förderer   *siehe* ergogene Hilfen
 -niveau   *siehe* Trainiertheitsgrad
 -sport 140
 -sportler 12, 20, 29, 33, 35, 61, 69, 88
Lektine 9
Leucin 67, 69, 74, 98 f., 121
Limonaden 45, 51, 88
Linolsäure 59, 61, 99
    siehe auch konjugierte Linolsäuren
low-carb-Diät, gemäßigte 121
Luftfeuchtigkeit 37
Lysin 67, 96

M

Magersucht   *siehe* Anorexia nervosa
Magen-Darm-Beschwerden 18, 26, 37, 90, 95, 113, 127
Magenentleerungsrate 38 ff.
Magenfüllung 38
Magermasse 46, 68, 74, 117 ff., 140
Magnesium 10, 14, 47, 78, 81, 85 f., 88, 90, 108, 116
Mahlzeiten
 -ersatz 33
 -häufigkeit 22, 53 ff.
Makronährstoffe 8, 26, 140
Maltodextrine 8, 38, 44, 46, 56
Maltose 46, 48
Malzbier 45
Mangan 10, 14, 81
Mangelernährung 33
Maximalkraft 140
MCT   *siehe* Triglyceride, mittelkettige
mediterraner Ernährungskreis 20, 120
Megadosen 90, 101
Mehrfachzucker 8, 38
Mengenelemente 8, 19, 78, 80
Menstruationsstörungen 124, 126, 128, 131
Metabolismus   *siehe* Stoffwechsel
Methionin 67, 93, 96
Mikronährstoff
 -bedarf 78 ff.
 -bilanz 79
 -präparate 88, 105
 -verluste 78 f.
Mikronährstoffe 8, 12 ff., 26, 34, 78 ff., 140
 kritische 82 ff., 108
Milch(produkte) 19, 45 f., 57, 76, 86, 108, 113, 121
Milchsäure   *siehe* Lactat
Mineralstoffe 8 ff., 19, 34, 52, 78 ff., 88, 104, 108, 140
 Funktionen 81
 kritische 85
Mineralwasser 45, 113

165

Sachregister

mittelkettige Triglyceride
    siehe Triglyceride, mittelkettige
Molybdän 10, 14, 81
Monoterpene 9
Muskel
  -aufbau   *siehe* Hypertrophie-Training
  -kater 141
  -krämpfe 37, 86 f., 116
  -proteinsynthese 75

N

Nährstoff
  -bedarf 9 f., 141
  -dichte 10, 13, 22, 79, 82, 88, 120, 141
  -mangel 82, 89
  -reserven 10
  -versorgung 11 f.
  -zufuhrempfehlungen 9 f., 90, 145
Nährstoffe 8 ff., 33
  energieliefernde 8, 12 f., 15
  essenzielle 51, 118
Nahrungsaufnahme 12, 20
Nahrungsergänzungsmittel (NEM) 12, 18, 24, 89, 104 f., 117, 141
Natrium 10, 14, 37 ff., 43 ff., 48, 78, 80, 87
  -Bicarbonat 92, 94, 102
  -Citrat 92, 94, 102
NEM   *siehe* Nahrungsergänzungsmittel
Niacin 10, 14, 78, 80
nicht-essenziell 10
Nitrat 92, 94 f.
Novel Food 24
nüchtern 55
Nüsse 20, 108
Nutraceuticals   *siehe* Functional Food

O

Obst 18 ff., 53, 85, 88, 108, 120, 128
Oligomenorrhö 124, 126
organische Säuren 38 ff.

Ornithin 93
Orthorexia nervosa 122
Osmolalität 38 ff., 47, 141
Osmolarität 38, 141
Osteoporose 86, 126
Östrogen 61, 71, 86, 126
Oxidationswasser 35, 37
oxidativ   *siehe* aerob
oxidativer Stress 78, 84   *siehe auch* freie Radikale

P

PAL-Wert 30
Pantothensäure 10, 78, 80
Pflanzenpräparate 92, 101
Phosphat 27 f.
Phosphor 10, 14, 78, 81
pH-Wert 28, 47, 94
Phytinsäure 9, 87
Phytoöstrogene 8
Phytosterine 9
Placeboeffekt 103
Polyphenole 8
Portionen 20
Präbiotika 25
Prähydratation 40, 43, 113
Probiotika 25 f., 104
probiotische Milcherzeugnisse 24
Prohormone 77, 106 f.
prooxidativ 87, 100
Protease-Inhibitoren 8
Protein
  -bedarf 69
    von Ausdauersportlern 71
    von Kraftsportlern 72 ff.
  -shakes 76
  -umsatz 69, 86
  -verdauung 67
  -verzehr
    von Ausdauersportlern 71
    von Kraftsportlern 74

Sachregister

Proteine 8, 12 ff., 33 f., 49, 54 ff., 67 ff., 108, 120, 126, 141
   Zufuhrempfehlungen 69
      für Audauersportler 71
      für Kraftsportler 74
Provitamin A   siehe β-Carotin
Psyche 112, 122
Pyridoxin 10, 14, 19, 78, 80, 86, 108
Pyruvat 28, 92, 98, 103

R

reaktive Sauerstoffspezies   siehe freie Radikale
Reduktionsdiäten 88, 117 ff.
   leistungserhaltende 118
Referenzwerte für die Nährstoffzufuhr 10 ff., 141
Regeneration 33, 42, 57, 65, 75, 93, 97, 100, 105, 109, 113, 141
Rehydratation 41, 113
Rehydratationsgetränk, optimales 43, 47
Reisen 24, 33, 89
Resorption   siehe Absorption
respiratorischer Quotient 29, 96
Resveratrol 9
Riboflavin 10, 14, 19, 78, 80, 88
Richtwerte 142
   für die Ballststoffzufuhr 52
   für die Energiezufuhr 29
   für die Fettzufuhr 61
   für die Kohlenhydratzufuhr 49
   für die Nährstoffzufuhr 10
   für die Wasserzufuhr 36

S

Saccharose 38 ff., 43, 48, 56
Salz 37, 40, 87, 116   siehe auch Speisesalz
Saponine 8
Sauerstoffaufnahme 96, 123, 142
Schätzwerte für die Nährstoffzufuhr 10, 142
Schlankheit 123
Schnelligkeit 142
Schnelligkeitsausdauer 142
Schnellkraft 109, 143
Schnellkraftausdauer 143
Schweißverluste 36 ff., 40, 42, 79, 87
Schwelle
  aerobe 143
  anaerobe 143
sekundäre Pflanzenstoffe 8, 19, 24, 88
Selen 10, 14, 19, 78, 81, 88
Snacks 22, 55, 61 ff., 88, 108
Speiseplan 22, 109, 114 f., 121
Speisesalz 10, 43, 116
   fluoridiert 19
   jodiert 19, 84, 87
Spiroergometrie 143
Spitzensport   siehe Leistungssport
Sportarten 29, 31, 109, 123 ff., 143
  gegen die Schwerkraft 126
Sportlergetränke 24, 25, 45, 47
      siehe auch Rehydratationsgetränk, optimales
Spurenelemente 8, 19, 78, 81
Stärke 48, 53, 108, 115
steady state   siehe Fließgleichgewicht
Stickstoffbilanz 67 ff., 71 ff.
Stickstoffmonoxid 95
Stimulanzien 101, 107
Stoffwechsel 35, 67, 78, 84, 102, 117, 143
  -regulatoren 78
Substitution 83, 88 f., 126, 144
Sulfide 8
Superkompensation 144
     siehe auch Kohlenhydrat-Superkompensation
Supplementation 75 f., 89 f., 103, 116, 144
Supplemente 24, 83, 89, 108, 144
Supplementierung   siehe Supplementation

T

tapering 111
Taurin 92, 100, 103
Teamsport 15, 42, 52, 62, 108

167

Sachregister

thermische Energie 27

Thermoregulation 36, 144

Thiamin 10, 14, 19, 78, 80

Trainiertheitsgrad 37, 40, 60, 144

Training(s) 91, 102, 144

  -einheit 144

  -energieumsatz 29 ff., 118

  -lager 24, 108

trans-Fettsäuren 18 f., 61, 64

Tribulus terrestris 101

Triglyceride 28, 59

  intramuskuläre 60, 64

  mittelkettige 38, 92, 97 f., 103

Trinkmenge 38, 41 ff., 77

Tryptophan 93, 99

U

Übertraining 145

Überversorgung 12

Ultra-Ausdauersportler 15, 62, 64

Ultraspurenelemente 8, 78

Underreporting 32

unentbehrlich *siehe* essenziell

ungesättigte Fettsäuren 18, 59, 61 ff., 78

Untergewicht 33, 127 f.

Unterversorgung 12, 116, 118

Unterzuckerung 51, 53 ff., 115

Urinuntersuchungen 12, 108

V

Valin 67, 98

Veganer 69, 88

Vegetarier 86 ff.

Verdauungstrakt, Kapazität 22

Verdunstungskälte 37

Verhaltenstherapie 126

versteckte Fette 62, 128

verzweigtkettige Aminosäuren 67, 92, 98, 103

vielseitige Ernährung 19, 128

Vitamin A 10, 14, 78, 80

Vitamin B_1 *siehe* Thiamin

Vitamin B_2 *siehe* Riboflavin

Vitamin B_3 *siehe* Niacin

Vitamin B_6 *siehe* Pyridoxin

Vitamin B_{12} *siehe* Cobalamin

Vitamin-B-Komplex 78, 88, 116

Vitamin C 10, 14, 25, 78, 80, 84, 88, 90, 100

Vitamin D 10, 12 ff., 61, 78, 80, 83, 86, 88, 108, 126

Vitamin E 10, 12, 14, 78, 80, 84, 90, 100

Vitamin K 10, 14, 78, 80, 90

Vitamine 8 ff., 19, 33, 78 ff., 88, 104, 108, 145

  antioxidative   *siehe* antioxidative Vitamine

  Funktionen 80

  kritische 84

Vollkornprodukte 15, 18 f., 21, 51 ff., 83, 86, 88, 108, 120

vollwertig 19, 22, 69, 79, 89, 91, 128

W

Wärme, spezifische 36

Warnhinweise

  für anorektisches Verhalten 129

  für bulimisches Verhalten 132

Wasser 8 ff., 20, 35 ff., 116

  -absorption 38 ff., 47

  -bedarf 36 f.

  -bilanz 35, 40, 57

Wettkampf 24, 108 ff., 116 f., 145

Wirkstoffe 8, 92, 101 ff.

Z

Zahnschmelz-Erosionen 47

Zeit-Mengen-Problem 22, 33, 58, 61, 88, 108

Zink 10, 14, 78, 81, 85, 87 f., 90, 108

Zucker 19, 45, 48 f., 88, 108, 113

Zufuhrempfehlungen   *siehe* Nährstoffzufuhrempfehlungen

Zwischenmahlzeit 19, 33, 88